医師・診療放射線技師のための
症例に学ぶ
胃がんX線検診読影講座
―読影基準とカテゴリー分類を中心に―

責任編集：細井董三

編　　集：入口陽介
　　　　　小田丈二
　　　　　茨城県総合健診協会

医療科学社

著者一覧（順不同）

細井　董三　　日本消化器がん検診精度管理評価機構　顧問
入口　陽介　　東京都がん検診センター　消化器内科部長
小田　丈二　　東京都がん検診センター　消化器内科医長
水谷　　勝　　東京都がん検診センター　内視鏡内科医長
高柳　　聡　　東京都がん検診センター　消化器内科医員
冨野　泰弘　　東京都がん検診センター　内視鏡内科医員
山里　哲郎　　東京都がん検診センター　消化器内科医員
茨城県総合健診協会

目　次

はじめに・4

I　総論　　　　　　　　　　　　　　　　　　　　　　　　　　　　　　　　7

1 胃がんX線検診の診断精度の実態 ………………………………………………… 8

2 基準撮影法 1，2 ……………………………………………………………………… 11

3 追加撮影 ……………………………………………………………………………… 15

4 胃がんX線検診の読影基準の設定 ………………………………………………… 20

　　1. カテゴリー分類…20

　　2. X線所見とカテゴリー分類…21

　　3. X線所見の種類・性状とカテゴリー分類の適用基準…22

　　　（A）胃辺縁部の異常所見とカテゴリー分類…22

　　　（B）胃中央部の異常所見とカテゴリー分類…22

　　4. カテゴリー分類と実際の適用症例…24

　　　カテゴリー 1 ないし 2…24

　　　カテゴリー 3…26

　　　カテゴリー 4…28

　　　カテゴリー 5…30

5 胃がんの組織型と特徴的なX線所見 ……………………………………………… 32

II　症例から学ぶ読影のポイント　　　　　　　　　　　　　　　　　　　　　33

1 初級編 ………………………………………………………………………………… 35

2 中級編 ………………………………………………………………………………… 55

3 上級編 ………………………………………………………………………………… 75

4 応用編 ………………………………………………………………………………… 101

まとめ・127

はじめに

　大学病院をはじめ総合病院，民間の中小の診療所などで胃X線検査が行われなくなってから久しい。もはや，胃の検査ではX線検査は必要なくなり，日本中から姿を消しつつあるというのであろうか。

　ところが不思議なことに，バリウムメーカーの最近のデータによると，バリウムの出荷量は以前と比べてほとんど減っていないし，年間およそ1400万人分に相当するバリウムが出荷されているという。

　その謎を解くカギは，胃がんX線検診にある。住民検診を主とする対策型検診や企業の人間ドックなどの任意型検診では，バリウム検査はとくに減っている印象はないという。

　1998年，老人保健法に基づくがん検診の補助金が一般財源化されるという大事件が起こり，検診費用を節約するために検診規模を縮小したり，内視鏡検診に切り替えたり，当時注目を集めていた血清ペプシノゲン法を採用する区市町村も各地に現れ始めた。X線検診は厳しい逆風の中に立たされる羽目になったのである。

　そんな折，2005年，厚生労働省がん研究助成金・がん検診の適正な方法とその評価法の確立に関する研究班による「有効性評価に基づく胃癌検診ガイドライン」が公開され，それを機に胃がんX線検診は見直され始めたのである。

　その中で，胃がん検診の本来の目的は集団または個人のがんによる死亡率または死亡リスクを減少させることにあることが明確にされ，その観点から各種検診法が比較検討されている。それによると，X線検診のみに死亡率減少効果を示す相応の証拠が認められ，対策型検診および任意型検診の実施を推奨する。しかし，内視鏡，ペプシノゲン法，ヘリコバクターピロリ抗体法は証拠が不十分であり，対策型検診には奨められない。任意型検診では不利益を説明したうえで実施する必要がある，としている。

　最近，ペプシノゲン法とヘリコバクターピロリ抗体法を組み合わせたABC検診が新たな胃がん検診法として注目されている。しかしこの方法は胃がんの高危険群を選別する効果はあろうが，X線や内視鏡のように胃がんを直接見つけ出す検査法ではない点を誤解しないように注意せねばならない。もし胃がん検診に適用するならば要精検率が著しく高くなってしまいかねず，極めて非効率的な検診に陥ってしまうであろう。

　2007年，厚生労働省はがん対策基本計画において，全国の区市町村に対して，がん検診は死亡率減少効果が科学的に証明されているX線検診を，しっかりとした精度管理の下に正しく実施することが重要であるとして，検診を正しく実施するための多項目にわたるチェックリストを発表した。この厚生労働省の通達により，区市町村は再びX線検診に舵を切ったのである。

　しかし，胃がんX線検診の現状は，その精度においてまだまだ十分とはいいがたい。さらなる撮影技術および撮影法の改良，全国的な撮影法の統一化，撮影技術およびX線画像の精度管理，読影力の向上への努力，等なお課題は多い。

　読影に関しては読影医の高齢化，質の低下が急速に進んでおり，深刻な事態にあるが，国や学会による具体的な対策は講じられているとはいいがたいのが現状である。

　一方，撮影法については，日本消化器がん検診学会はNPO法人日本消化器がん検診精度管理評価機構（以下NPO精管構と略す）の協力を得て2011年，『新・胃X線撮影法ガイドライン』を発行し，新・基準撮影法の普及に努めている。また，NPO精管構では全国7支部において基準撮影法指導講

師・指導員を養成し，胃X線撮影の標準化とX線撮影技術のレベルアップを図るための講習会・研修会を全国的に展開しているが，まだ道半ばである。

2007年，厚生労働省は通達の中で，診療放射線技師の主要な業務として「読影の補助」に言及し，読影の積極的な補助を義務付けている。これは診療放射線技師の一次読影を認めるものではないが，撮影者本人が撮影した画像を見直して異常所見をレポートにして読影医に情報を提供したり，撮影中に異常に気付いたとき，その部位の追加撮影をして読影を容易にする，等も有用な読影の補助となる。読影医不足が進む現状を考慮すると，将来的には診療放射線技師が一次読影を担う可能性は無きにしも非ずである。否，何時そのときが来てもおかしくない状況にある。そのときに備えて，検診の現場で撮影に従事している診療放射線技師諸君は日頃から読影力を養っておくことが重要である。

今や診療放射線技師の多くは，単なる撮影法の技術論に飽き足らず専門医と同レベルの読影力を身に付けようと真剣である。そうした明確な目的意識が胃がんX線検診の精度向上に繋がっていくのである。

本書は，ともに胃がん検診においては長い歴史と輝かしい実績を誇る東京都がん検診センターと茨城県総合健診協会において発見された検診発見胃がん，特にがんの早期発見のヒントが秘められている逐年検診発見がんをできるだけ多く採り入れて，胃がんX線検診の読影力の向上に有用と思われる症例を厳選し，撮影のポイントをわかりやすく詳細に解説したテキストである。本書は胃がんX線検診の読影に従事している全国の読影医，および胃がんX線検診の現場で撮影に従事し，高いレベルの読影力を身に付けることによって，より高度の撮影技術の習得を目指す診療放射線技師を対象にしたものである。

本書の中心をなす症例の構成は，病変の指摘の難易度によって，初級編，中級編，上級編，応用編の4段階に分けてある。まず，解答を見ずに現在の自分の読影力を試してみていただきたい。それから裏面のページに掲げてある精密X線検査の所見，内視鏡像，マクロ，病理レポートによる解答欄と照らし合わせていただくように企画した。症例編の前には，胃がんX線検診の読影精度の現状と問題点，新・基準撮影法のポイント，追加撮影の重要性，胃がんの組織型によるX線像の特徴，各種X線所見に対するカテゴリー分類の設定の実際，等について具体例を挙げながら詳しく述べた。

本書は約3年前から構想を練り始め，まだ具体的な内容が固まっていない時期に医療科学社の古屋敷社長および同社の斎藤氏にお会いし，本書の企画をお話ししたところ積極的なご賛同をいただき，今日の出版に漕ぎ着けることができた次第である。本書が胃がんX線検診の精度向上に役立ち，次のより効果的な検診法が開発されるまでの間，少しでも長く検診の役割を全うできる一助になれば幸いである。

2014年5月吉日
特定非営利活動法人
日本消化器がん検診精度管理評価機構
顧問　**細井　董三**

1 胃がんX線検診の診断精度の実態

2 基準撮影法1，2

3 追加撮影

4 胃がんX線検診の読影基準の設定

5 胃がんの組織型と特徴的なX線所見

胃がん検診において現在，厚生労働が推奨している検診法はX線検診のみであることはすでに述べたとおりである。では，胃がんX線検診はどの程度高い診断精度を期待できるのか，その実態に迫ってみた。いうまでもなく，胃がんX線検診の診断精度は撮影法の示現能と読影者の読影能力によって大きく左右される。

図1は，住民検診を主体に毎年10万人規模の検診を行っている茨城県の某自治体における平成22年度の胃がんX線検診の診断成績である。発見がん数は131例，がん発見率は0.14%でほぼ全国平均並みであった。そのうち早期胃がんは105例で，早期胃がん率は80.2%と全国平均よりやや高い水準を示していた。しかし発見された全症例のX線写真を見直してみると，図2に見られるように，105例中47例（44.8%）は病変が示現されておらず，異所チェックによって結果的に拾い上げられたものであった。したがって胃がんX線検診の早期がんの示現能は58例，55.2%に過ぎなかったという実態が判明した。さらに早期がん105例の示現能を部位別，肉眼型別に分析した。UML別にみると，U領域は比較的示現能は高かったが，M，L領域は芳しくなく，特にL領域は最低で44%に過ぎなかった。また壁側別にみると，後壁は67.9%と比較的良好であったが，大彎と前壁は50%以下であった。肉眼型別では隆起型は48.3%で，陥凹型の57.1%に比べて劣っていた。日本消化器がん検診学会とNPO日本消化器がん検診精度管理機構（以下NPO精管構）はX線検診の精度向上を目的に，新・胃X線撮影法1.2を提唱し，その普及を目指しているが，バリウムの濃度と使用量，バリウムを付着させるための十分な体位変換，前壁撮影時の圧迫ふとんの使用，合理的な撮影順序，などの約束事が正しく遵守して運用されないと高い成果は望めない。今後も講習会等を通じて撮影技術の指導を徹底すると同時に撮影法の改良を重ねていく必要がある。

次に図3示すように，示現されていた58例の早期がんに対する実際の読影成績を調べてみた。読影はほとんどダブルチェック制で行われているが，両方の読影医ともチェックできていたのは39例，67.2%で，片方の読影医のみがチェックしたのは11例，19.0%であった。したがってダブルチェック制は単独読影の場合の67.2%を86.2%にまで引き上げる効果があったといえる。しかし両方の読影医ともチェックできなかったものが8例，13.8%もあり，さらなる読影力の向上が要求される。このような読影の現状に対して，早急な読影力向上のための対策が望まれるが，その前にまず読影医の個別の読影成績を詳細に分析し，問題点を浮き彫りにすることが重要と思われる。

図4は読影医32人の年代構成を示している。50歳代が17人と最も多く，全体の53%占めており，次に70歳・80歳代が8人で25%，60歳代は5人で16%，40歳代はわずか2人で6%であった。したがってこの自治体の読影体制は読影医全体の約8割が50歳代と70歳・80歳代のよって占められており，読影医の年齢構成のバランスに問題がありそうである。

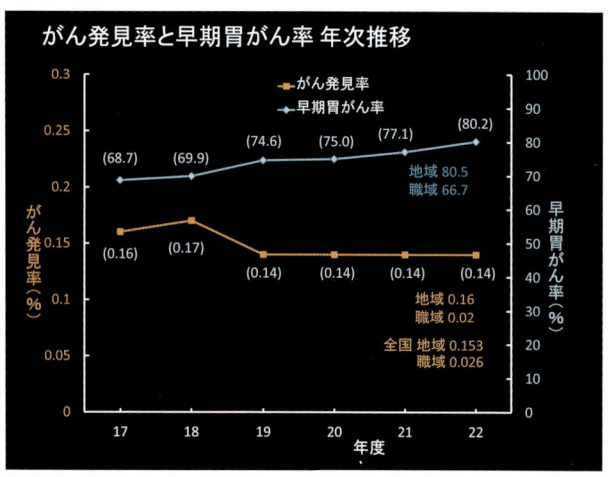

図1

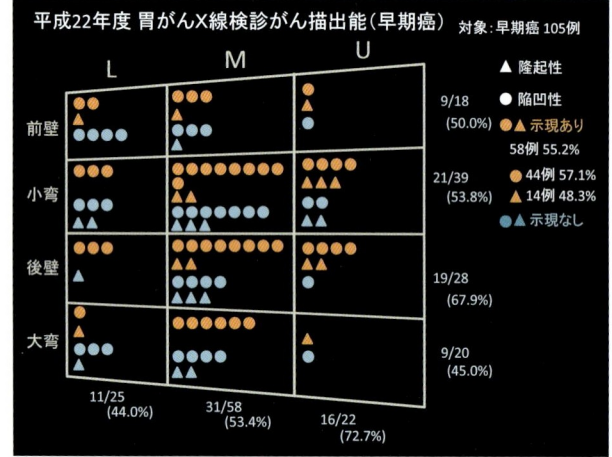

図2

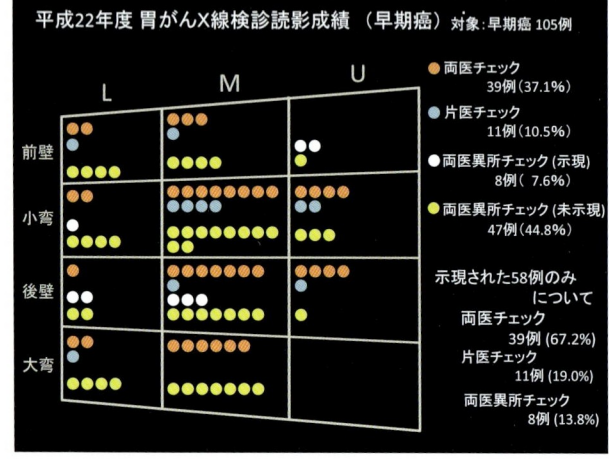

図3

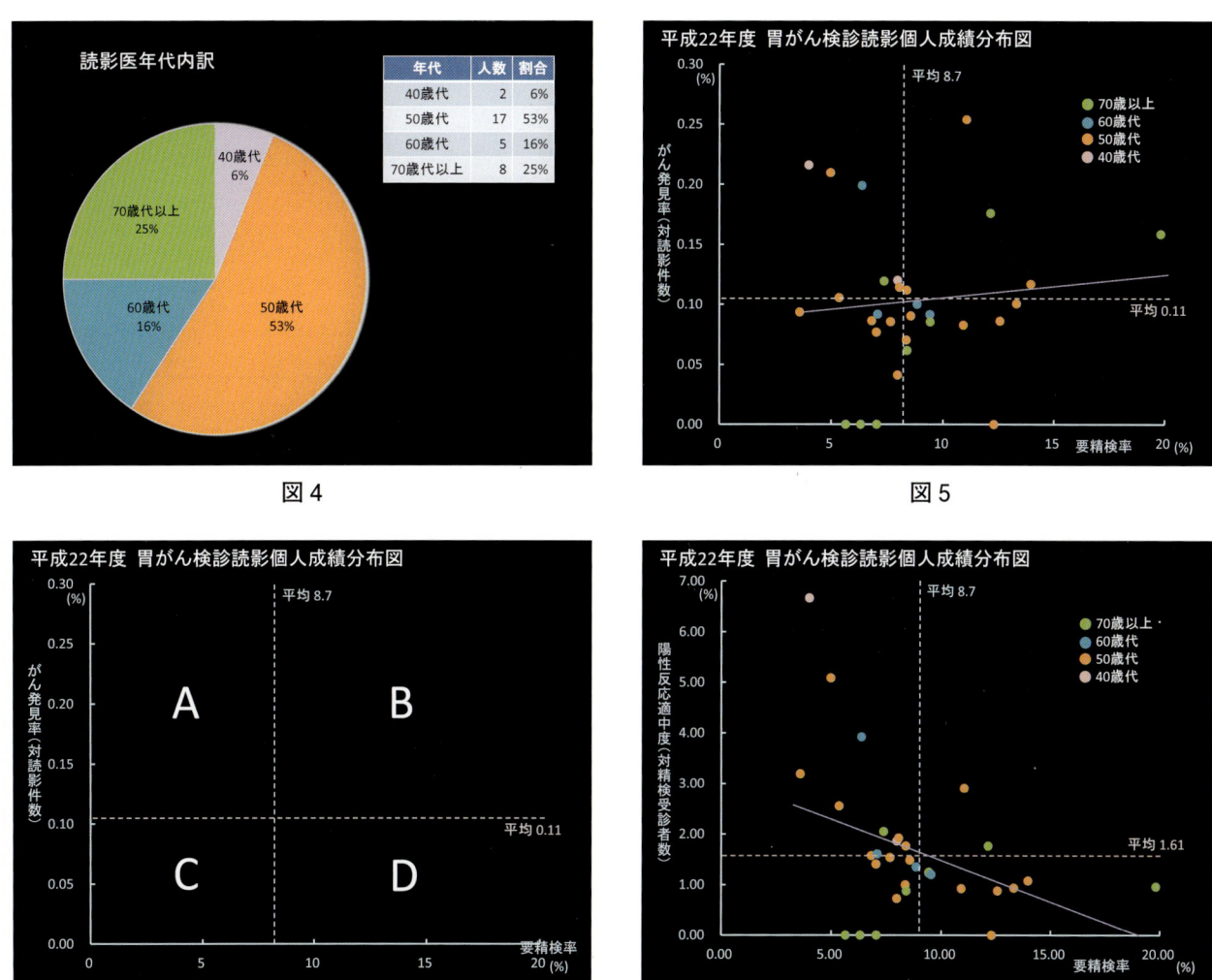

図4 　図5 　図6 　図7

　図5は横軸に要精検率，縦軸にがん発見率をとり，年代別に色分けして読影医の個人成績の分布状態を表したものである。要精検率の平均は8.7％，がん発見率の平均は0.11％であった。この図上に，要請率の平均を示す8.7のところに縦線を引き，がん発見率の平均値である0.11のところに横線を引くと，図6のように四つの区画に分けることができる。ここで左上を仮にA区画，右上をB区画，左下をC区画，右下をD区画とすると，A区画に分布している読影医は要精検率は低く抑えているが，がん発見率が高く，最も望ましいグループである。反対にD区画に分布する読影医は要精検率が高い割にはがん発見率が低く，読影成績が最悪のグループといえよう。もちろんB区画とC区画の読影医の成績も感心はできない。なぜならB区画の読影医は，がん発見率は平均より高いものの，要精検率が高すぎるために非効率的な検診になっているからである。またC区画の読影医は要精検率は低く抑えているが，がん発見率も最低で，精度の低い検診になってしまっているからである。その点に注目して図5を見直してみると，最も優秀なA区画に含まれいてるのは，40歳代が2人中2人で100％ともっとも多く，60歳代が4人中1人で25％と続き，50歳代の17人中3人の17.6％，70歳・80歳代の7人中1人の12.5％の順に少なくなっている。逆に最悪のD区画に属するのは60歳代が4人中2人の50％で最も多く，次に50歳代が17人中6人で35.3％，70歳・80歳代は7人中2人で28.6％と続き，40歳代は1人もいなかった。以上の成績から40歳代の読影医に関してはもっとも優れたグループといえるが，他の年代についてはばらつきが大きく優劣を判定するのは困難であった。今回は年齢的要素によって読影成績を比較検討してみたが，年代別の読影傾向はある程度認められるものの，明らかな傾向は得られなかった。ただ印象として，読影医の過半数を占めている50歳代は要精検率の高低に関わらずがん発見率が低く，読影能力の不足が目立った。60歳代は要精検率，がん発見率ともに平均値近くに全員分布していた。70歳・80歳代はがん発見率が低い割には要精検率が高すぎる傾向が見られた。読影医の高齢化の進む中で重要なことは，30代，40代の若い読影医を積極的に養成して年齢的にバランスのとれた読影医グループを作り上げていくことが，読影医の供給不足を解消し，X線検診を存続させるために不可欠なことと考える。

図7は横軸に要精検率，縦軸に陽性反応的中度をとり，各読影医の個人成績の分布状態を色分けして示したものである。**図**6のように，図上に要精検率の平均を示す8.7のところに縦線を引き，陽性反応的中度の平均を示す1.61の高さに横線を引いて四区画に分けて読影成績を検討してみた。左上をA'，右上をB'，左下をC'，右下をD'とすると，A'区画に含まれる読影医は要精検率を低く抑え，しかもがん発見率が高かったために高い陽性反応的中度を示した優れた読影グループである。反対にD'区画に属する読影医は要精検率が高いにもかかわらず，がん発見率が低かったために陽性反応的中度も低い値になってしまった読影グループである。ここでも**図**6のように四区画に分けて年代別の分布状態を検討してみると，同様の年代別傾向が認められた。

　以上の**図**5，**図**7の分析により，読影成績の低迷の原因の一端がある程度明らかになってきたが，検診実施主体である自治体や検診実施機関は，読影を各読影医に任せ切りにするのではなく，独自に読影委員会や読影研究会などを設けて，読影医個々の読影成績と読影性癖を詳細に分析し，随時適切な助言を与えるなど厳しく指導・管理を行っていくことが重要と思われる。

2 基準撮影法1, 2

　2005年に日本消化器がん検診学会から「新・胃X線撮影法（間接・直接）ガイドライン」が発表され、二重造影主体の撮影法が提唱されたが、この時代の胃X線集団検診のほとんどは間接撮影法で行われていたために、間接撮影法に主眼が置かれていた。その後デジタル化が進み、間接・直接撮影方式の区分を廃止してデジタル撮影に対応した基準撮影法が2009年にNPO精管構から発表された。この撮影法には、主に地域住民を対象とする対策型検診のための基準撮影法1（図1）と、個人検診や人間ドックなどの任意型検診のための基準撮影法2（図2）から成っている。すなわち、基準撮影法1は 1.背臥位正面位, 2.背臥位第1斜位, 3.背臥位第2斜位, 4.腹臥位正面位（頭低位）, 5.腹臥位第1斜位（半臥位）, 6.右側臥位, 7.背臥位第2斜位（ふりわけ）, 8.立位第1斜位の順に8体位8曝射から構成されている。一方基準撮影法2は、基準撮影法1の 5.腹臥位正面位の後に腹臥位第2斜位を、6.右側臥位の後に半臥位第2斜位をそれぞれ追加して、胃部10体位10曝射にし、さらに食道2曝射と胃部圧迫法4曝射を加えたものである。これらの手技および標的部位などを表1～3に示す。しかし、2011年に日本消化器がん検診学会から出版された『新・胃X線撮影法ガイドライン改訂版』の中では、基準撮影法の背臥位正面撮影は、正面位または正面像どちらでも構わないと記しており、また立位二重造影も第1斜位または正面位どちらでも構わないとしている。

　基準撮影法の目的は、撮影法を全国的に統一化することにより、画像評価、画質管理が容易になり、全国規模での画像精度の向上が図れること、また、全国いずれの地域、いずれの施設で受診しても一定レベル以上の高い精度の検診が受けられること、さらにはより多くの救命しうるがんの発見が可能になり、胃がんの死亡率減少効果に寄与できること、である。NPO精管構が基準撮影法のコンセプトとしたのが、①手技が簡便であること、②診断に必要な最低限の画像が備わっていること、③画像の精度管理の基盤となりうること、④一定の成果が期待できること、である。そのための約束事として、1.鎮痙剤は使用しない、2.使用バリウムは高濃度低粘性200 W/V%以上、量は150 ml前後とし、3.発泡剤は5gを20 ml程度のバリウムまたはバリウム希釈液で服用する。4.腹臥位撮影の際には必ず圧迫フトンを使用すること、があり、これらを遵守することで質の高い検診が行えるものと考えている。

　また、NPO精管構では全国における施設間での格差を解消すべく、診療放射線技師や医師に対し、撮影技術向上および読影力向上を目的とした講習会や技術認定資格試験、読影認定試験を全国7支部の協力のもと行っており、今後も継続していく予定である。

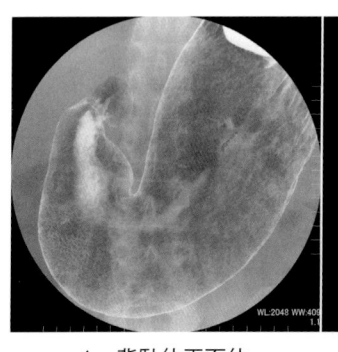
1　背臥位正面位

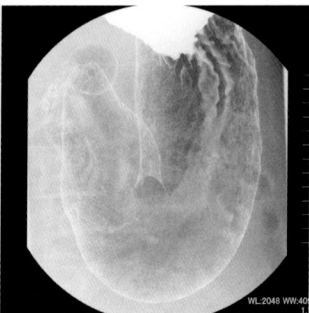
2　背臥位第1斜位

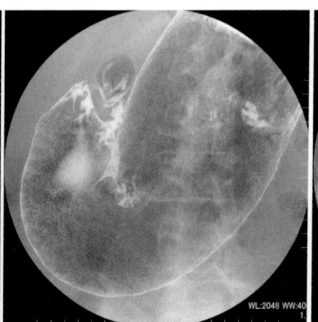
3　背臥位第2斜位

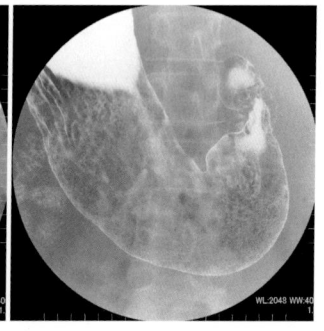
4　腹臥位正面位
（下部前壁：頭低位）

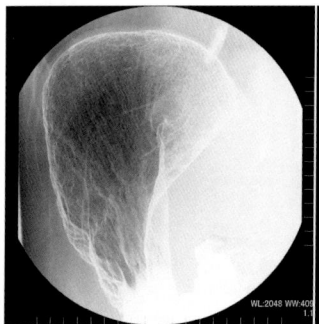
5　腹臥位第1斜位
（上部前壁）

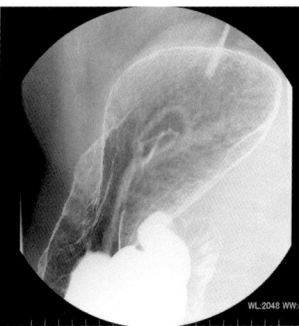
6　右側臥位
（胃上部）

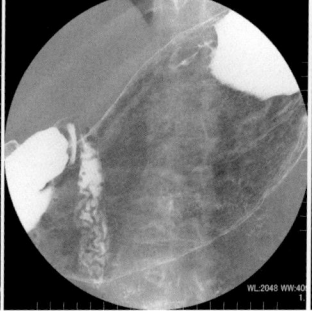
7　背臥位第2斜位
（ふりわけ）

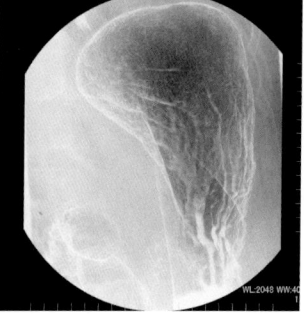
8　立位第1斜位
（胃上部）

図1　基準撮影法1

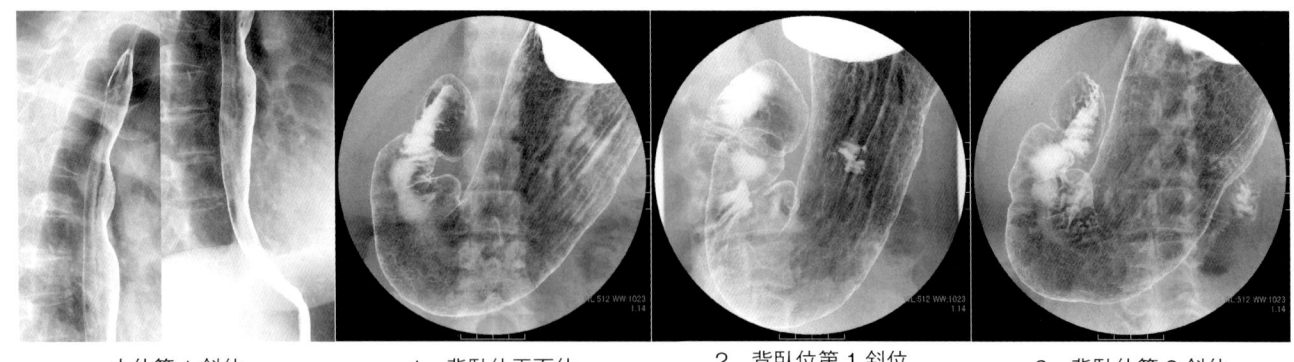

立位第1斜位　　　1　背臥位正面位　　　2　背臥位第1斜位　　　3　背臥位第2斜位
（食道上部・下部）

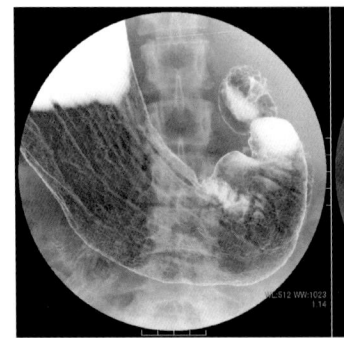
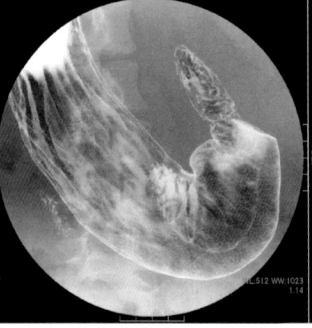
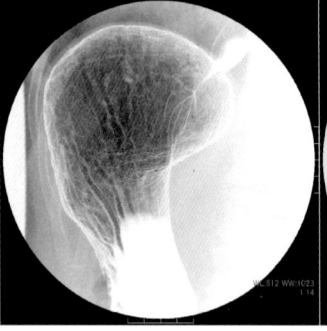
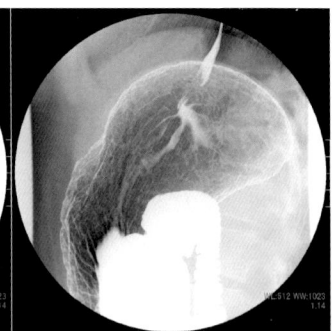

4　腹臥位正面位　　　5　腹臥位第2斜位　　　6　腹臥位第1斜位　　　7　右側臥位
（下部前壁：頭低位）　（下部前壁：頭低位）　（上部前壁）　　　　　（胃上部）

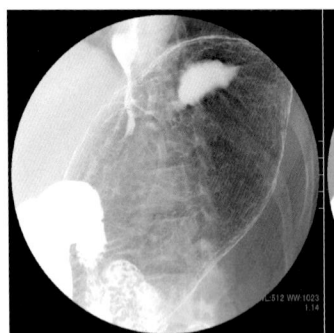
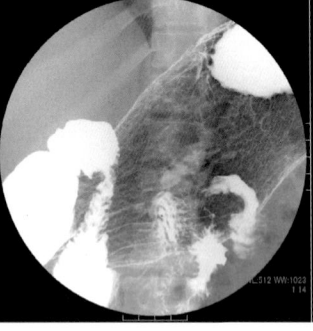
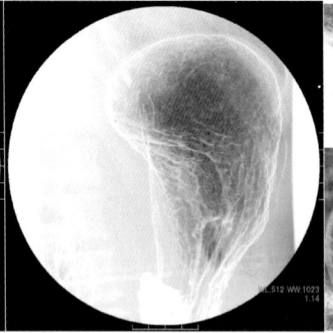
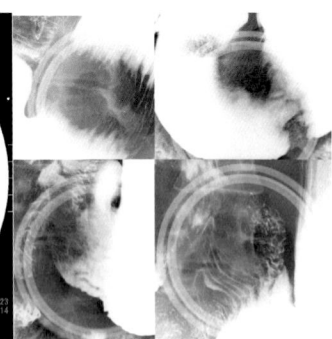

8　半臥位第2斜位　　　9　背臥位第2斜位　　　10　立位第1斜位　　　立位圧迫（4部位：体部・角部・
　（胃上部）　　　　　　（ふりわけ）　　　　　　（胃上部）　　　　　前庭部・幽門部）

図2　基準撮影法2

表1　基準撮影法1・2の撮影法・標的部位

	基準撮影法1	基準撮影法2
食道部 二重造影法		立位二重造影第1斜位（食道上部） 立位二重造影第1斜位（食道下部）
胃部 二重造影法	1　背臥位二重造影正面位 2　背臥位二重造影第1斜位 3　背臥位二重造影第2斜位 4　腹臥位二重造影正面位（下部前壁　頭低位） 5　腹臥位二重造影第1斜位（上部前壁） 6　右側臥位二重造影（上部） 7　背臥位二重造影第2斜位（ふりわけ） 8　立位二重造影第1斜位	1　背臥位二重造影正面位 2　背臥位二重造影第1斜位 3　背臥位二重造影第2斜位 4　腹臥位二重造影正面位（下部前壁　頭低位） 5　腹臥位二重造影第2斜位（下部前壁　頭低位） 6　腹臥位二重造影第1斜位（上部前壁） 7　右側臥位二重造影（上部） 8　半臥位二重造影第2斜位（上部） 9　背臥位二重造影第2斜位（ふりわけ） 10　立位二重造影第1斜位
		11　立位圧迫（体部） 12　立位圧迫（角部） 13　立位圧迫（前庭部） 14　立位圧迫（幽門部）

表2　基準撮影法1の手技例と要点

	基準撮影体位	標的部位	手技の例と要点
1	背臥位二重造影正面位	体部から幽門部の後壁	水平位で背臥位から右側臥位方向へ3回転の体位変換を行い，被写体の正面位で撮影する。広い領域を描出するには，透視台をやや頭低位にして撮影するとよい。幽門前庭部にバリウムが多量に残らないように注意する。バリウムの溜まりとはじき，粘膜ひだの走行などを透視下に観察する。
2	背臥位二重造影第1斜位	体部（大彎寄り）から幽門部（小彎寄り）の後壁	水平位で，背臥位から右側臥位方向へ1回転弱の体位変換を行い，前庭部と十二指腸が重ならない角度（おそよ30°）を目安に撮影する。幽門部に，バリウムが残らないように注意する。
3	背臥位二重造影第2斜位	体部（小彎寄り）から幽門部（大彎寄り）の後壁	水平位で右側臥位方向へ1回転の体位変換を行い，頭低位第2斜位（おそよ30°）にして速やかに撮影する。
4	腹臥位二重造影正面位（下部前壁頭低位）	体中部から幽門部前壁	背臥位から右側臥位へ半回転し，腹臥位とする。透視台を45°程度に起こし，圧迫用フトンを心窩部から左季肋部に敷く。 落下防止事故のために，受診者の顔を右に向かせ，肩当てをおろし，「左頬と両肩を透視台から離さず，手摺をしっかりと握る」ように指示する。透視台を逆傾斜させ，速やかに撮影する。逆傾斜の際には，安易に第2斜位にせず，バリウムが流れ去るところを透視観察して撮影する。
5	腹臥位二重造影第1斜位（上部前壁）	噴門部小彎から胃上部前壁	水平位で腹臥位から左側臥位方向へ1回転した後に，腹臥位第1斜位とし，透視台を30°程度（半臥位）起こして撮影する。胃入口部が内側に入り後壁側が表れる程度の軽い第1斜位（およそ20°）を目安にする。透視台を起こしすぎて撮影すると造影不良となりやすい。
6	右側臥位二重造影（胃上部）	噴門部小彎を中心とする前後壁	水平位で腹臥位から左側臥位方向（右回転）で背臥位とし，すぐに右側臥位にして撮影する。胃入口部近傍のバリウムの流れを観察し，小彎を中心として前後壁がほぼ均等に見える位置で撮影する。撮影時間が長くなりやすいので確実な息止めを指示する。
7	背臥位二重造影第2斜位（ふりわけ）	体上部を中心とする小彎寄り後壁	水平位で右側臥位から背臥位に戻し，さらに第2斜位にして撮影する。バリウムが，噴門直下の小彎側から後壁側に流れるように体位と透視台の角度を調節するとよい。ただし，透視台を起こしすぎないように留意する。
8	右側臥位二重造影（胃上部）	体上部を中心とする小彎寄り後壁	水平位で背臥位に戻し，左側臥位にして透視台をたて，十二指腸球部が胃角部と重ならない角度の第1斜位（およそ45°）を目安に撮影する。 透視台を起こし第1斜位にする際には，透視下に大彎後壁寄りのバリウムの流れを観察する。

NPO日本消化器がん検診精度管理評価機構
胃がんX線検診　技術部門テキスト　2013年度版より

表3 基準撮影法2の手技例と要点

	基準撮影体位	標的部位	手技の例と要点
	立位二重造影 第1斜位	食道上部 食道下部 胃噴門部	食道が椎骨と重ならない程度の第1斜位で,バリウム全量を飲用させながら食道および噴門部の透視観察を行う。食道が適度に伸展し,胃入口部が開口期となるタイミングをねらい撮影する。撮影の後,バリウムが十二指腸へ過度に流出しないように第1斜位または左側臥位で透視台を倒す。
1	背臥位二重造影 正面位	体部から幽門部の後壁	水平位で背臥位から右側臥位方向へ3回転の体位変換を行い,被写体の正面位で撮影する。広い領域を描出するには,透視台をやや頭低位にして撮影するとよい。幽門前庭部にバリウムが多量に残らないように注意する。バリウムの溜まりとはじき,粘膜ひだの走行などを透視下に観察する。
2	背臥位二重造影 第1斜位	体部(大彎寄り)から幽門部(小彎寄り)の後壁	水平位で,背臥位から右側臥位方向へ1回転の体位変換ないしは左右交互変換を行い,前庭部と十二指腸が重ならない角度(おそよ30°から40°)を目安として撮影する。幽門前庭部に余分なバリウムが残らないように調節し,腹式呼吸によって伸展した状態を撮影する。
3	背臥位二重造影 第2斜位	体部(小彎寄り)から幽門部(大彎寄り)の後壁	水平位で背臥位から右側臥位方向へ1回転の体位変換ないしは左右交互変換を行い,頭低位第2斜位(30°から40°)にして撮影する。頭低位にする際は,落下事故に注意する。
4	腹臥位二重造影 正面位 (下部前壁頭低位)	体中部から幽門部前壁	背臥位から右側臥位へ半回転し,腹臥位とする。透視台を45°程度に起こし,圧迫用フトンを心窩部から左季肋部に敷く。落下防止事故のために,受診者の顔を右に向かせ,肩当てをおろし,「左頬と両肩を透視台から離さず,手摺をしっかりと握る」ように指示する。透視台を逆傾斜させ,速やかに撮影する。逆傾斜の初期に,わずかな第2斜位(右腰を上げる)にすると幽門前庭部にバリウムが残りにくい。
5	腹臥位二重造影 第2斜位 (下部前壁頭低位)	体中部(大彎寄り)から幽門部(小彎寄り)の前壁	水平位に戻し,第2斜位(20°から30°)とし,再度逆傾斜して撮影する。斜位が強すぎると,圧迫用フトンが腹壁から外れ,あるいは胃下部の偏位やねじれが生じるために効果がなくなる。
6	腹臥位二重造影 第1斜位 (上部前壁)	噴門部小彎から胃上部前壁	水平位で腹臥位から左側臥位方向へ1回転後に,腹臥位第1斜位とし,30までの半臥位で撮影する。胃入口部が内側に入り後壁側が表れる程度の軽い第1斜位(20°から30°)を目安にする。
7	右側臥位二重造影 (胃上部)	噴門部小彎を中心とする前後壁	水平位で腹臥位から左側臥位方向(右回転)で背臥位とし,すぐに右側臥位(右真横90°)にして撮影する。透視観察では,胃入口部が胃上部の中央に位置する体位,ないしは体部後壁の辺縁線と十二指腸球部が接する位置を目安とする。軽く息を吐かせると伸展のよい像が撮影できる。
8	半側臥位二重造影 第2斜位 (胃上部)	噴門部から体上部の後壁	撮影前に背臥位から左側臥位,左側臥位から右回りで右側臥位の体位変換を行う(左右交互変換)。次に透視台を30°までの半臥位とし,ゆっくりと第2斜位に戻して撮影する。透視台の角度と体位変換のスピードによりバリウムの流れる部分が変化する。
9	背臥位二重造影 第2斜位 (ふりわけ)	体上部を中心とする小彎寄り後壁	水平位で背臥位から左側臥位,左側臥位から背臥位,背臥位から右側臥位の体位変換を行う(左右交互変換)。最後に背臥位から第2斜位(およそ20°)にして撮影する。
10	立位二重造影 第1斜位 (胃上部)	胃上部を中心とする前後壁	水平位で背臥位に戻し,左側臥位する。透視台を立て,十二指腸球部が胃体部と重ならない角度の第1斜位(およそ45°)で撮影する。透視台を立て,大彎後壁寄りを流れるバリウムを透視下に観察する。
	立位圧迫	体部 角部 前庭部 幽門部	ゲップを出し体の力を抜くように伝え,椎骨と胃を挟むように圧迫する。痛みを伴うような無理な圧迫をしない。胃部二重造影で盲点となりやすい部位を圧迫撮影するのもよい。

NPO日本消化器がん検診精度管理評価機構
胃がんX線検診 技術部門テキスト 2013年度版より

③ 追加撮影

　ルーチン検査の中で行われている胃X線撮影法には，基準撮影法，任意撮影法，追加撮影法がある。基準撮影法は前述の如く，対策型検診の基準撮影法1，任意型検診の基準撮影法2のことであり，精度管理の基盤となるNPO精管構と日本消化器がん検診学会が推奨している撮影法である。任意撮影法とは，基準撮影の他に，施設ごとに必要と考えて加えている撮影体位である。その際，基準撮影法1，2の手順を変えないように組み合わせることが大切である。

　それに対して追加撮影法は，①撮影中に異常を疑った場合に，再現性があるかどうかを明確にし，良悪性の鑑別のために行う場合，②胃形の相違により描出範囲が不十分な場合や，バリウムが腸へ早期流出したためにブラインドになった部分を撮影する方法で，撮影している診療放射線技師が，撮影中に自分で読影に必要と判断して撮影を行う。適切に追加撮影を行えば，病変の存在が確実となり，また逆に病変がないことを明らかにでき，結果として，不要な精密検査が減少し，発見効率と精度の高いがん検診の達成に貢献できる撮影法である。

　適切な追加撮影を行うためには，まず基準撮影法をマスターした上で，さらに読影能力を向上させて，撮影中に透視観察によって病変を発見できる力を身につけていくことが重要である。

　撮影中に異常所見に気がついたときに，再現性を証明するために，①バリウムの付着を良好にして二重造影像を撮影し直す，②できるだけ正面視して周囲に薄くバリウムを溜めて明瞭に描出する，③圧迫が可能な部位では軽く圧迫して撮影する。とくに辺縁の病変では軽い圧迫撮影を行うことによって表面性状を描出でき有効である。

　実際の症例を呈示する。

症例 1

図1 背臥位二重造影正面位

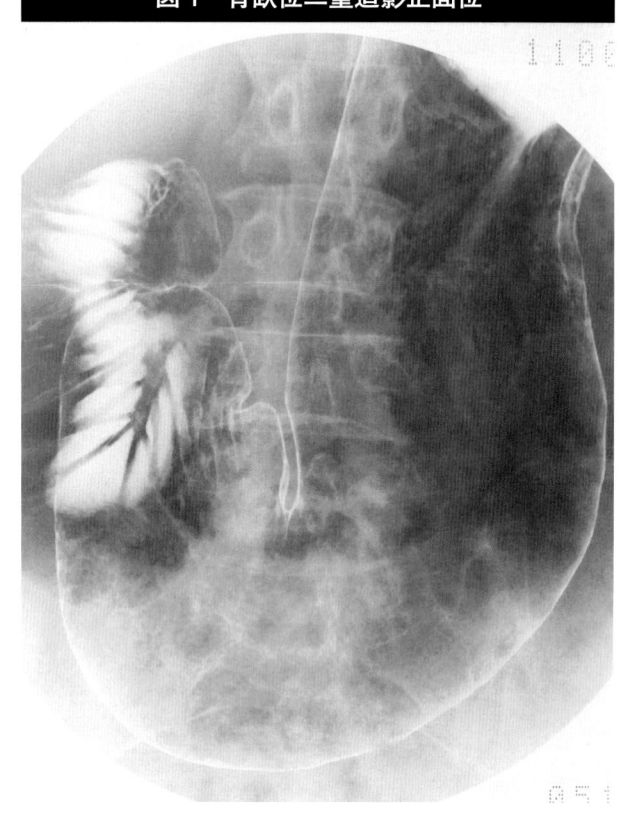

図2 背臥位二重造影第1斜位

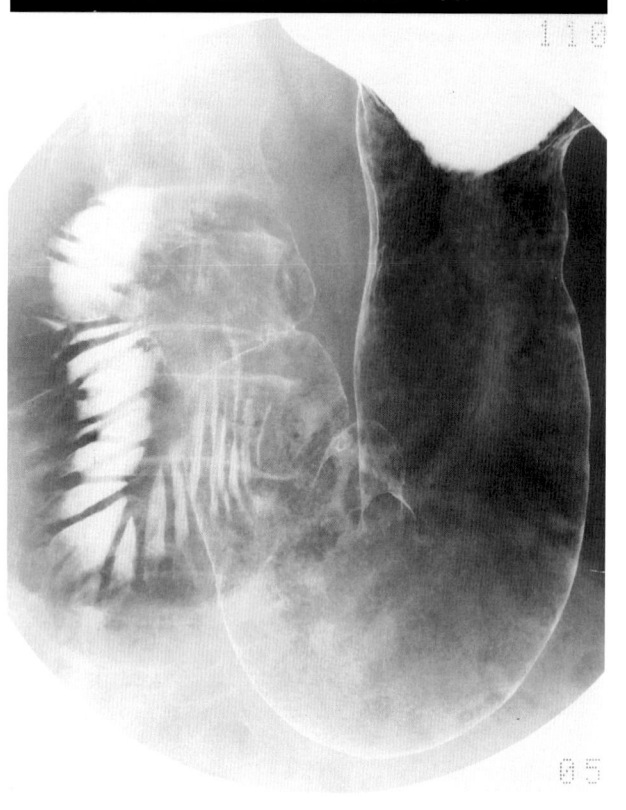

図3 背臥位二重造影第2斜位

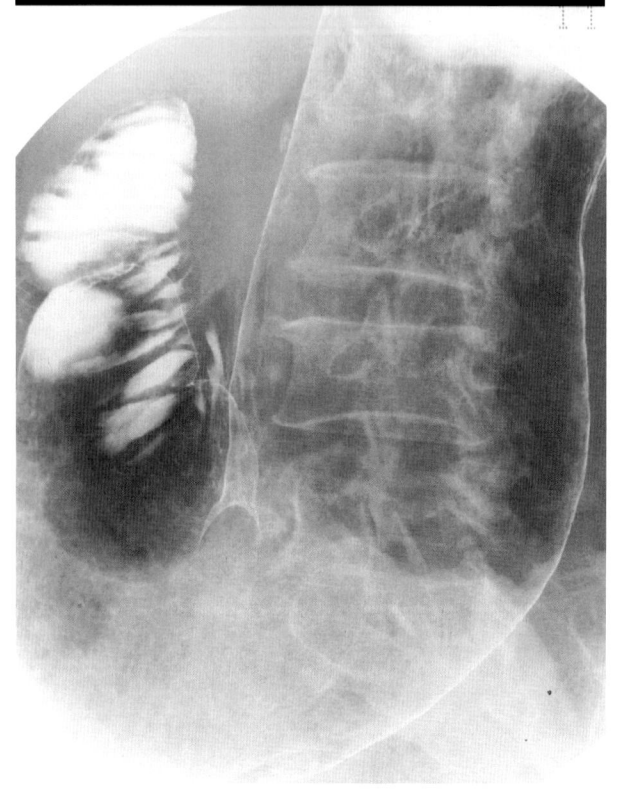

図4 背臥位二重造影第2斜位

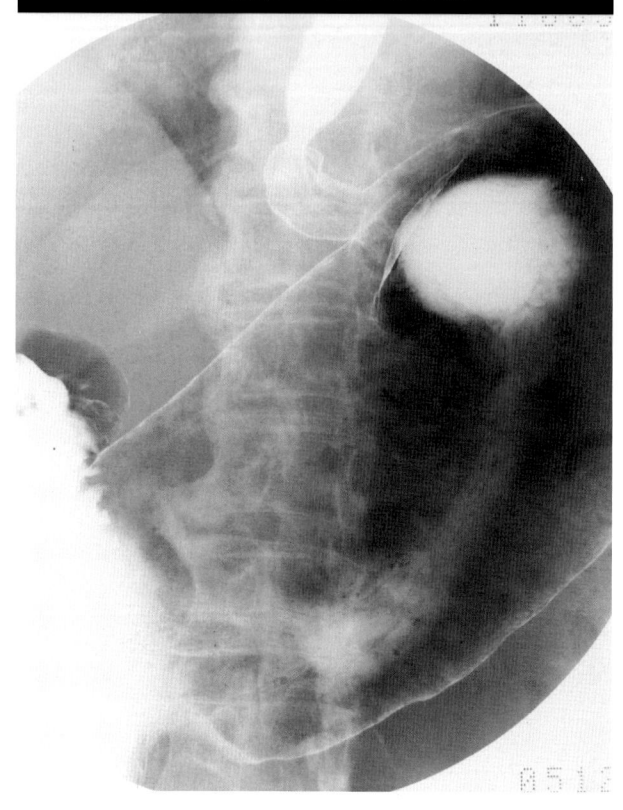

図5 追加撮影

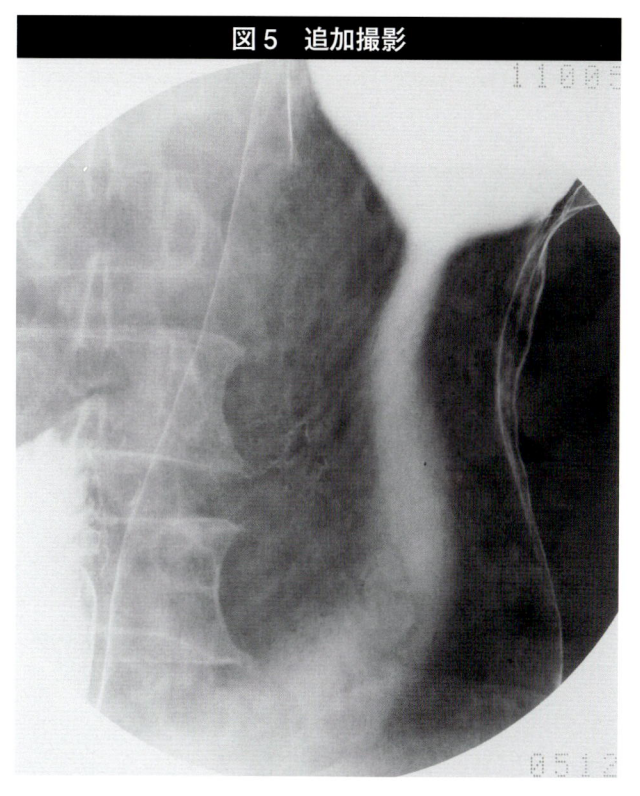

精密X線

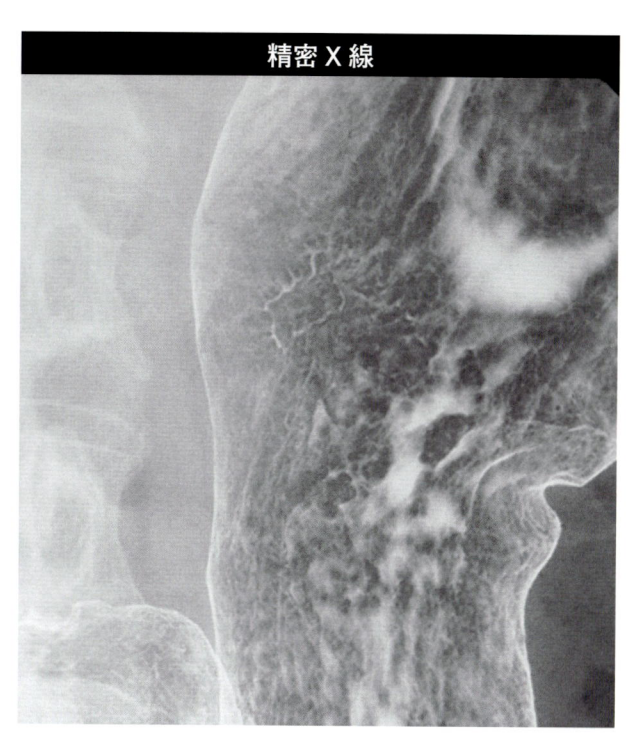

内視鏡検査

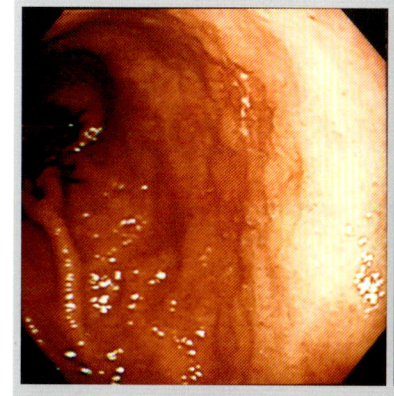
通常観察

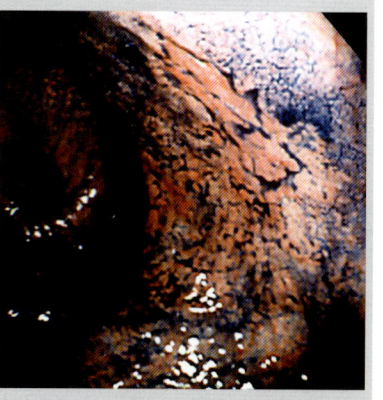
インジゴカルミン色素散布

病理組織学的所見

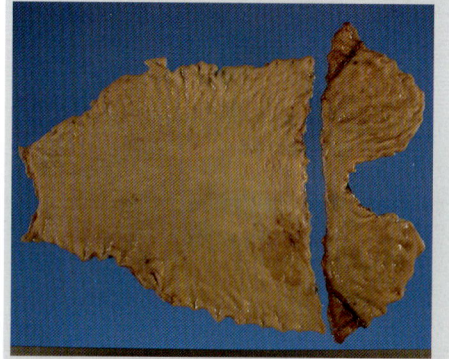

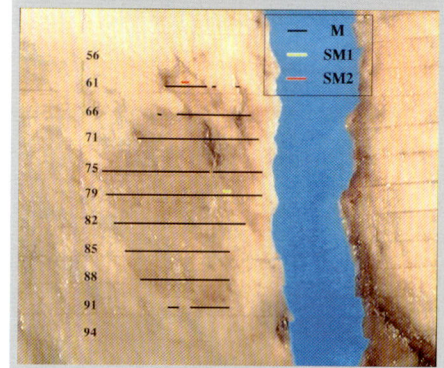

MU, 後壁, Type 0-IIc, 46×28 mm, tub2＋por, SM2, ly1, v0, pN2.

追加撮影のポイント

通常の基準撮影1では拾い上げ困難である。透視観察中に同部位のわずかなバリウム斑に気付いた撮影技師の追加撮影（図5）により，カテゴリー5として拾い上げ可能となった。透視観察でバリウムの流れを確認し，異常を疑った場合は積極的に追加撮影を行い，病変の有無を確実にする努力が必要である。

症例2

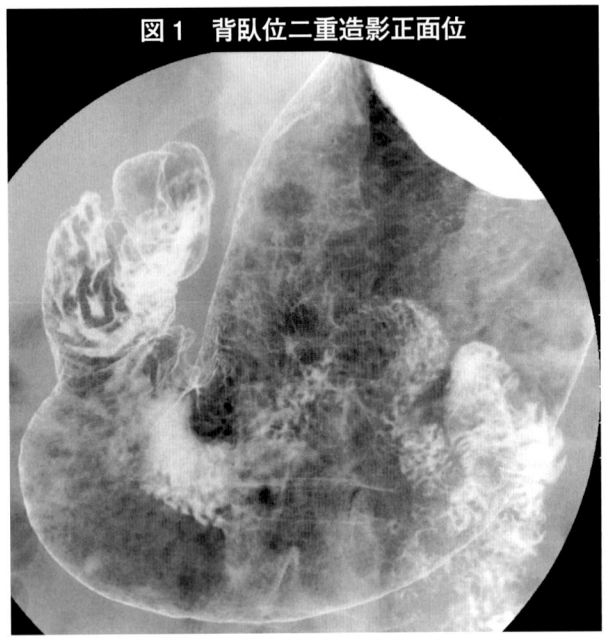
図1 背臥位二重造影正面位

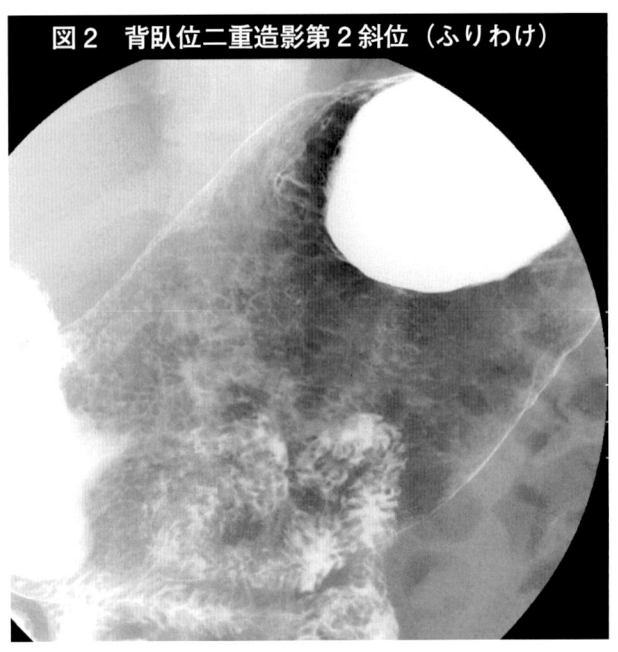
図2 背臥位二重造影第2斜位（ふりわけ）

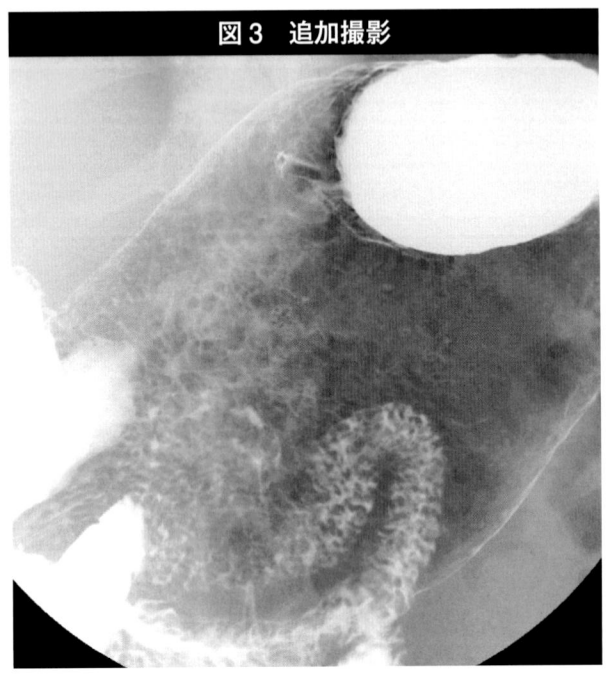
図3 追加撮影

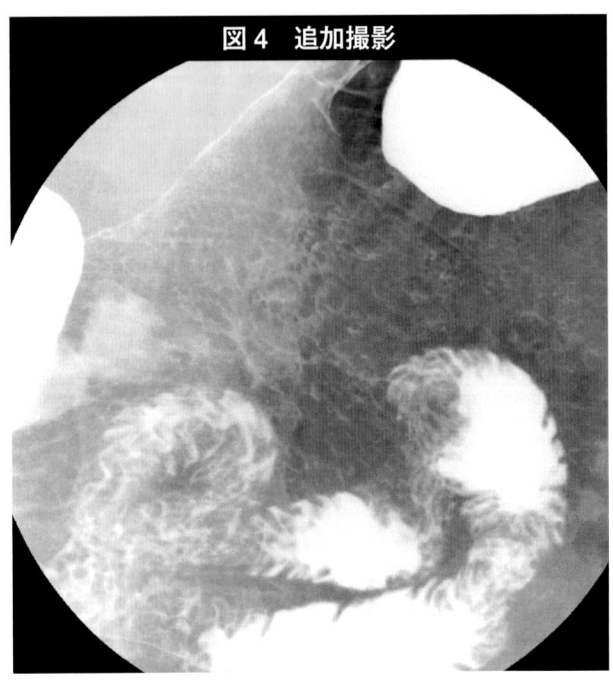
図4 追加撮影

図5 精密X線	図6 精密X線
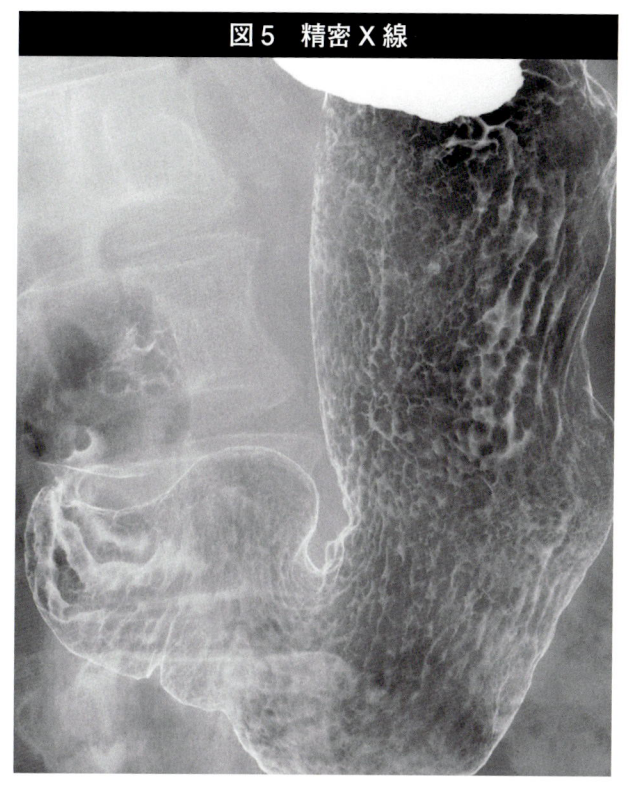	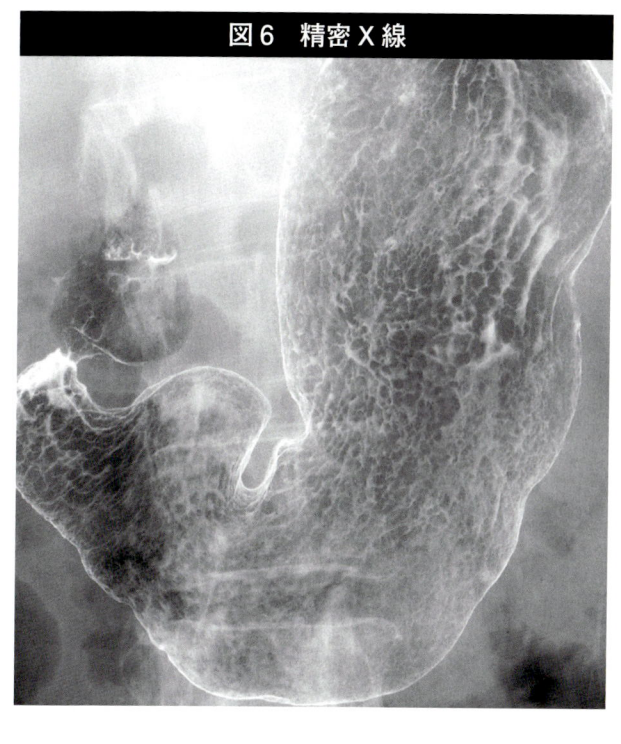

内視鏡検査

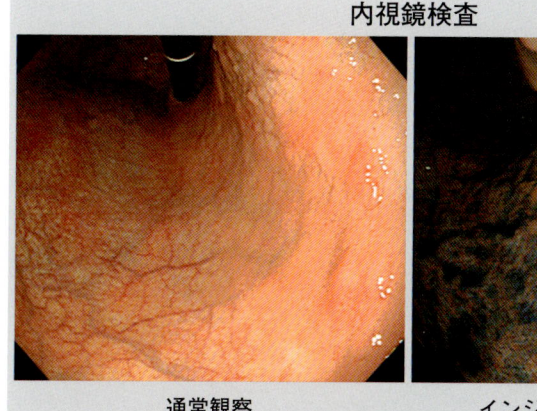

通常観察 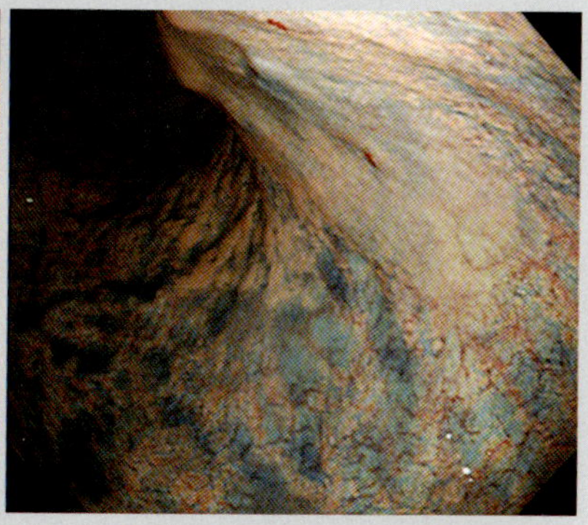　　　　　インジゴカルミン色素散布

病理組織学的所見

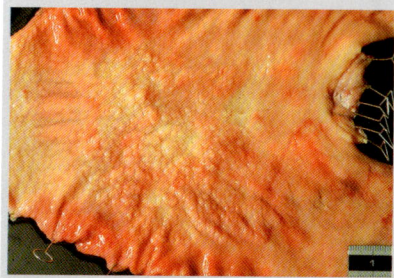

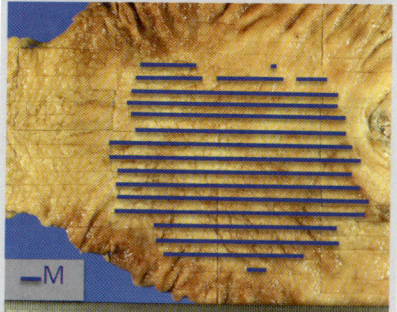

MU, 後壁小彎大彎, 0-IIa+IIb+IIc, 113×85 mm, tub2＞por＞tub1＞sig, M, ly0, v0, pN0.

追加撮影のポイント

通常の基準撮影（図1, 2）では明らかな異常としては拾い上げ困難である。透視観察中に同部位の粘膜異常に気付いた撮影者が追加撮影（図3, 4）を行ったところ，顆粒状の辺縁隆起を伴った陰影斑として描出されたため，カテゴリー4として拾い上げられた。

一方精密検査（図5, 6）では，胃角部から胃上部まで広範に拡がる表層拡大型病変と診断できる。体中下部小彎後壁寄りに凹凸不整の所見が強い部分を認めており，検診時（図2〜4）の所見は広い病変の一部のみを見ていたことになる。追加撮影する際には，バリウムを厚めに流したり，溜めたりすることで粘膜面の凹凸をより詳細に表すことが重要である。

胃がんX線検診は厚生労働省からがんの死亡率減少効果が科学的に証明されている唯一の検査法とお墨付きをもらっているが，胃がんの診断精度は地方や施設によって大きな差があり一概に十分な水準にあるとはいいがたい。さらなる精度向上のための努力が必要であることはいうまでもない。診断精度の低迷の原因としては，まず使用バリウムの濃度と量および撮影手順が学会のガイドラインに沿って必ずしも行われていない点が挙げられる。その他に全国共通の読影基準が未だ定まっていないことも要因と考えられる。学会とNPO精管構では，全国のどの地域，どの施設で受けても一定の高い水準の検診が可能なように，バリウム濃度と使用量を含めた新たな基準撮影法を提唱し，全国的な普及を目指している。しかし読影に関しては，X線所見の評価と判定基準は施設によってまちまちで，全国共通の基準が定まっていないのが現状であり，全国的な統一化が急がれている。

1. カテゴリー分類

　胃がんX線検診は半世紀にも及ぶ長い歴史があるとはいえ，その長い経過の中で全国の検診施設はそれぞれ独自の判定基準を設けて検診を行ってきたのが実状である。しかし，それが災いして施設間の診断精度の比較を困難にし，精度向上の障害になっているのは否めない。そこでわれわれは胃がん検診においても，乳がん検診をはじめ多くのがん検診に幅広く用いられているカテゴリー分類との整合性を重視し，これに準じた分類法を設定した。

	判定区分	管理区分
カテゴリー0	判定不能	再検査または経過観察
カテゴリー1	正常範囲内	1年後，定期検診
カテゴリー2	良性と判断できる	念のため経過観察
カテゴリー3	悪性を除外できない	要精密検査
カテゴリー4	悪性が疑われる	早期に必ず精密検査
カテゴリー5	明らかに悪性と判断できる	至急精密検査ないし要治療

2．X線所見とカテゴリー分類

X線所見の種類	所見の性状		カテゴリー
辺縁の異常，辺縁不整	陰影欠損		5
	辺縁陥凹像（弧状，台形状，楔状）		3～4
	壁伸展不良・壁硬化		3～4
	壁不整・二重輪郭，複線化		3
	彎入	対称性彎入（U字型）	1～2
		非対称性彎入	3
		幅広い彎入	3～4
	引き攣れ		3
	膨隆，突出		1～2
変形	胃角変形	辺縁不整を伴わない単なる胃角開大	1
		辺縁不整を伴う非対称性の胃角変形	3
	小彎短縮		2
	胃体部の鉛管状狭窄，leather bottle状		5
	幽門狭窄		5
	十二指腸球部変形		2
透亮像	10 mm以下のポリープ状隆起（胃底腺ポリープ，たこいぼ状びらんを含む）		2
	中心にバリウム斑を伴う孤立性の透亮像		3
	平盤状隆起	2 cm未満	3
		2 cm以上	4～5
	広基性の結節状～粗大顆粒状隆起		4～5
	亜有茎性の表面および輪郭不整な隆起		3～4
	有茎性ポリープ	2 cm未満	2
		2 cm以上	3
	腫瘤状陰影		4～5
	表面平滑な粘膜下腫瘍性隆起	2 cm未満	2
		2～4 cm	3
		4 cm以上	4～5
		臍窩形成（中心陥凹）	3～4
ニッシェ，バリウム斑	円～類円形		3
	不整形		3～4
	棘状～鋸歯状輪郭		4～5
	側面ニッシェのカラー部分の壁不整		3
	クレーター状巨大潰瘍		4～5
陰影斑（淡いバリウム斑）	境界不明瞭		1～2
	境界明瞭，不整形		3～4
	棘状～鋸歯状輪郭		4～5
	陥凹内に顆粒状隆起（インゼル）を伴っている		4～5
	周囲に顆粒状ないし周堤状の辺縁隆起を伴っている		4～5
粘膜異常 胃小区（アレア）像の異常	小彎中心に前後壁対称性の広範な萎縮性変化		2
	胃体部～前庭部のびまん性顆粒状粘膜		2
	境界不明瞭な粘膜不整またはアレアの不明瞭化領域		3
	境界を追えるアレア消失～不明瞭化		4～5
	境界を追える不整な粘膜領域		4～5
粘膜ひだの異常	粘膜集中像，皺襞集中像（一点集中型）		2
	中央部に面または陰影斑を有するひだ集中像		3
	ひだ中断像～ひだの急激な先細り像		4～5
	ひだの棍棒状肥大～ひだの融合像		4～5
	複数のひだにわたる伸展不良所見		4～5
	胃体部大彎側の巨大皺襞		2
憩室	食道・胃・十二指腸		2
術後胃	亜全摘（B-I，B-II），全摘，内視鏡治療後，その他		2
腹部石灰化像	胆石，腎・尿路結石，膵石，その他		2
その他			

3. X線所見の種類・性状とカテゴリー分類の適用基準

　胃X線所見を辺縁部の異常と中央部の異常に分けて述べてみたい。

（A）胃辺縁部の異常所見とカテゴリー分類

　a．辺縁の異常：ここで主要な異常所見として挙げられるのは，陰影欠損，辺縁陥凹像，壁伸展不良，壁硬化，辺縁不整，二重輪郭（複線化），彎入，引き攣れ，膨隆，突出，などである。

　陰影欠損は進行がんを想定した用語であり，カテゴリーは5が普通である。辺縁陥凹像や壁硬化像は一般にがんの側面像を表す用語で，辺縁陥凹像には弧状陥凹，台形状陥凹，楔状陥凹などがあるが，側面像単独では質的診断は難しくカテゴリーは4までとなる。壁伸展不良や壁硬化像もがんを示唆する所見であるが，不確実所見であり，カテゴリーは3～4である。辺縁不整や二重輪郭（複線化）はがんを疑わせる程度の所見であり，カテゴリーは3とする。彎入は胃体部大彎や前庭部の小彎および大彎にしばしば認められるが，多くは胃の緊張による機能的な所見であり，カテゴリーは1である。しかし非対称性の彎入や底部が広くなっている彎入像は要注意でカテゴリーは3，壁不整を伴っていれば4とする。引き攣れは辺縁部の潰瘍または潰瘍瘢痕を伴う陥凹性病変の存在を示す所見で，体部小彎の引き攣れ像は陥凹型早期がんの発見に直結する場合が少なくなく，カテゴリーは3とする。突出は胃陰影の外側に飛び出した辺縁の変化で，一般的には癒着や多発性潰瘍瘢痕による引き攣れなどによって現れることが多く，カテゴリーは1～2である。膨隆は胃の輪郭が外に向かってなだらかに膨らんだような変形を指し，病変の直接所見ではないのでカテゴリーは1～2となる。

　b．変形：変形で最も一般的なのは胃角変形または胃角開大であり，初心者が一番多くチェックするのが，この胃角変形である。しかし多少開大していても辺縁不整を伴っていない場合は異常なしがほとんどであり，カテゴリーは1でよい。一方，非U字形の胃角変形は胃角部近傍に何らかの異常が存在することを示唆しており，特に壁不整を伴う場合は悪性もあり得るので少なくともカテゴリーは3としたほうが無難である。胃角小彎を中心に広範囲の壁硬化を認める胃角開大はスキルスなどの浸潤性の胃がんを疑う必要があるのでカテゴリーは4～5となる。胃角部の小彎短縮は線状潰瘍またはその瘢痕による特徴的な変形であり，カテゴリーは2でよい。胃体部のB型変形は胃体中部の前後壁の接吻潰瘍によることが多く，カテゴリーは2～3とする。胃体部の鉛管状狭窄やleather bottle状変形はスキルス胃がん（linitis plastica型）を疑う必要があり，カテゴリーは4～5である。幽門狭窄も幽門部の進行がんを強く示唆する所見であるからカテゴリーは4～5となる。変形でも十二指腸球部変形は十二指腸潰瘍またはその瘢痕であり，カテゴリーは2となる。

（B）胃中央部の異常所見とカテゴリー分類

　c．腫瘤状陰影：進行がんや大きな粘膜下腫瘍が二重造影像で描出されているときに用いられる用語で，カテゴリーは4～5とする。

　d．透亮像：一般に隆起性病変が正面像としてバリウムをはじいて現れている場合のX線像で，隆起性のがんやポリープのように上皮性のものと粘膜下腫瘍のような非上皮性のものに大別される。上皮性の隆起性病変は境界が鮮明で表面は凹凸不整であるが，非上皮性の隆起性病変は境界は不鮮明で表面は周囲粘膜と同様の粘膜パターンを呈しており，ときに隆起の裾にbridging foldを伴っている。透亮像を表す病変のうち，胃底腺ポリープに代表される大きさが10 mm以下のポープ状の隆起は悪性の可能性はほとんどなく，カテゴリーは2として差し支えない。前庭部にしばしば認められる中心に小バリウム斑を伴った多発性の数mmの透亮像はびらん性胃炎で，カテゴリーは2である。ただし同様に中心にバリウム斑を伴った透亮像が孤立性に存在する場合は，1 cm前後でも悪性があり得るのでカテゴリーは3とする必要がある。境界は明瞭だが，丈が低いため周囲にバリウムの溜まりがないとわかりにくい平盤状

隆起は，大きさが2cm未満のものは腺腫がほとんどでカテゴリーは3でよいが，2cmを越えるとIIa型の早期がんの可能性が出てくるのでカテゴリーは4〜5となる。広基性の結節状ないし粗大顆粒状隆起は悪性の可能性が高いのでカテゴリー4，亜有茎性（山田III型）の表面および輪郭不整な隆起は悪性を否定できないためカテゴリーは3〜4とする。有茎性（山田IV型）のポリープは大きさが2cm未満なら過形成性ポリープであり，カテゴリーは2とするが，2cm以上に発育したものはポリープのがん化，またはがん性ポリープが疑われるのでカテゴリーは3〜4としたほうがよい。隆起の境界が不鮮明で表面が平滑，さらに裾にbrdging foldを伴っている病変はほとんど粘膜下腫瘍であるが，その扱いは2cm未満ならカテゴリーは2，2cm以上で4cm未満なら3，4cm以上なら4〜5とすべきである。ただし臍窩形成を伴うものは2cm以上でもカテゴリーは3〜4としたほうがよい。一般に隆起性病変は目につきやすいため，隆起のみに目を奪われて，周囲の陥凹性病変の存在を見逃さないように注意する必要がある。

e. ニッシェ，バリウム斑：これは潰瘍性の深い陥凹性病変を示す所見であり，円形ないし類円形の陰影はほとんど良性潰瘍によるが，実際には良悪性の鑑別は必ずしも容易ではないのでカテゴリーは3とすべきである。形が不整形の場合は悪性の可能性があるのでカテゴリーは3〜4とする。一方，ニッシェまたはバリウム斑の輪郭が棘状ないし鋸歯状を呈するものはがんが強く疑われ，カテゴリーは4〜5としなければならない。側面ニッシェは通常はカテゴリー3にするが，ニッシェの辺縁部に壁不整が認められる場合はカテゴリー4〜5とすべきである。前庭部大彎にときにニッシェ様突出像を認めることがあるが，大抵は迷入膵（aberrant pancreas）で，カテゴリーは初回は3としてもよいが経過例では2でよい。クレーター状の巨大な潰瘍性病変のカテゴリーは4〜5である。

f. 陰影斑：陰影斑とは淡いバリウム斑のことで，表面陥凹型の早期胃がんは，この淡い陰影斑として現れる。一般に，がんは境界が明瞭な不整形の陰影斑として認められ，その輪郭は棘状ないし鋸歯状を呈するのが特徴的である。陰影斑の境界が不明瞭な場合は偶然のバリウムの溜まりのことが多く，カテゴリーを2以上にするのは慎重でなければならない。陰影斑の内部に1〜数個の顆粒状隆起（インゼル）を伴っているものはがんが疑われるのでカテゴリーは4〜5，陰影斑の周囲に顆粒状ないし周堤状の辺縁隆起が認められる場合は悪性が強く疑われるのでカテゴリーはやはり4〜5とする。

g. 粘膜異常，胃小区（アレア）像の異常：まず萎縮性胃炎ではアレアが消失したり，逆に顆粒状になったりさまざまな粘膜変化が見られるが，その広がりに特徴があり，小彎を中心に前後壁に対称性に進展していくので，前後壁対称性の広がりを示すアレアの異常は萎縮性胃炎としてカテゴリーは1とする。ただし，前後壁対称性の粘膜異常でも明らかな境界を有するアレアの消失または不明瞭化は，表層拡大型の未分化型のIIc型病変を疑わなければならないので，カテゴリーは4〜5とする。境界をたどれる不整な粘膜領域も悪性が疑われ，カテゴリーは4〜5である。しかし胃角部から前庭部にしばしば見られる境界不明瞭なびまん性の顆粒状粘膜は，萎縮過形成性胃炎の可能性が高く，カテゴリーは1〜2でよい。

h. 粘膜ひだの異常：一点に集中する皺襞集中または粘膜集中像は，良性潰瘍またはその瘢痕であり，カテゴリーは2でよい。ただし皺襞集中または粘膜集中像の中心部に領域を認める場合は良悪性の判定は難しく，カテゴリーは3とする。集中する皺襞または粘膜の先端に急激な中断像や先細り（やせ）を伴っていれば悪性にほぼ間違いなくカテゴリーは5，皺襞の先端が棍棒状の肥大または融合が認められればやはり悪性を強く示唆しており，カテゴリーは5である。胃体部大彎側の皺襞が全体的に肥大していても伸展が良ければ過形成性胃炎（巨大皺襞）であり，カテゴリーは2である。しかし大彎側の皺襞が肥大して硬化し，皺襞間が伸展不良のため狭くなっている場合はスキルス胃がんが疑われるので，カテゴリーは5としなければならない。

i. 憩室：これには先天性と後天性の2種類があるが，食道から胃，十二指腸まで認められ，腫瘍性はないのでカテゴリーは2である。

参考文献
1) 細井董三，馬場保昌，杉野吉則：早期胃癌アトラス．医学書院，2011．

4. カテゴリー分類と実際の適用症例

カテゴリー1ないし2　正常範囲内および良性と判断できる所見

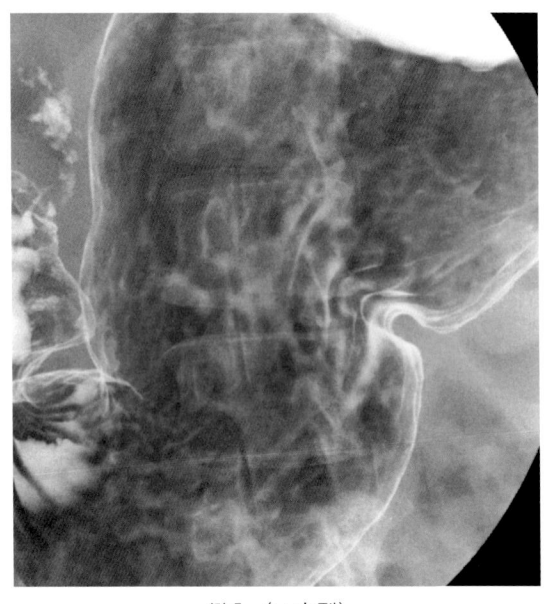

彎入（U字型）

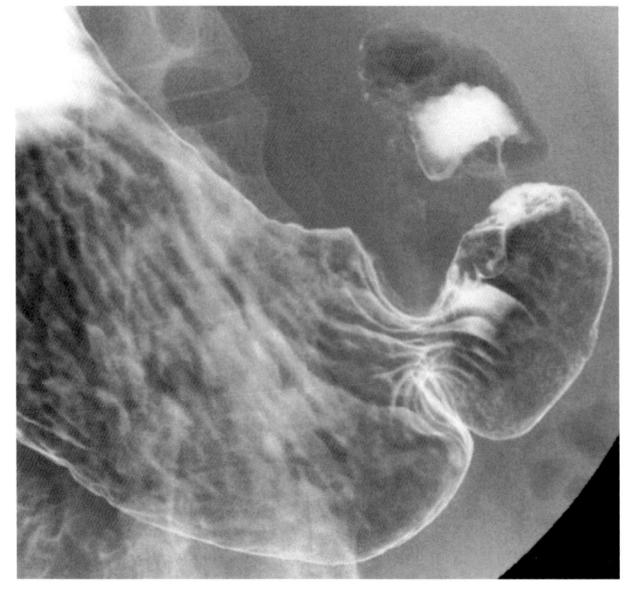

蠕動による前庭部の彎入

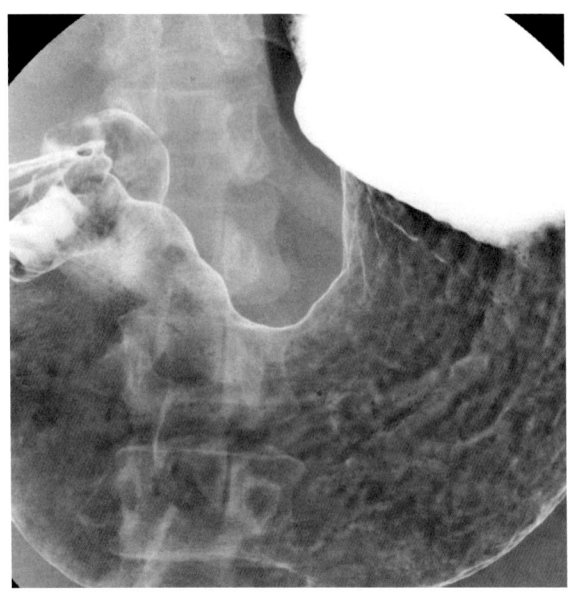

胃角開大

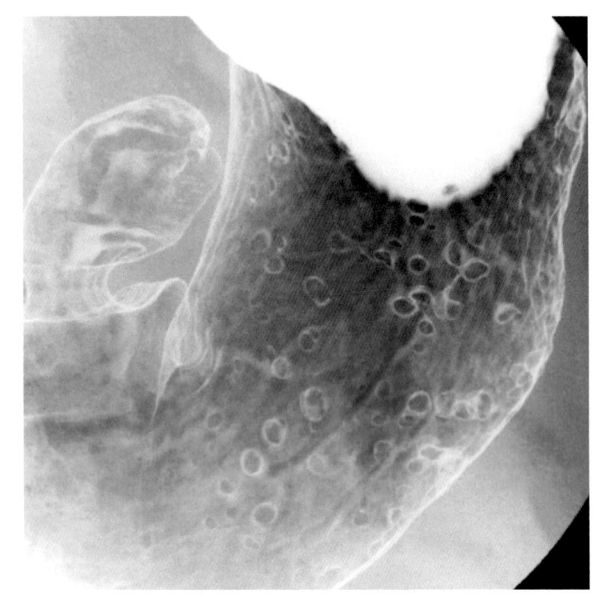

胃底腺ポリープ

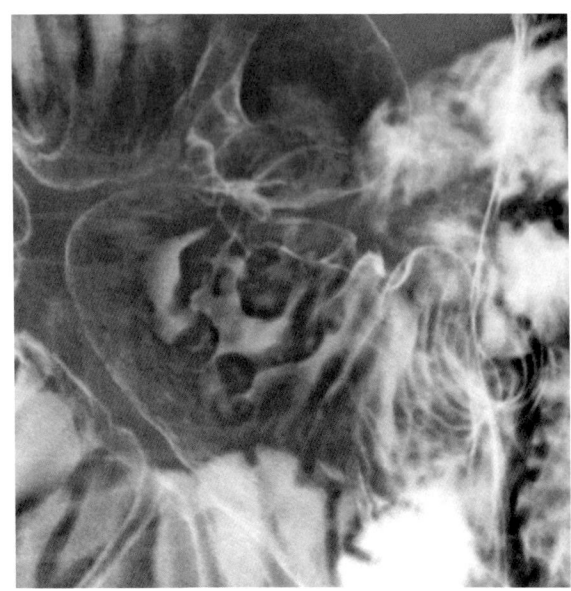

びらん性胃炎

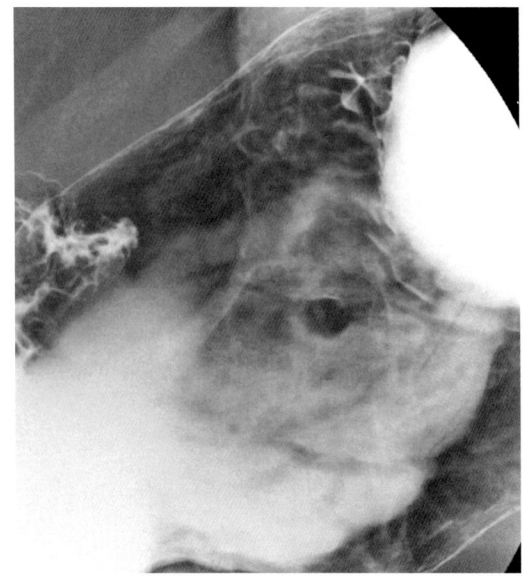

粘膜下腫瘍（SMT 20 mm 未満）

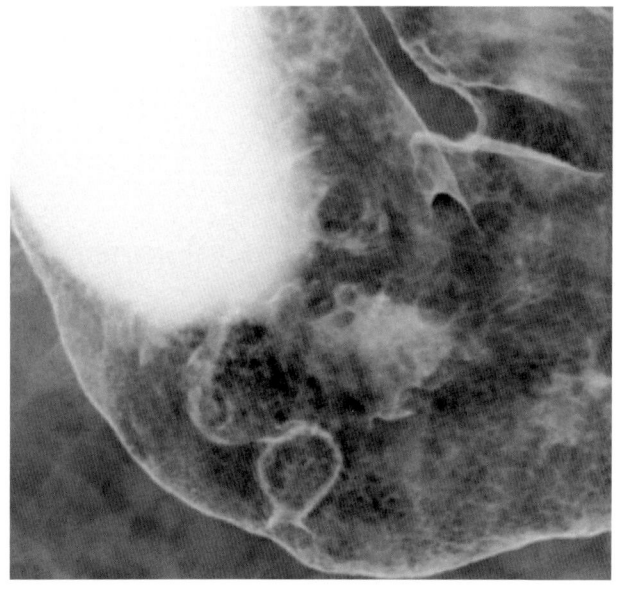
Y-IV型ポリープ（20 mm 未満）

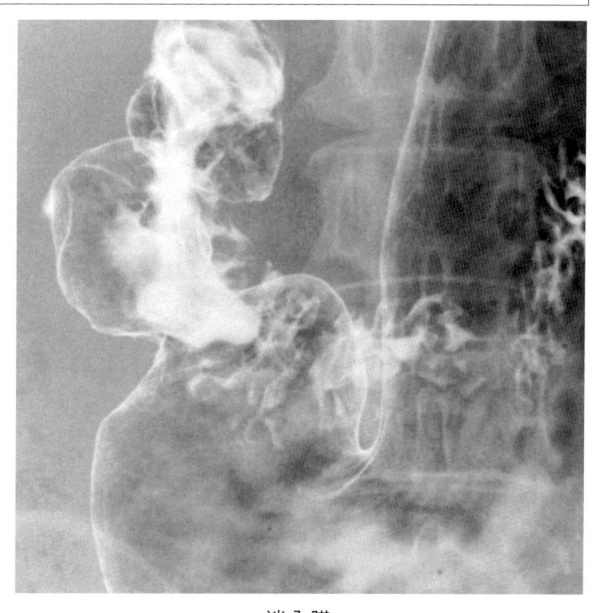
迷入膵

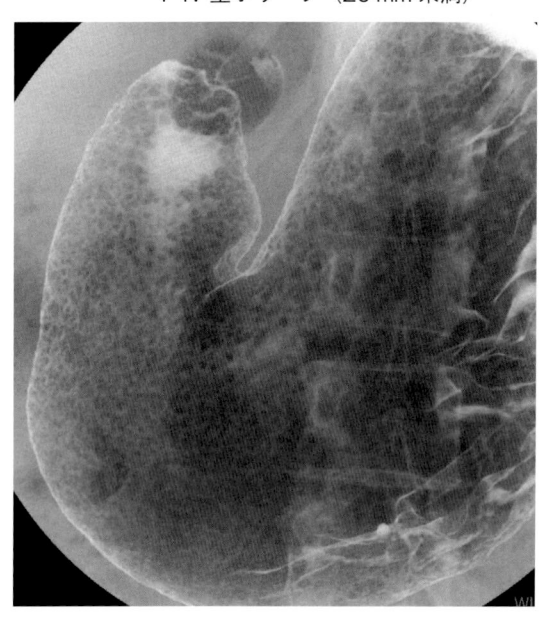
腸上皮化生を伴った顆粒状粘膜

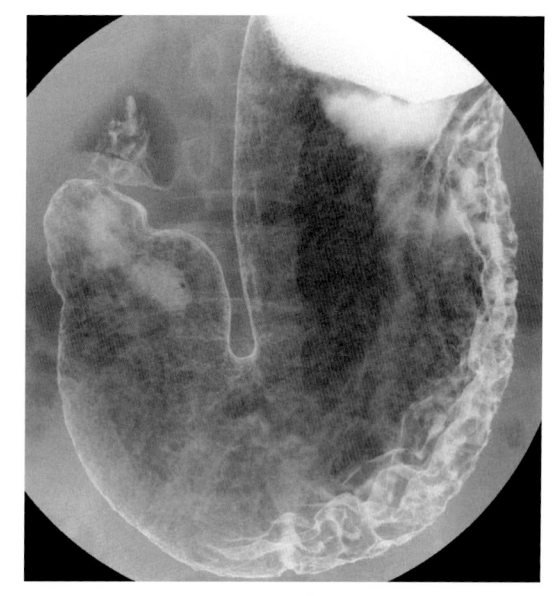
開放型の広範な萎縮性胃炎

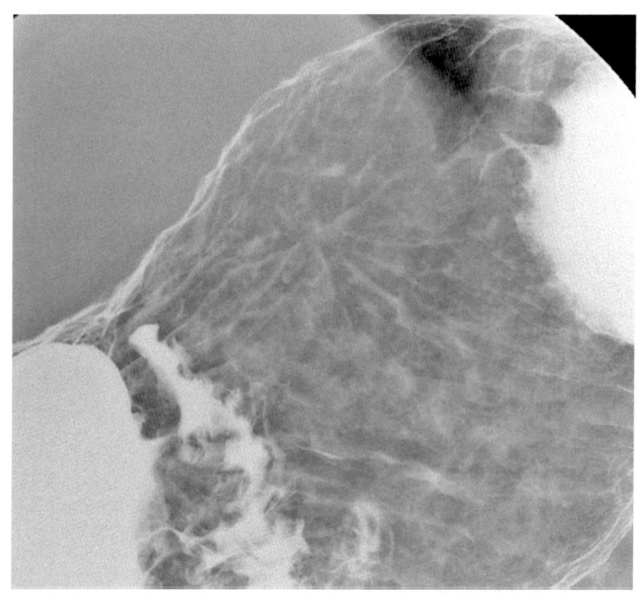
粘膜集中（一点集中）

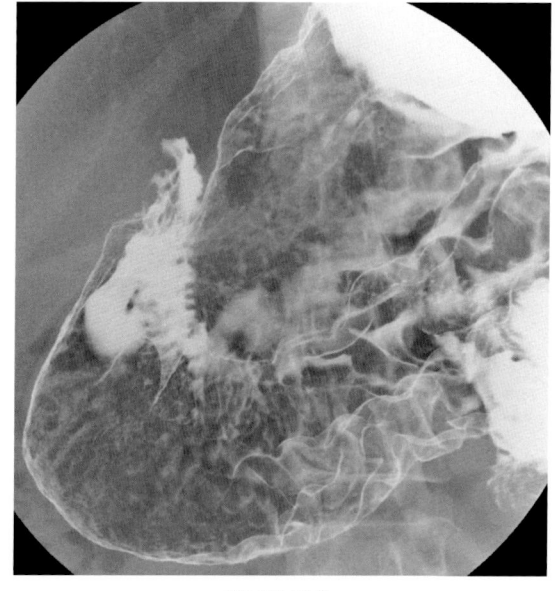
肥厚性胃炎

カテゴリー3　悪性を除外できない所見

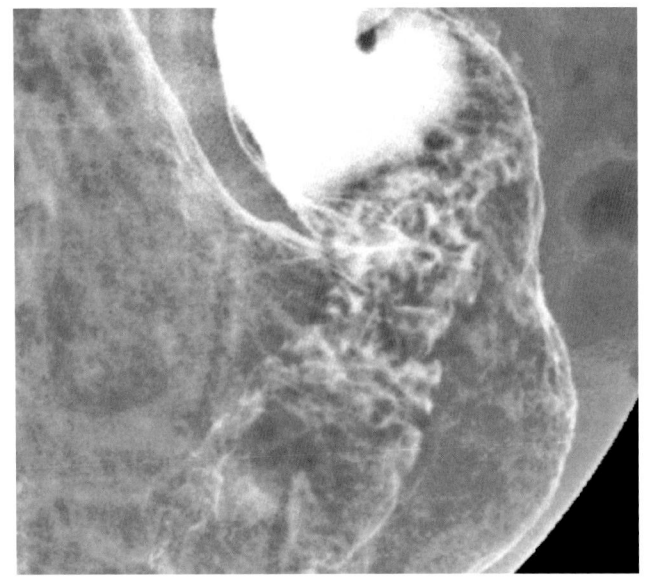

辺縁不整

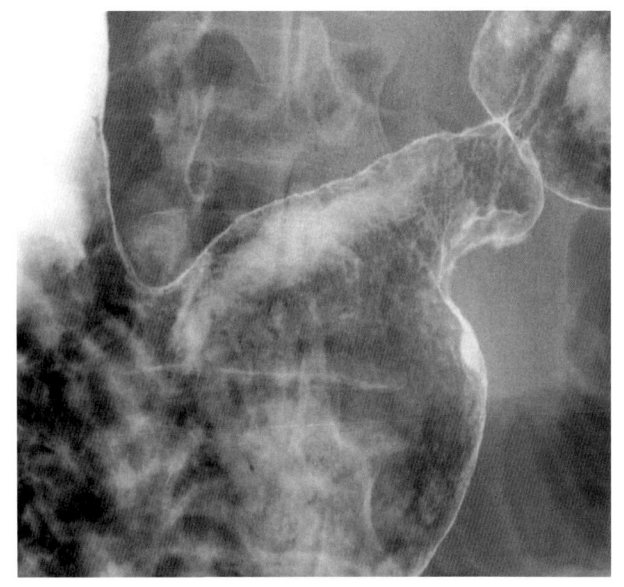

幅の広い彎入

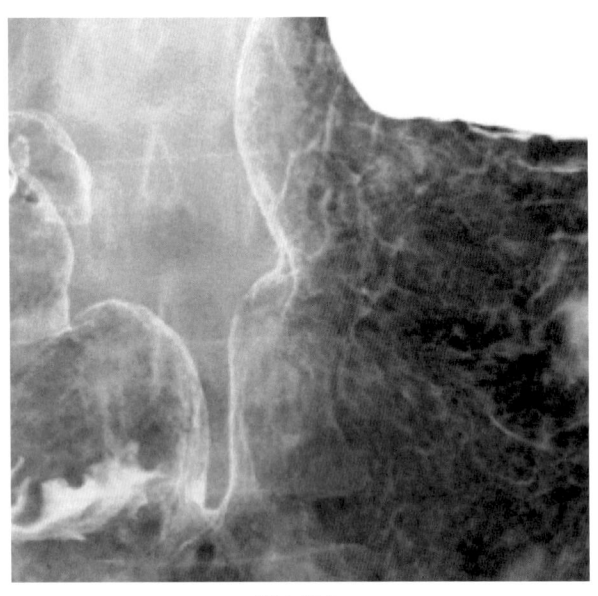

引き攣れ

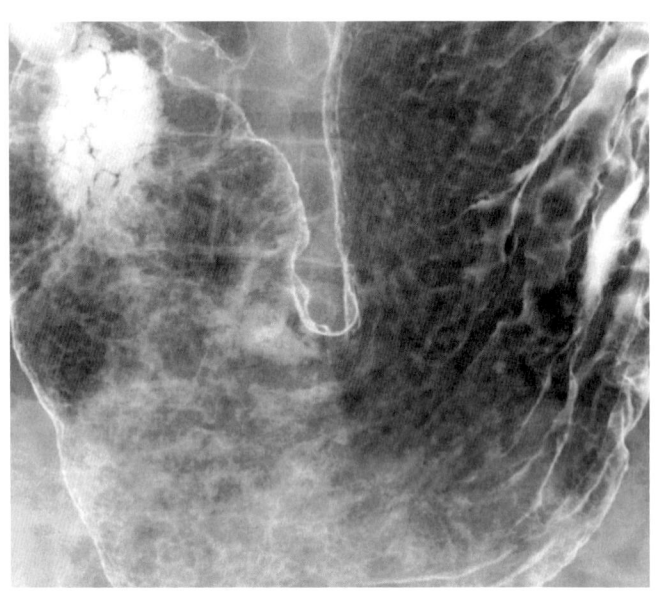

壁不整を伴う胃角開大

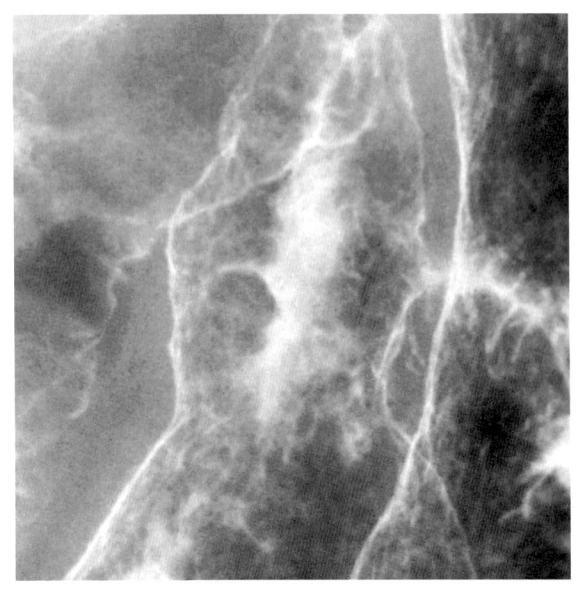

2 cm未満の平板状隆起

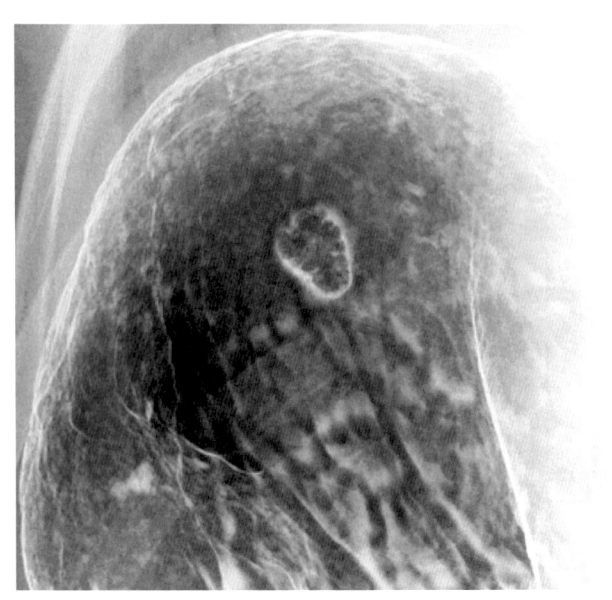

表面顆粒状のY-III型隆起（腺腫）

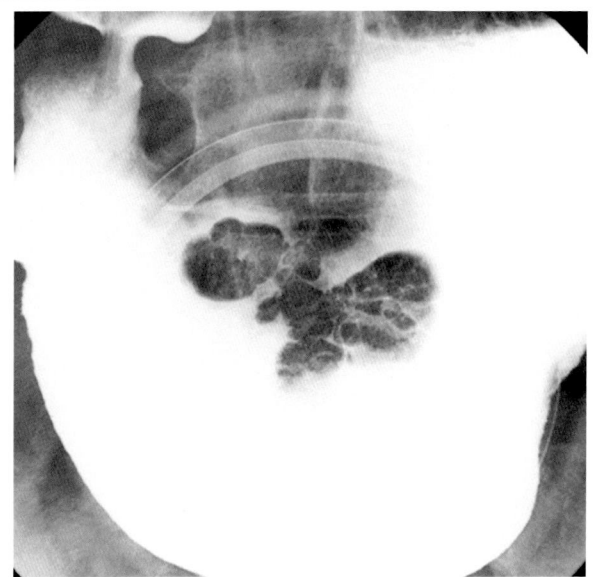
Y-IV型有茎性ポリープ 2 cm以上

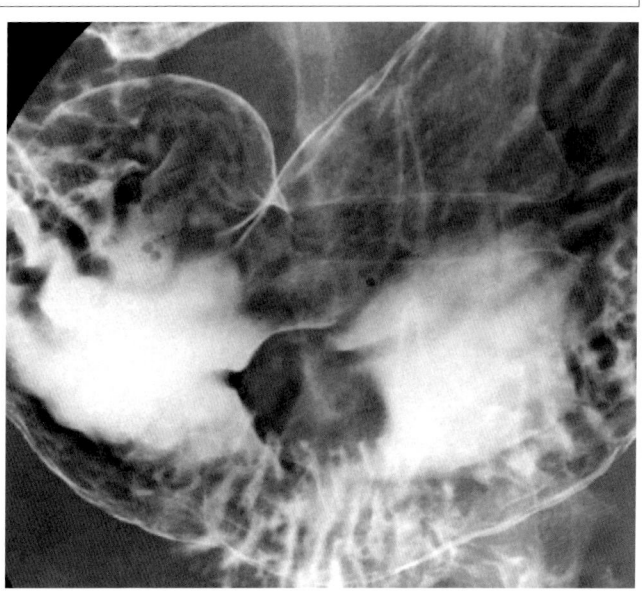
SMT（20〜40 mm未満）

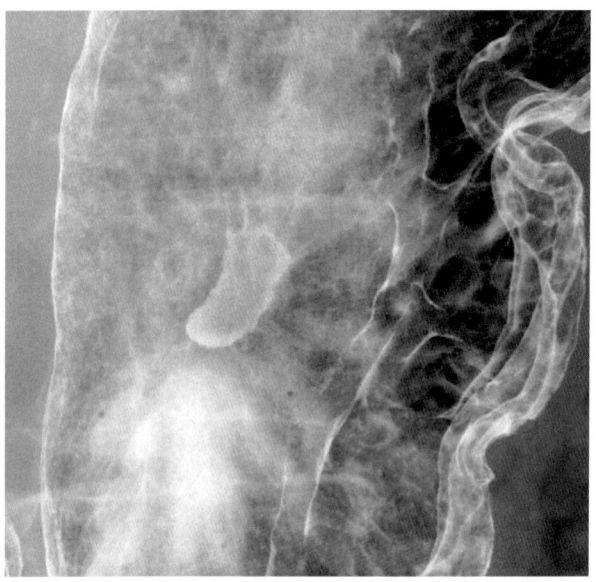
輪郭が平滑なニッシェ（良性潰瘍）

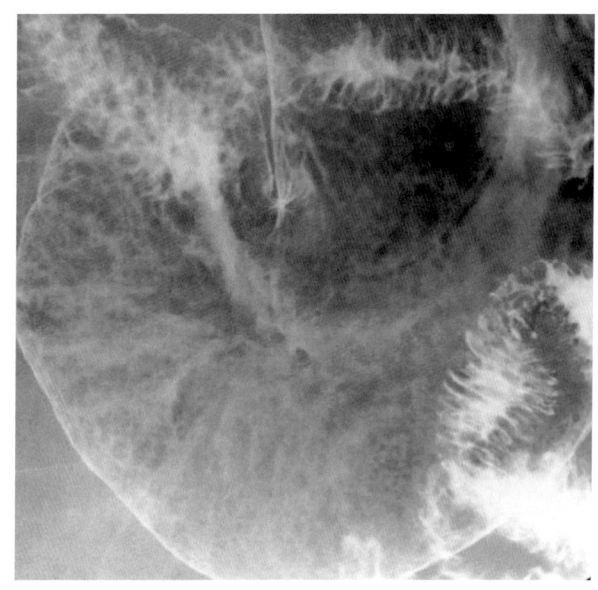
境界不明瞭な淡い陰影斑（0-IIc）

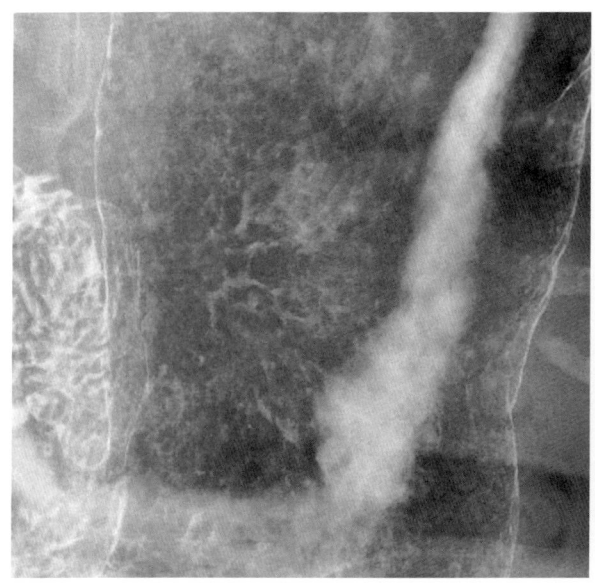
境界不明瞭な粘膜不整（0-IIc）

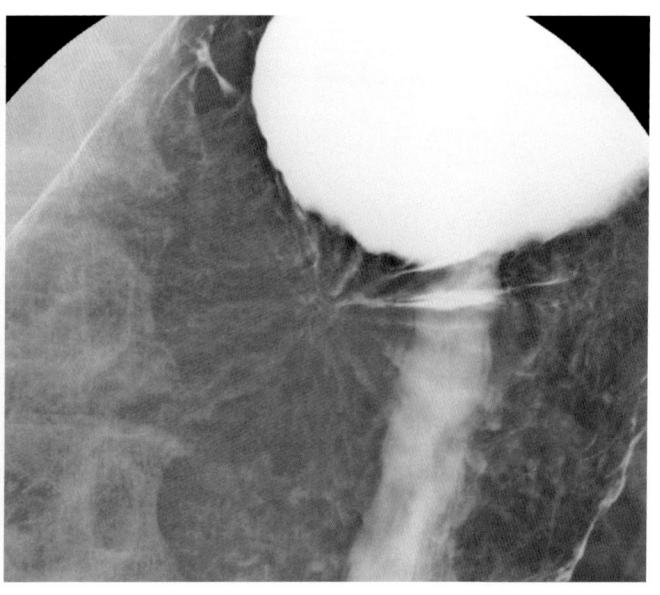
中央部に面を有する集中像（良性潰瘍瘢痕）

カテゴリー4　　悪性が疑われる所見

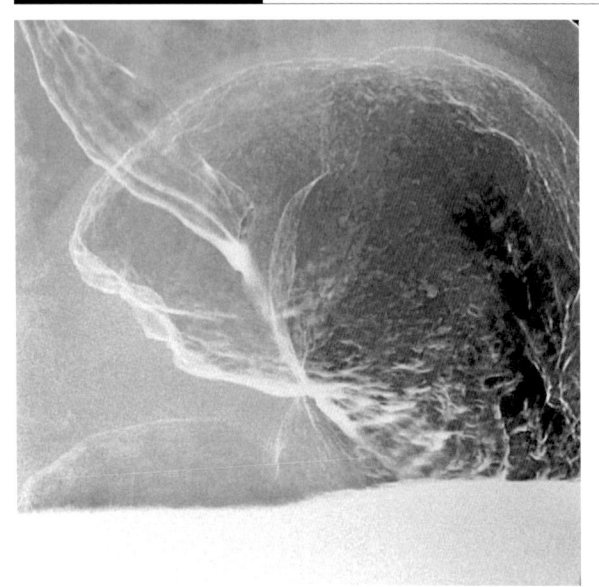

小規模の陰影欠損（2型）

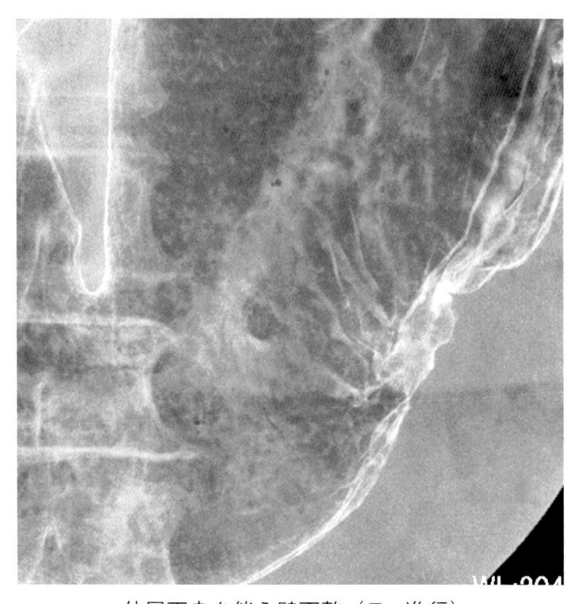

伸展不良を伴う壁不整（Ⅱc進行）

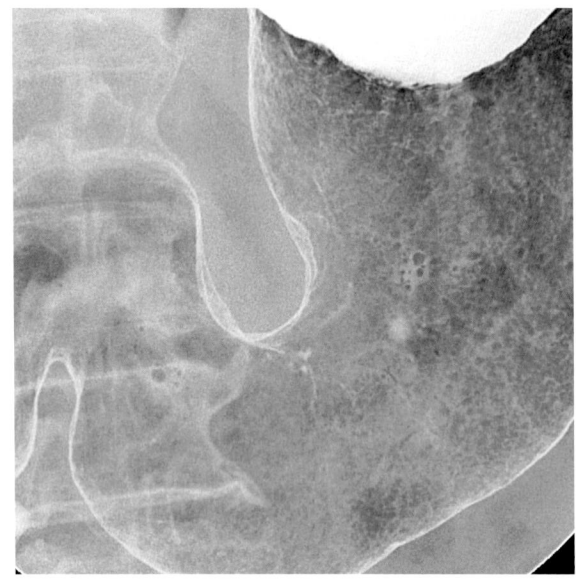

スキルス型胃がんによる胃角の開大

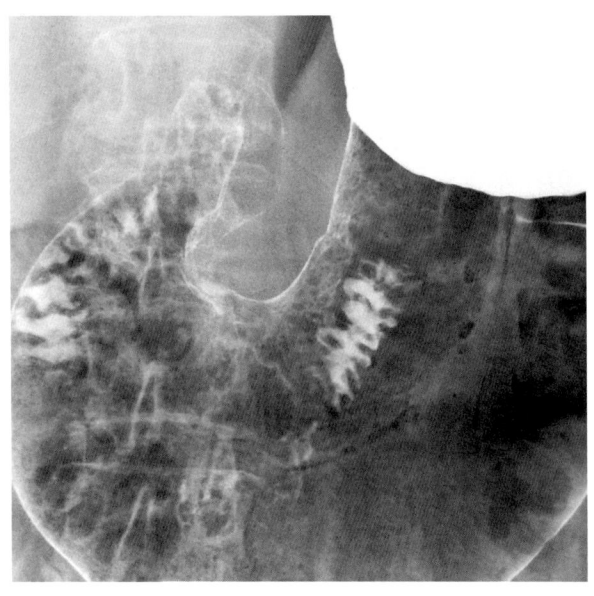

壁不整を伴う胃角の非対称性開大（3型）

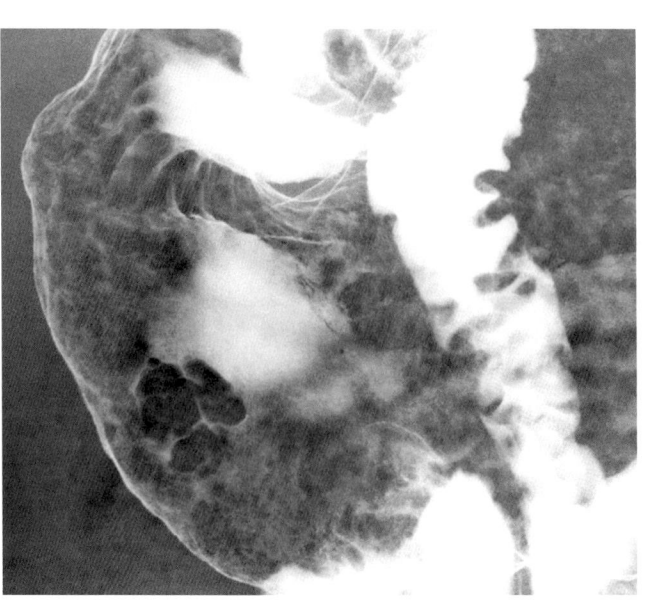

2cm前後の平盤状隆起（腺腫）

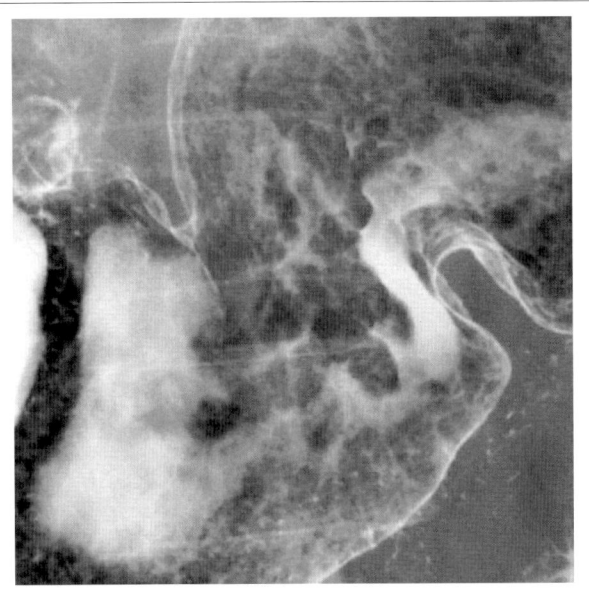
2cm以上の平盤状隆起(Ⅱa型)

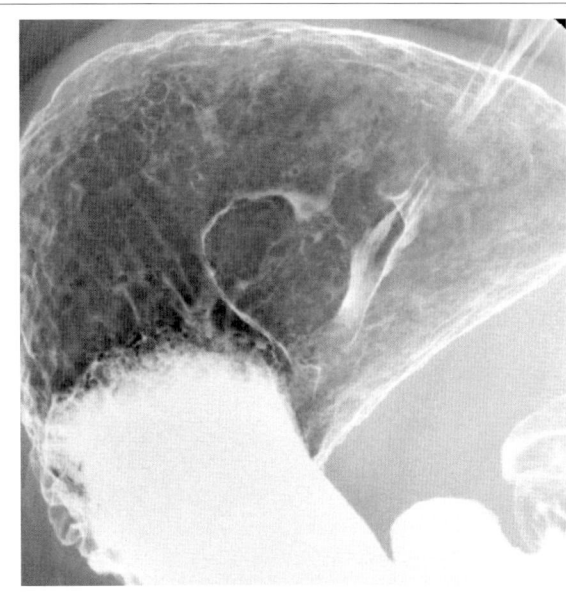
広基性の結節状隆起(1型)

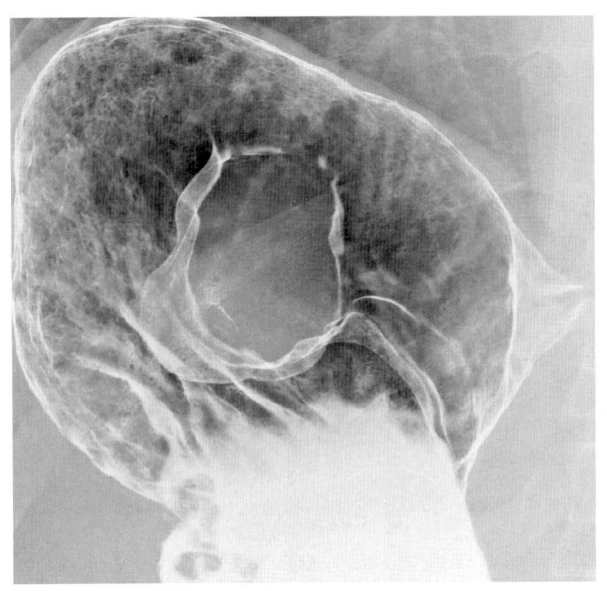
4cm以上のSMT(GIST)

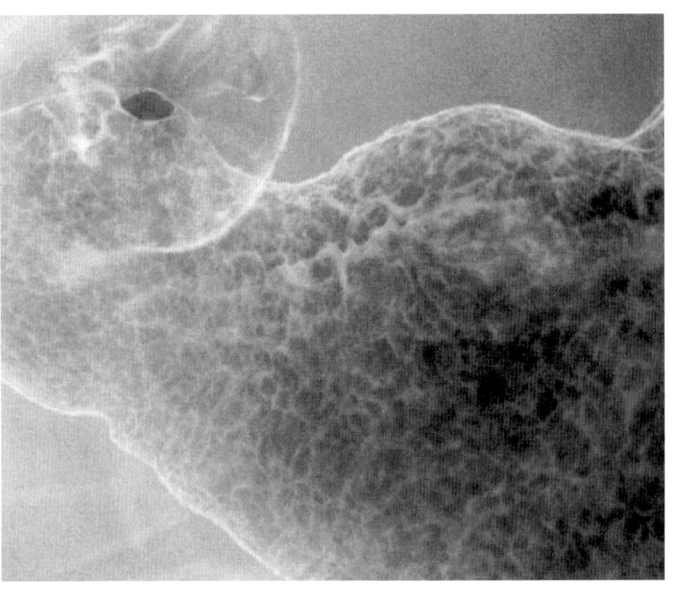
顆粒を伴う不整形の陰影斑(分化型Ⅱc)

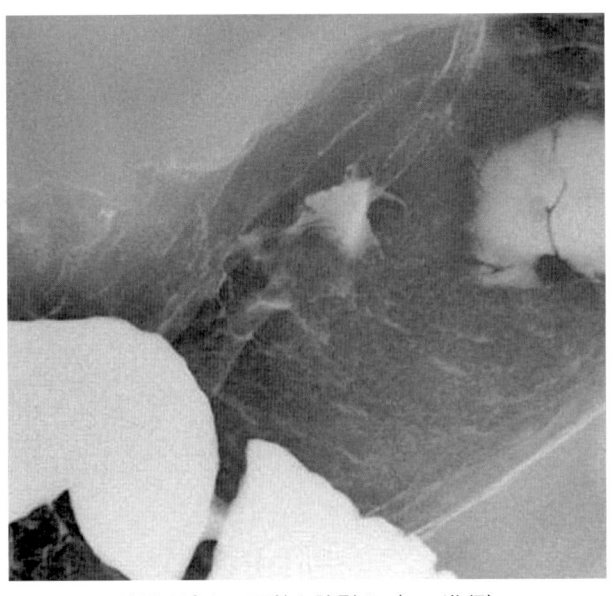
境界を追える不整な陰影斑(Ⅱc進行)

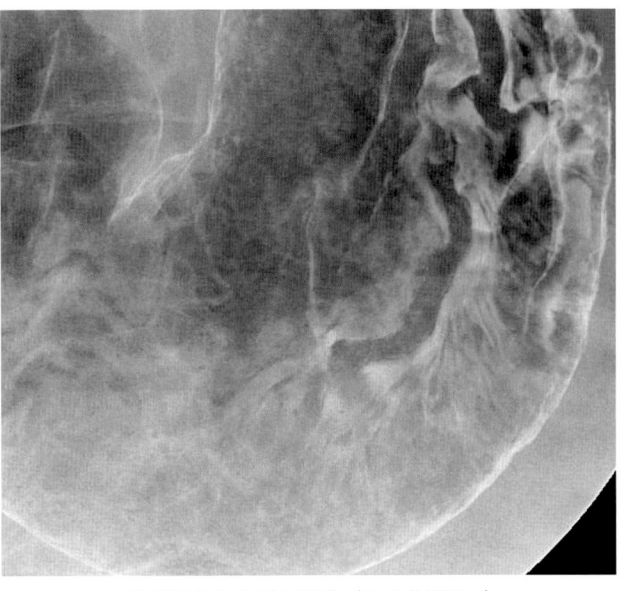
ひだ集中および中断像(未分化型Ⅱc)

カテゴリー5　明らかに悪性と判断できる所見

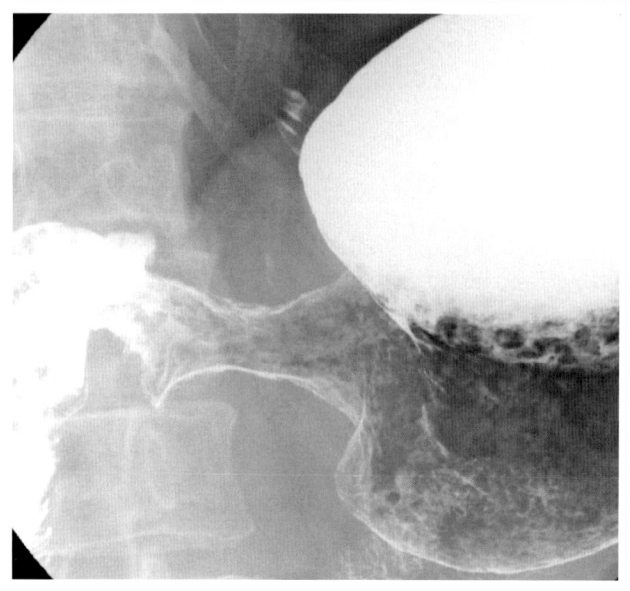

陰影欠損像（4型）

胃変形（4型）

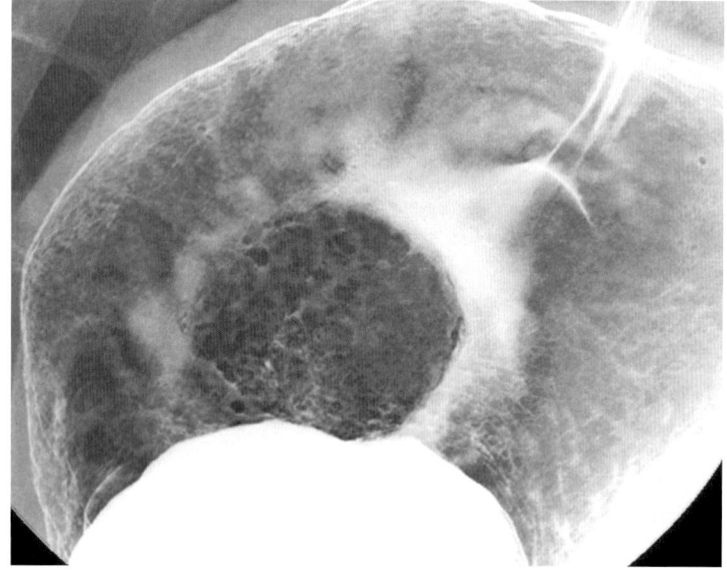

表面が凹凸不整な腫瘤陰影（1型）

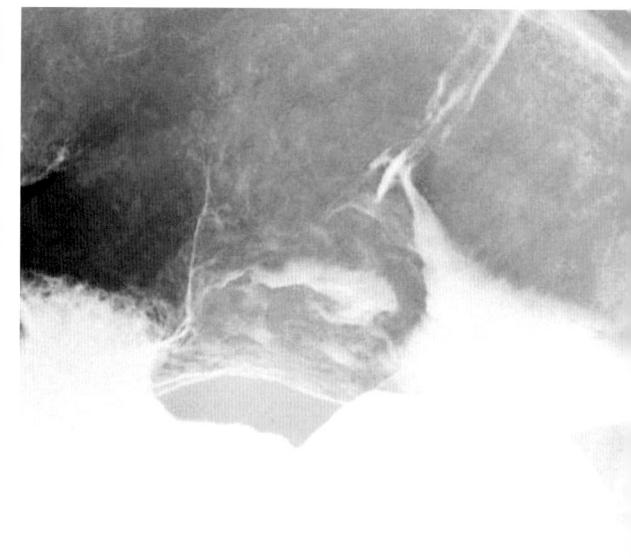

クレーター状の潰瘍形成（3型）

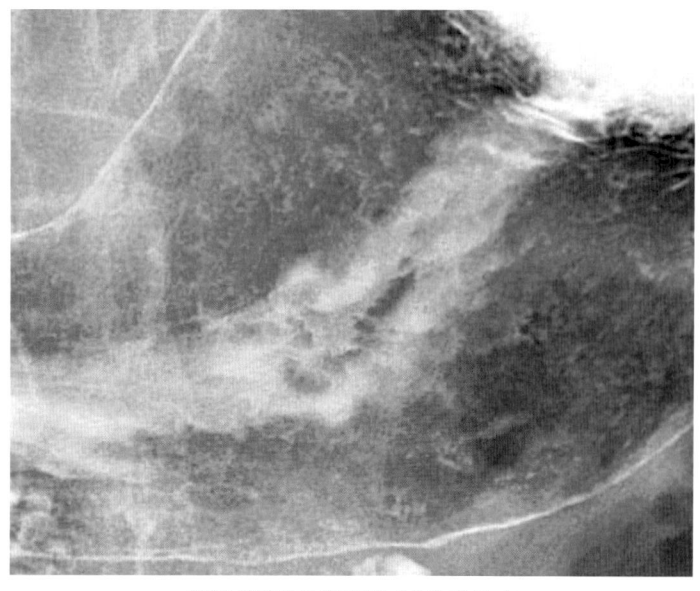

輪郭が棘状の陰影斑（分化型Ⅱc）

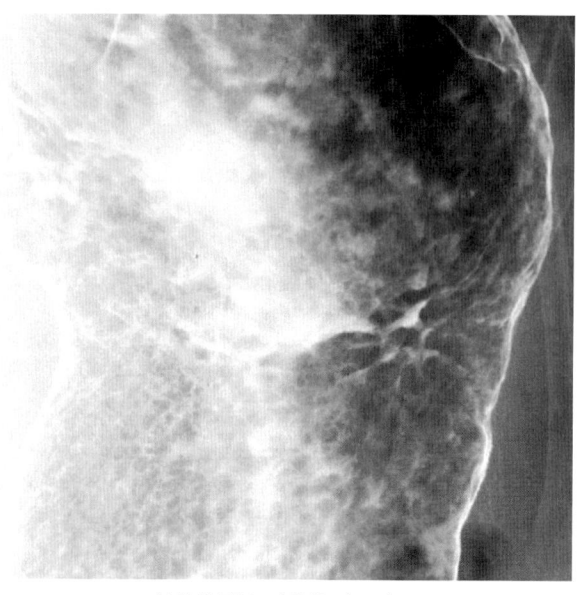

棘状陰影斑（分化型Ⅱc）

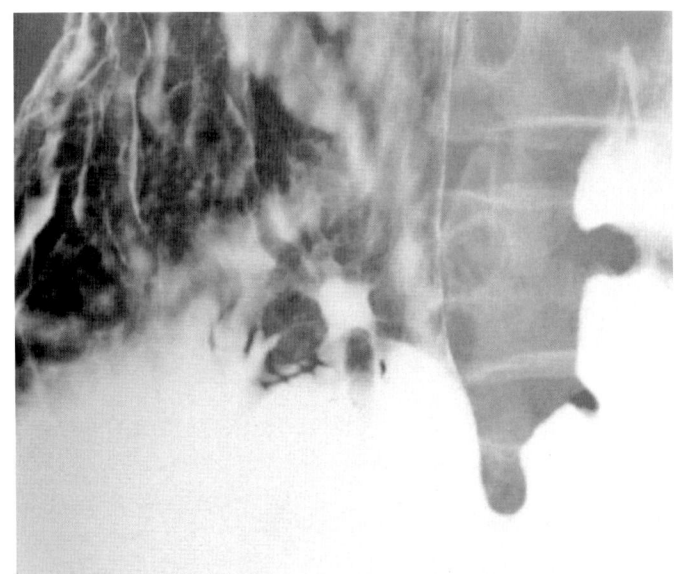

鋸歯状陰影斑（未分化型Ⅲ＋Ⅱc）

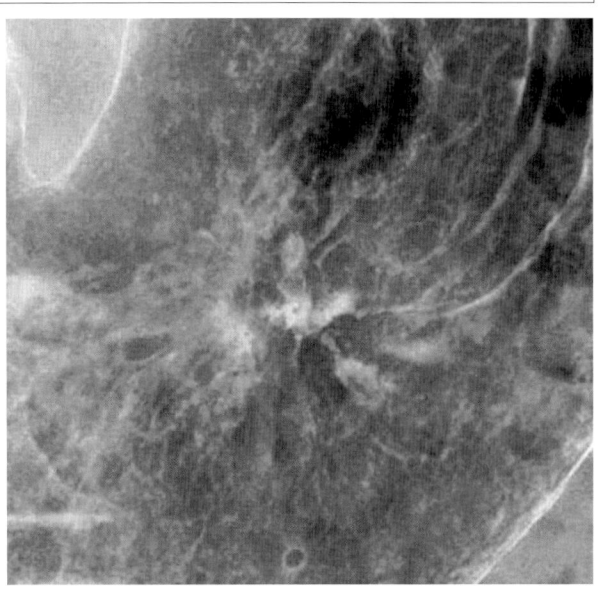

鋸歯状輪郭の不整形陰影斑（分化型Ⅱc）

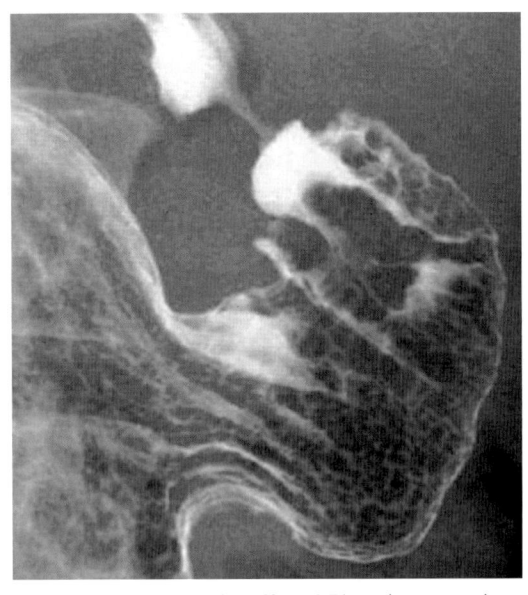

周囲に周堤状の隆起を伴う陰影斑（Ⅱa＋Ⅱc）

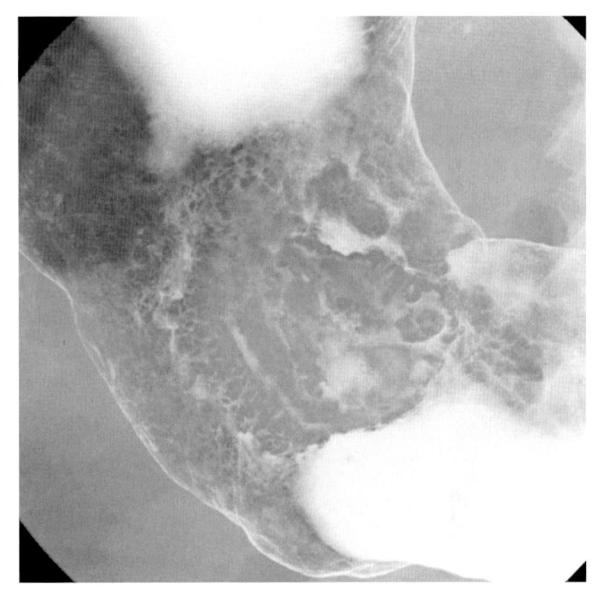

境界を追える広範な粘膜不整（5型）

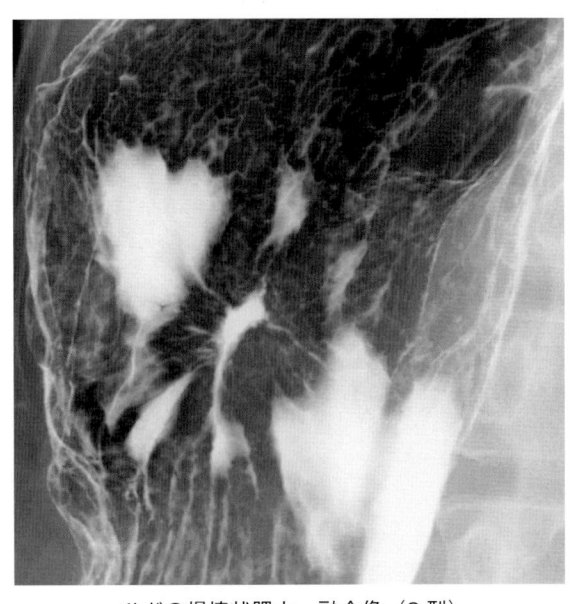

ひだの棍棒状肥大〜融合像（3型）

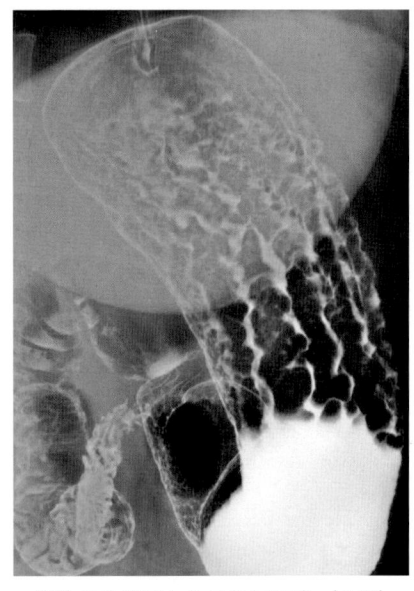

複数のひだにわたる伸展不良（4型）

5 胃がんの組織型と特徴的なX線所見

　胃がんの組織型は，腺管形成傾向に応じて分化型・未分化型に大別される。胃がんの三角[1]に基づいて，隆起型はほとんど分化型であるので陥凹型について述べる。陥凹型の胃がんは馬場らが報告[2]したとおり，陥凹性病変の「面」「境界」「ひだ」を見ることで組織型を類推することができる。以下にそのX線的な特徴を示す。

「面」
分化型：凹凸変化は軽度，粗大顆粒はないことが多いがあっても数が少ない
未分化型：凹凸変化が著明，大小不同の顆粒状陰影

「境界」
分化型：棘状，あるいは辺縁隆起を伴う
未分化型：粗くて鮮明な陥凹境界，境界が比較的整ってはいても鋸歯状

「ひだ」
分化型：陥凹の中央部まで認められる，ゆるやかなヤセ
未分化型：陥凹辺縁で急な中断，ヤセ

　具体例を示す。
　症例1は胃角前壁のⅡcである。陥凹の辺縁は棘状で辺縁隆起を伴っている。以上の所見から分化型Ⅱcと診断できる。最終診断はGastric ca. 0-Ⅱc, tub1, SM（530μm），32×20 mmであった。
　症例2は胃体部前壁のⅡcである。陰影斑の辺縁は境界明瞭で鋸歯状を示し，陰影斑の内部には大小不同の顆粒状陰影を認める。また陥凹辺縁でひだの急な中断像を認めている。以上の所見から未分化型Ⅱcと診断できる。最終診断はGastric ca. 0-Ⅱc, sig＋por2, SM2（3400μm），72×35 mmであった。

参考文献
1）中村恭一：胃癌の構造．第3版．医学書院，2005.
2）馬場保昌，杉山憲義，丸山雅一・他：陥凹性早期胃癌のX線所見と病理組織所見の比較．胃と腸，10：37〜49，1975.

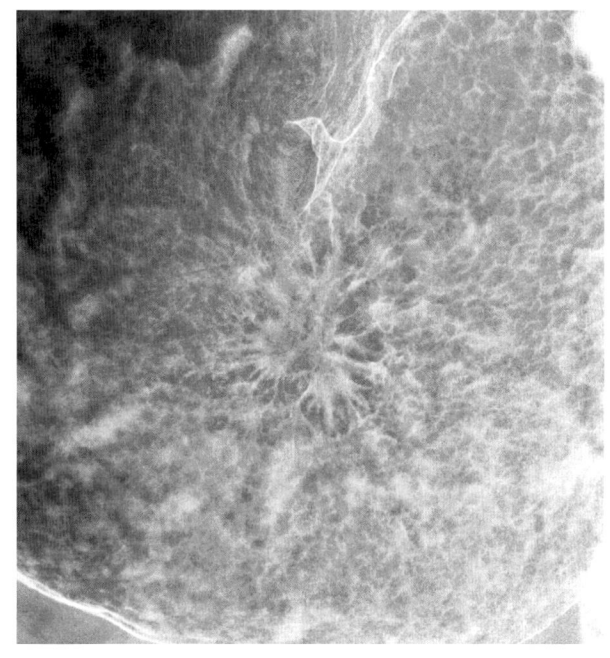

症例1

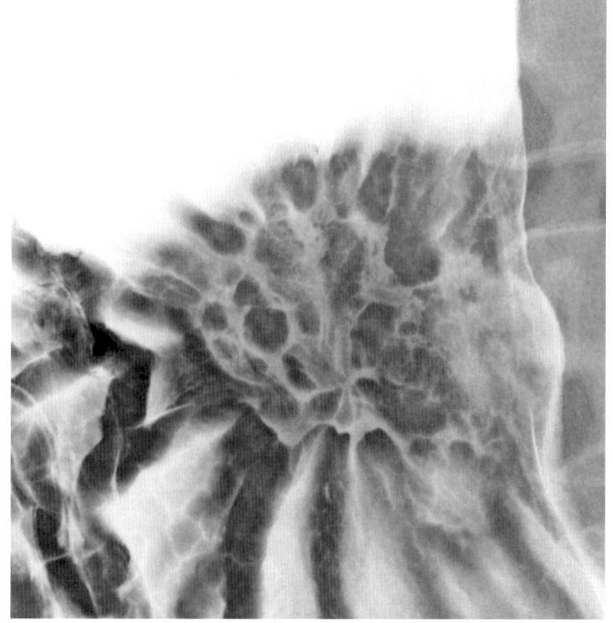

症例2

II 症例から学ぶ読影のポイント

1 初級編

2 中級編

3 上級編

4 応用編

　症例は，病変の指摘の難易度によって，初級編，中級編，上級編，応用編の4段階に分けている。

　写真の読影に際しては，以下のような姿勢で臨むことが大切である。

　　①どの写真のどの部位にどのような異常所見が現れているか

　　②その所見からどのような疾患が想定されるか

　　③がんが想定された場合，肉眼型は何か，深達度はどの程度か，組織型は分化型か未分化型か

　　④さらに，その所見はカテゴリー分類のいずれに当てはまるか

　以上の4点を常に念頭において読影する習慣を身に付けておくことが重要である。

① 初級編

　この編はチェックが比較的容易な9症例で構成されている。このうち全例をチェックできなかった場合は，実力はまだ初級とみなされる。

1 初級編

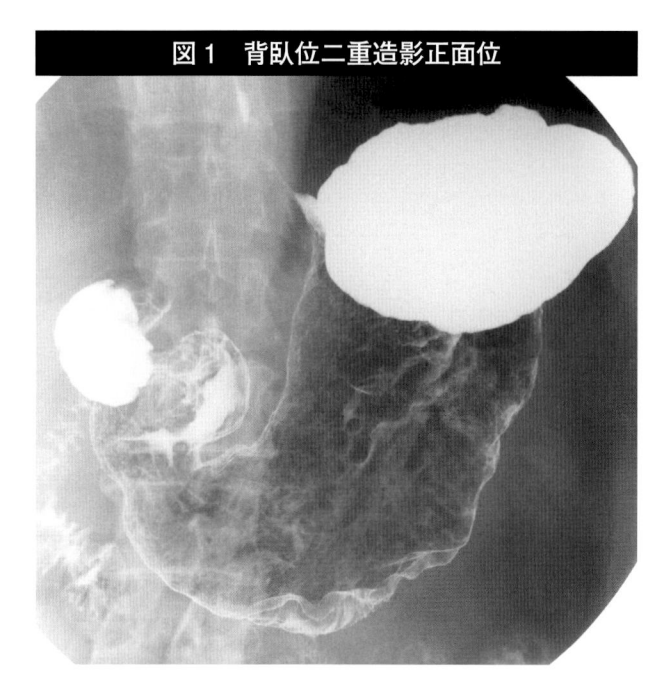

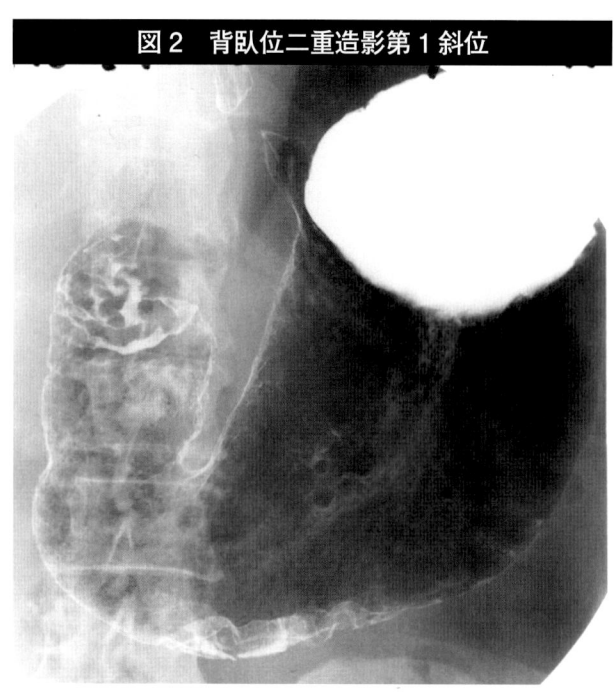

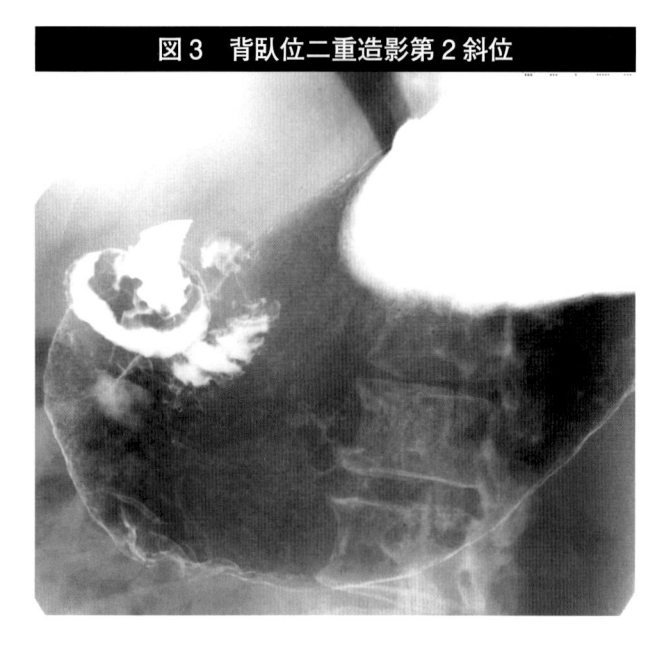

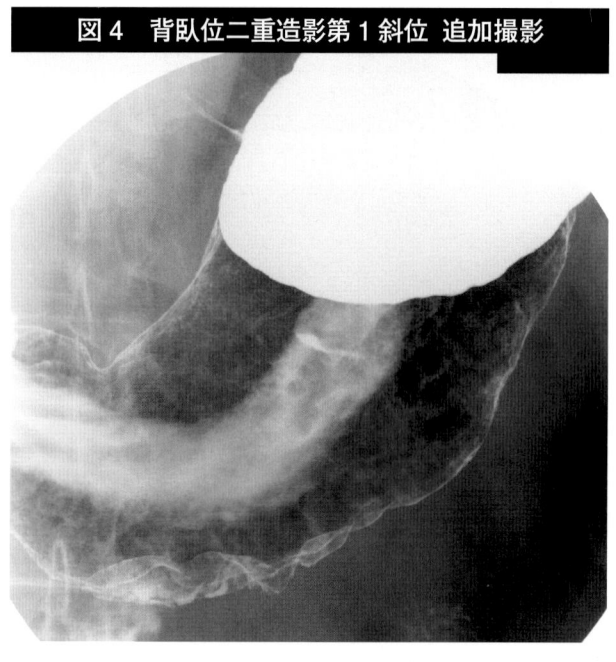

症例 1

図1　背臥位二重造影正面位

図2　背臥位二重造影第1斜位

図3　背臥位二重造影第2斜位

図4　背臥位二重造影第1斜位　追加撮影

図5 追加撮影

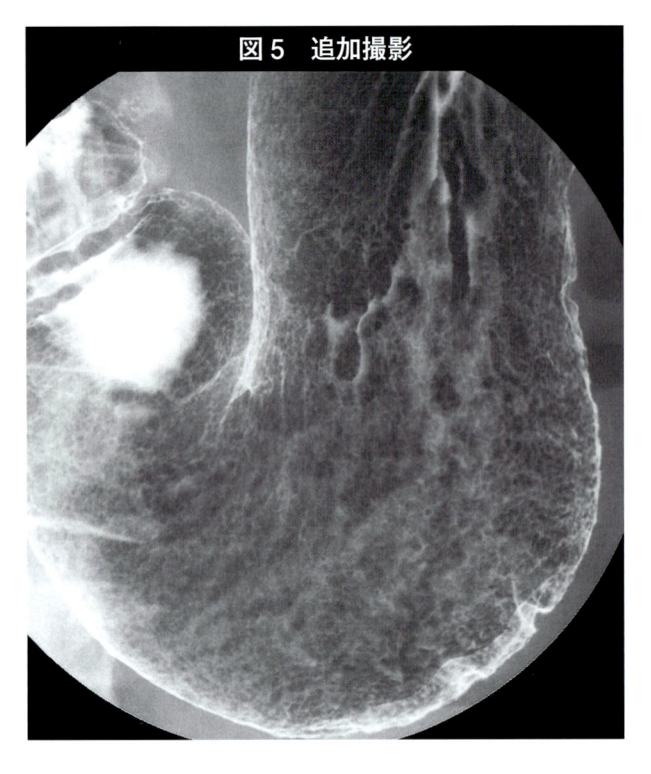

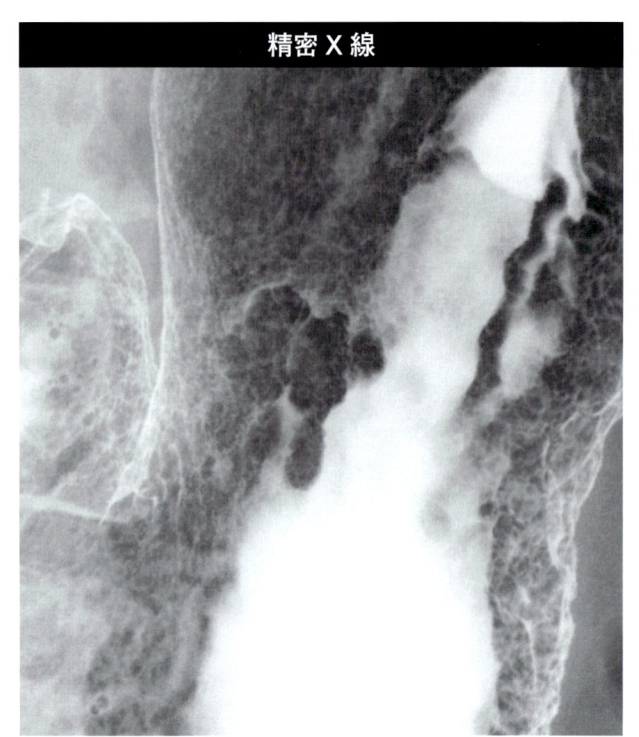

精密X線

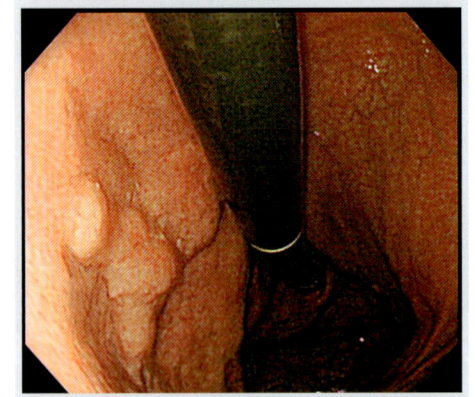

内視鏡検査
通常観察

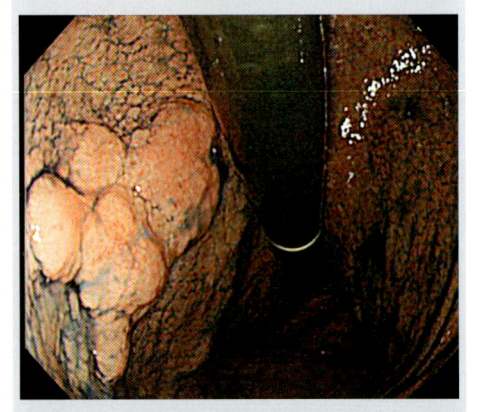

インジゴカルミン色素散布

病理組織学的所見

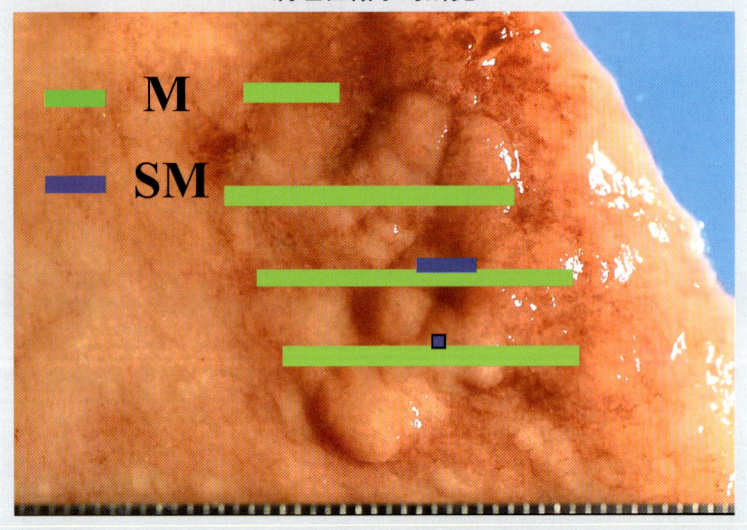

M
SM

M, 後壁, 0-IIa, 32×20 mm, tub1, SM2, ly1, v0, pN1.

読影のポイント

　図1〜4いずれにも所見が現れている。バリウムをはじく30 mm程度の扁平な隆起性病変であり、その形態は大小不同の不整な結節状を呈しており、上皮性の腫瘍と診断できる。カテゴリー4〜5とする所見と思われる。精密検査では所見がより明瞭となり、萎縮粘膜を背景とした不整な結節状隆起性病変であることから、分化型の0-IIa型病変と診断できる。

1 初級編

症例2

図1　背臥位二重造影第2斜位

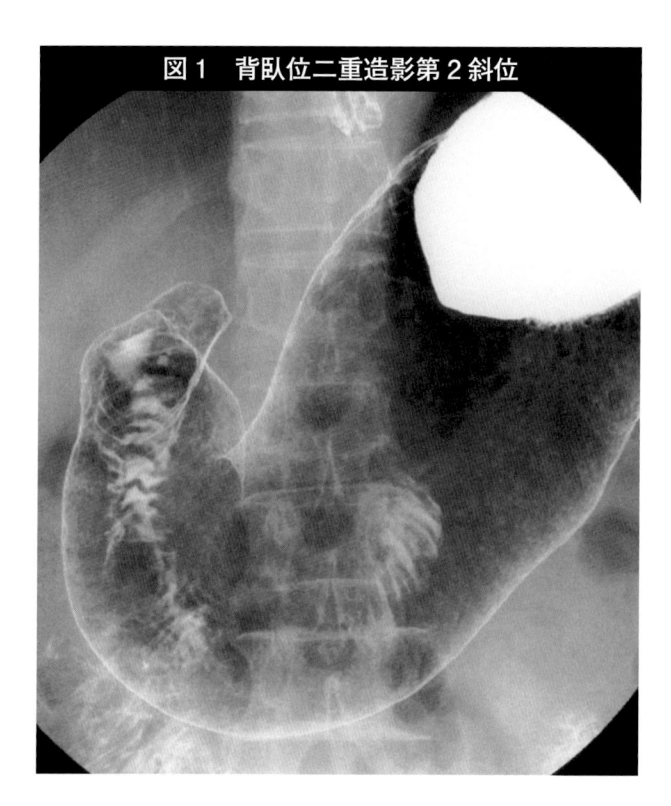

図2　腹臥位二重造影第1斜位

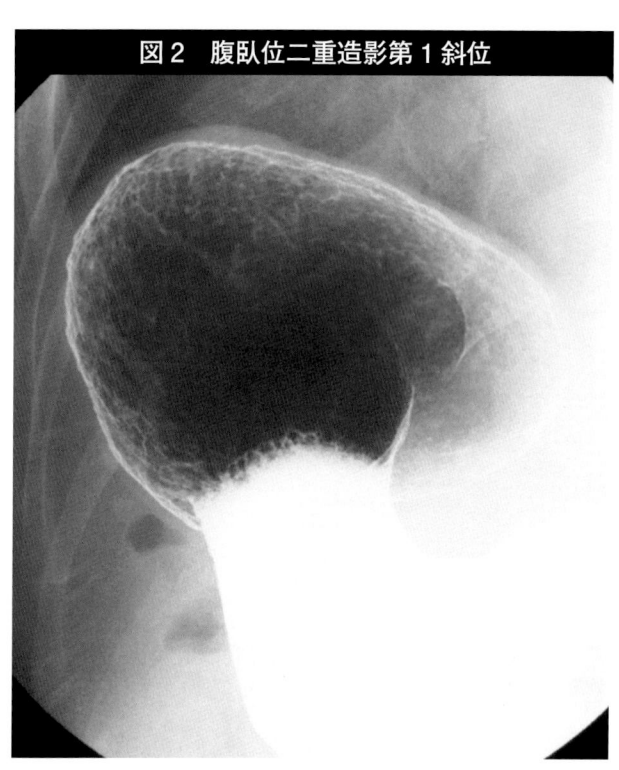

図3　右側臥位二重造影

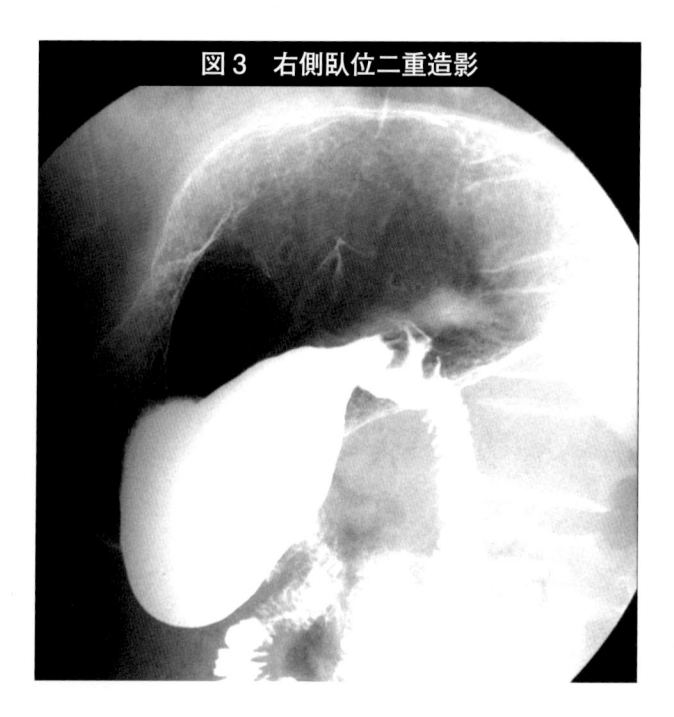

図4　背臥位二重造影第2斜位（ふりわけ）

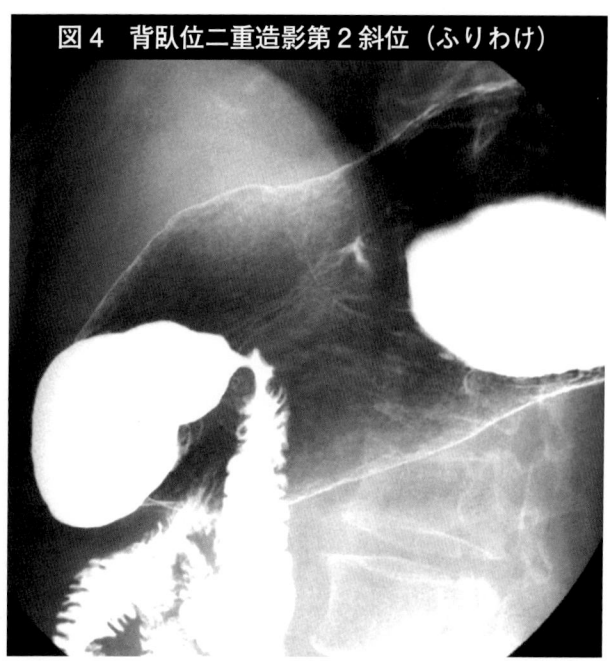

| 図5 追加撮影 | 精密X線 |

| 内視鏡検査 | 病理組織学的所見 |
| 通常観察 / インジゴカルミン色素散布 | |

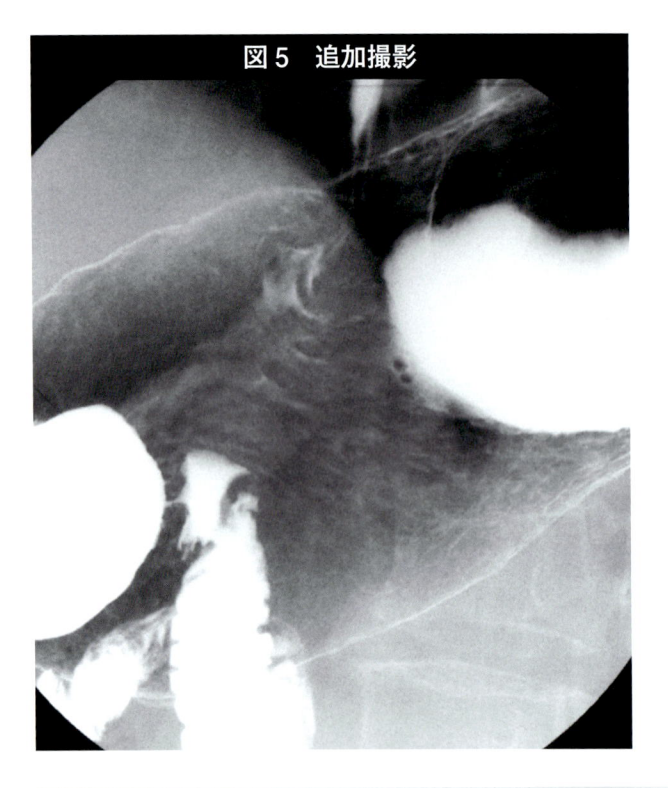

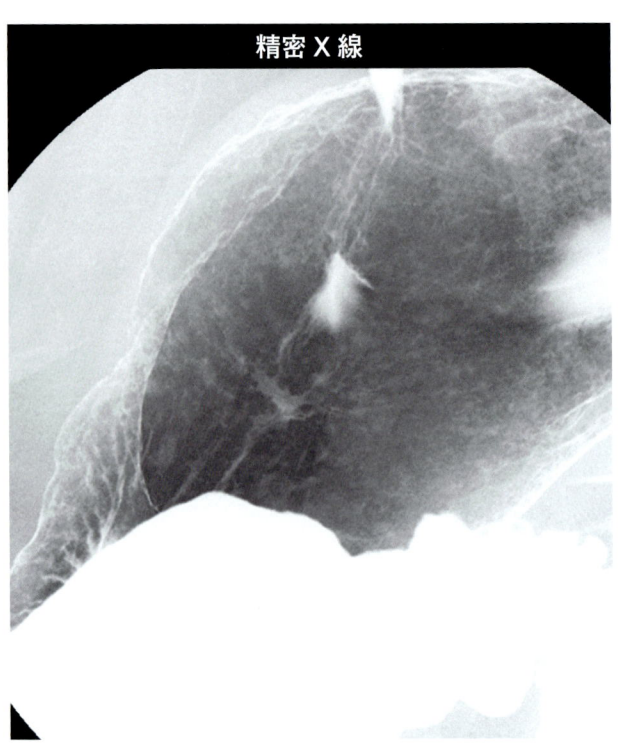

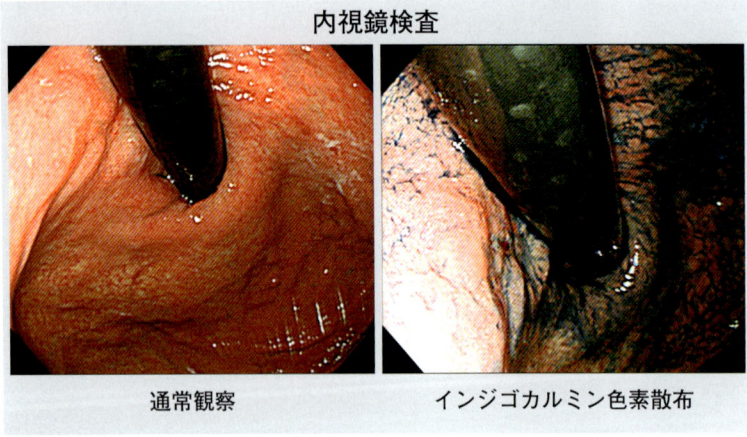

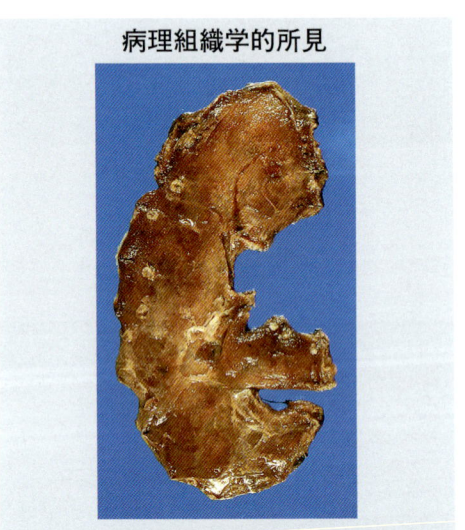

U, 小彎, 0-IIc, 45×20 mm, tub1, M, ly0, v0.

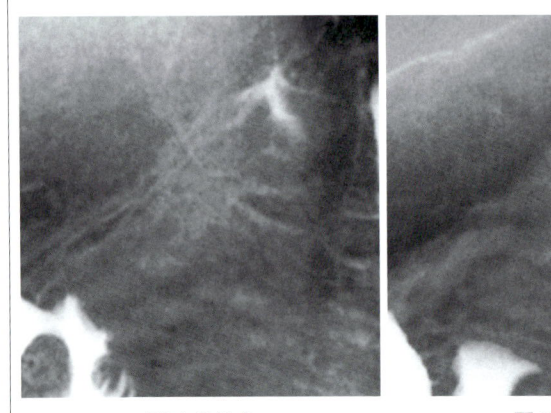

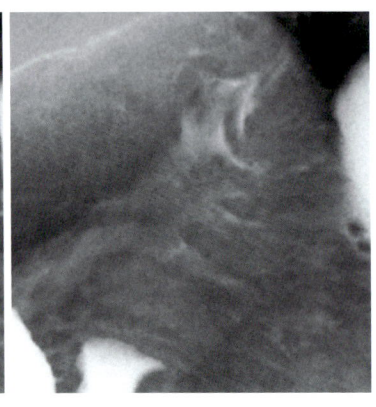

読影のポイント

図4の拡大　　図5の拡大

図1〜3は指摘困難である。しかし図4には噴門部小彎に粘膜集中を伴う淡い陰影斑として描出されており，境界やや不明瞭であるが不整形を呈している。悪性を否定できないのでカテゴリーは3とする。精密検査では境界明瞭な不整形，棘状輪郭の陥凹性病変として描出されており，分化型の0-IIc型病変と診断できる。

1 初級編

症例3

図1　背臥位二重造影正面位

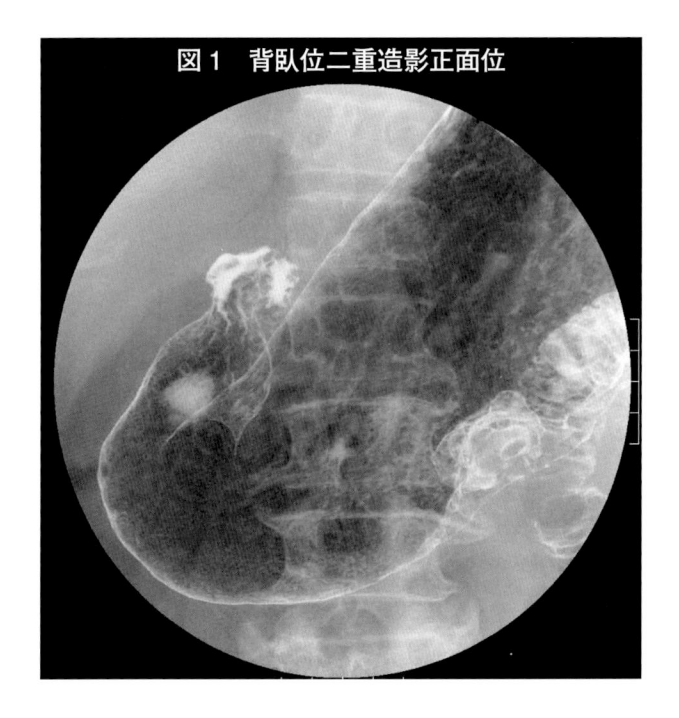

図2　背臥位二重造影第1斜位

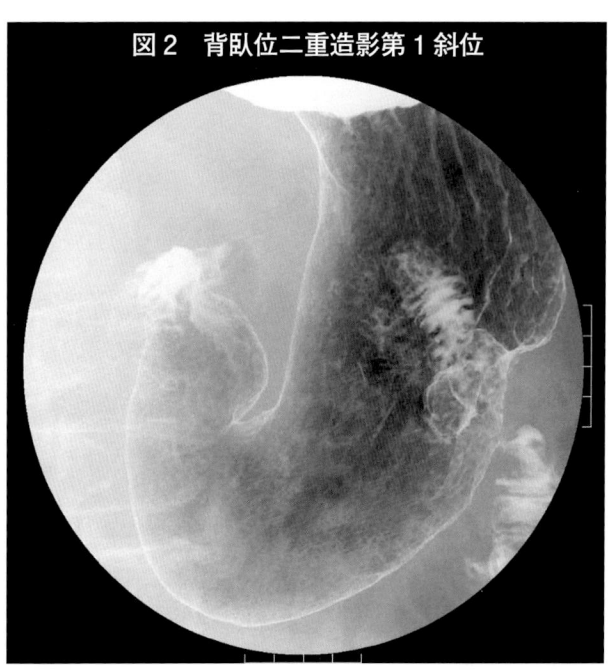

図3　背臥位二重造影第2斜位

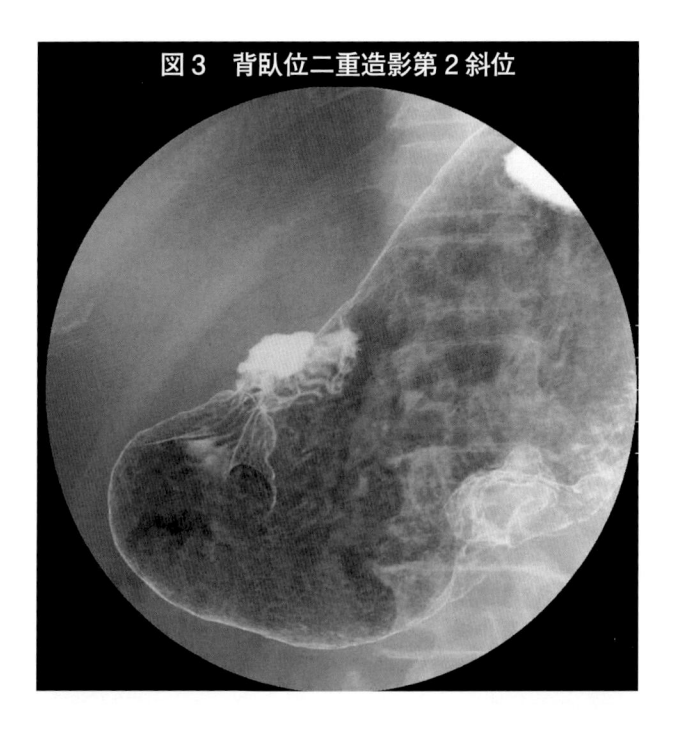

図4　腹臥位二重造影正面位

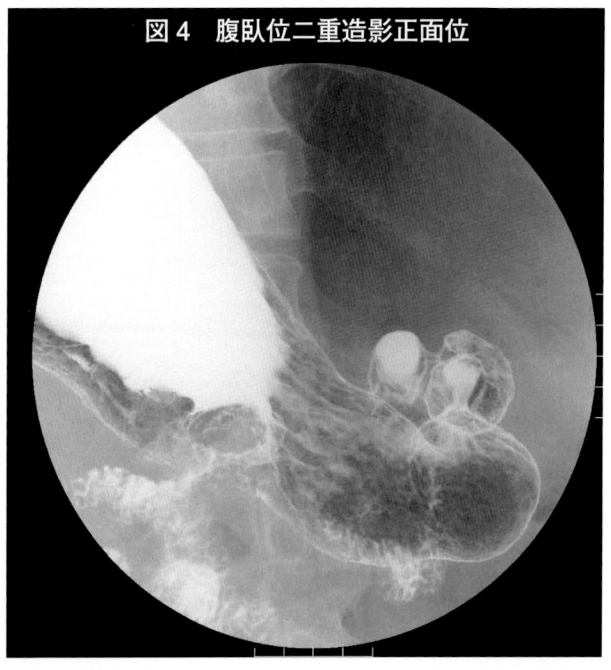

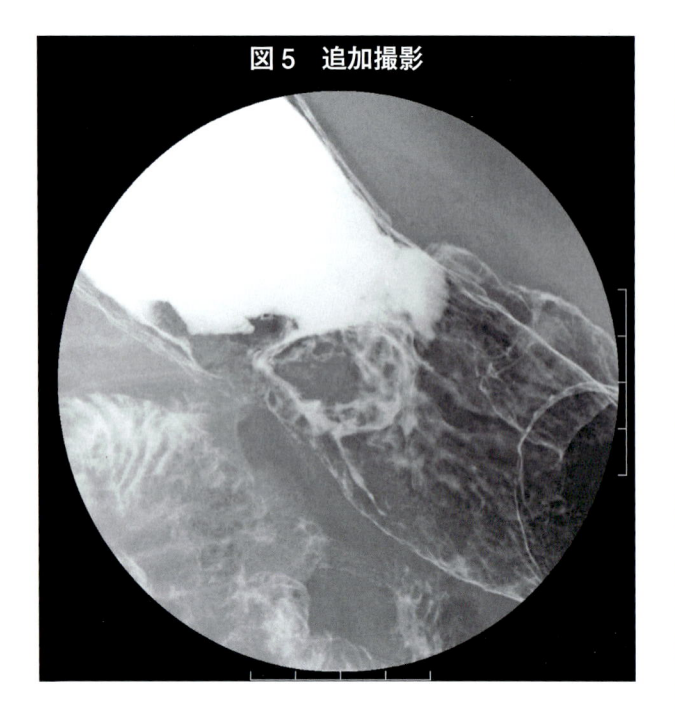

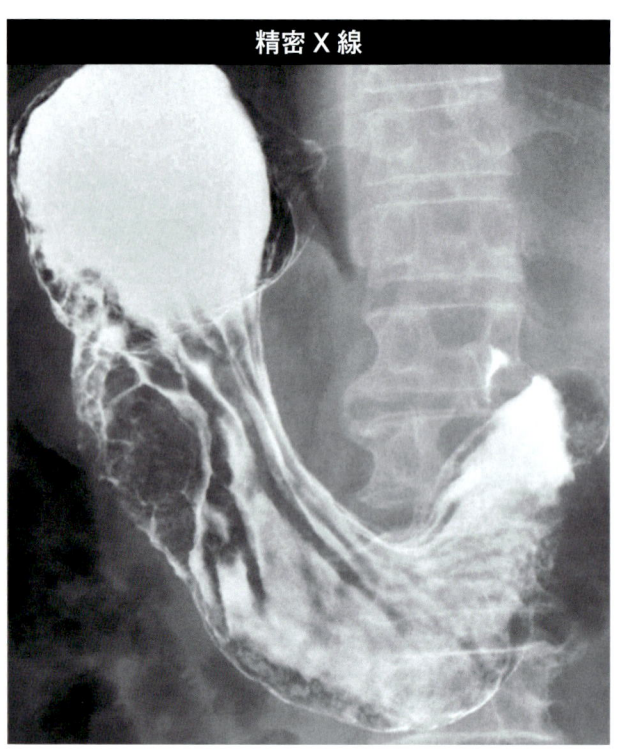

図5 追加撮影

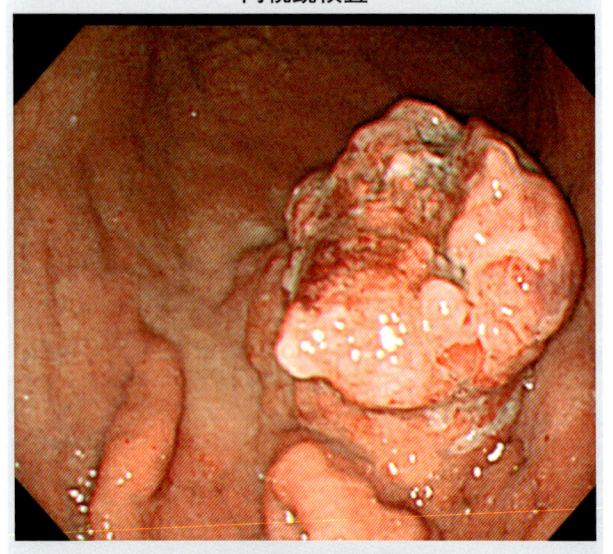

精密X線

内視鏡検査
初回検査時の通常観察

病理組織学的所見

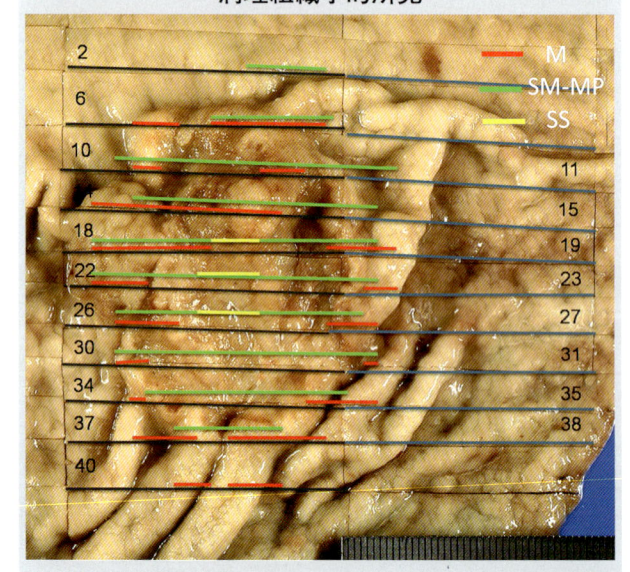

M, 大彎後壁, type 2＋1, 65×50 mm, muc＞tub2＋sig, SS, ly3, v2, pN0.

読影のポイント

　図1〜4いずれにも体中部大彎に隆起性病変が現れている。3cmほどの表面および輪郭不整な広基性の隆起性病変であり，カテゴリー4〜5とする所見である。精密検査では隆起が大きさを増しており，5cmほどの腫瘤陰影となっている。隆起の内部には浅い陥凹面を伴っており，上皮性の悪性腫瘍と診断可能である。胃底腺領域の隆起性病変なので，組織型は特殊型である可能性も念頭に置いた読影が必要である。

1 初級編

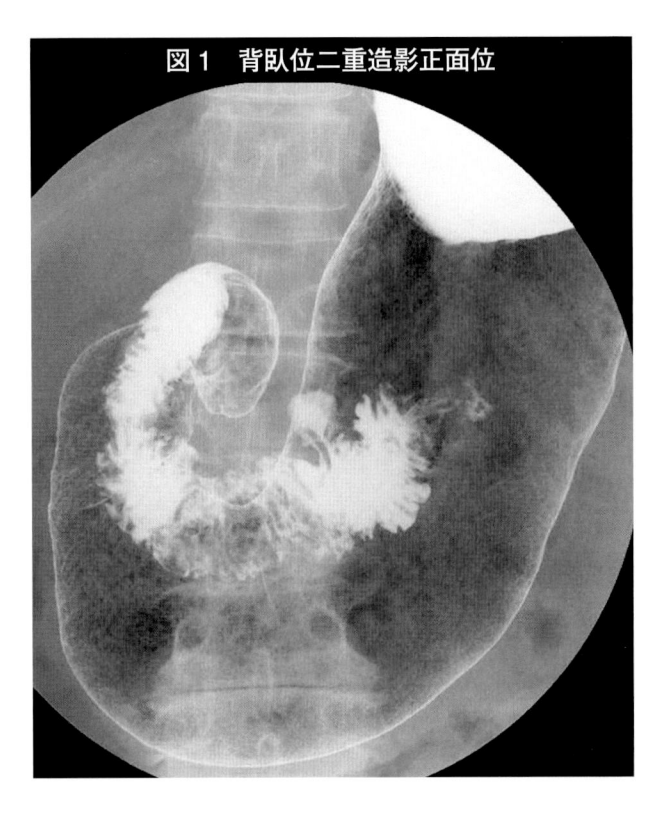

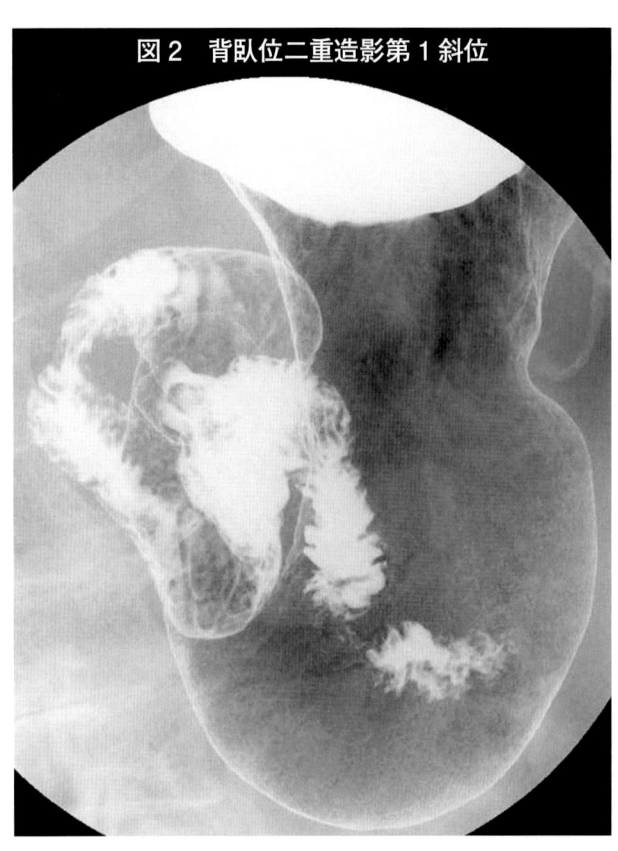

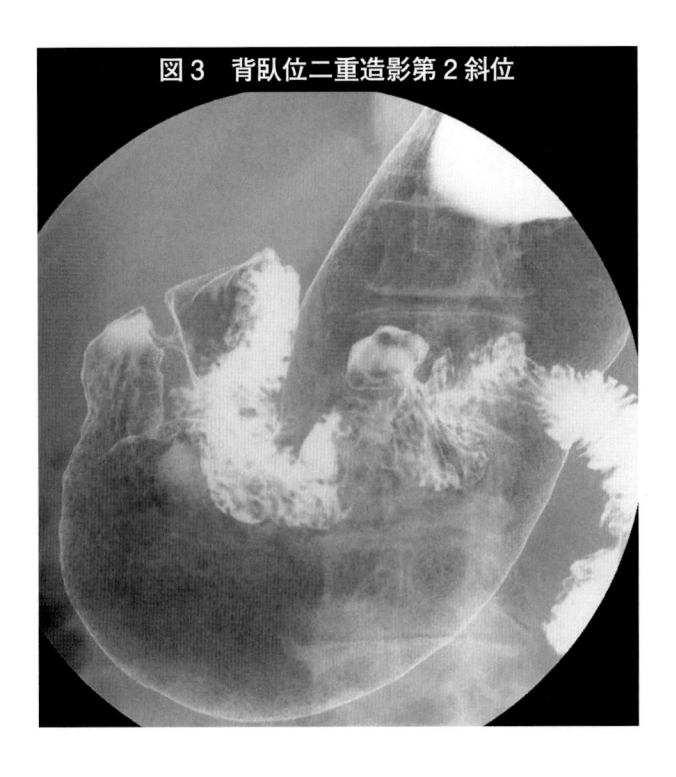

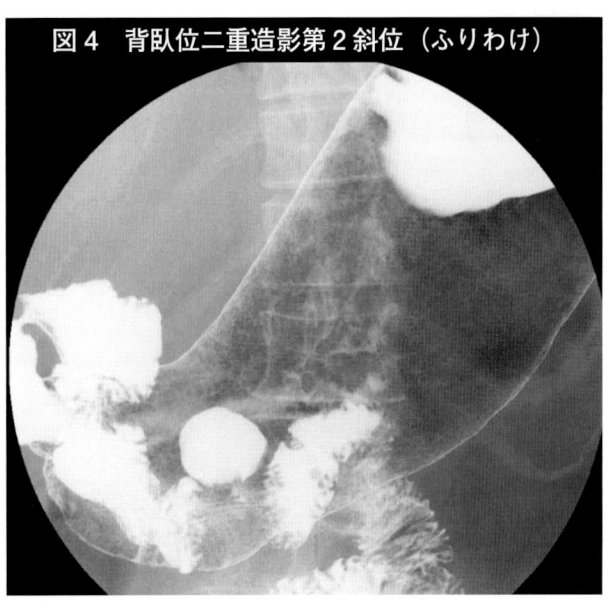

症例4

図1　背臥位二重造影正面位

図2　背臥位二重造影第1斜位

図3　背臥位二重造影第2斜位

図4　背臥位二重造影第2斜位（ふりわけ）

図5 追加撮影

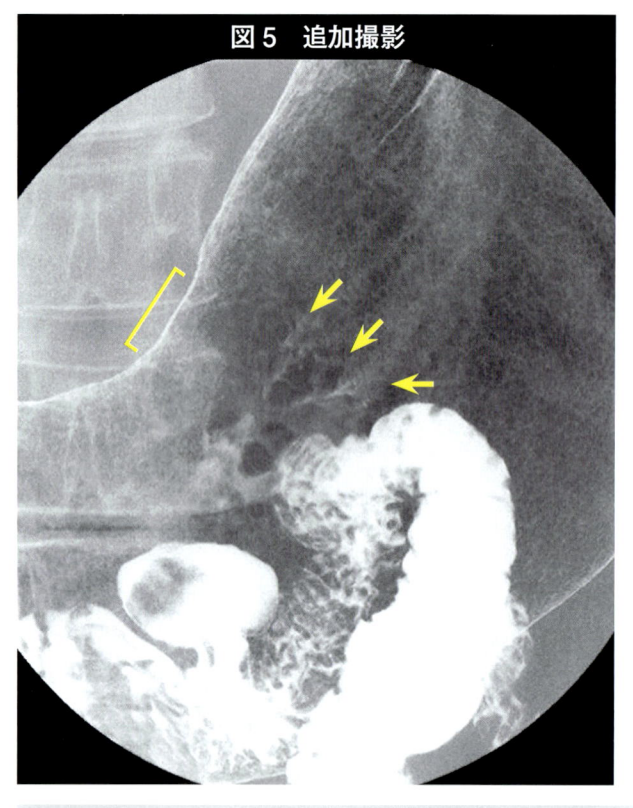

精密X線

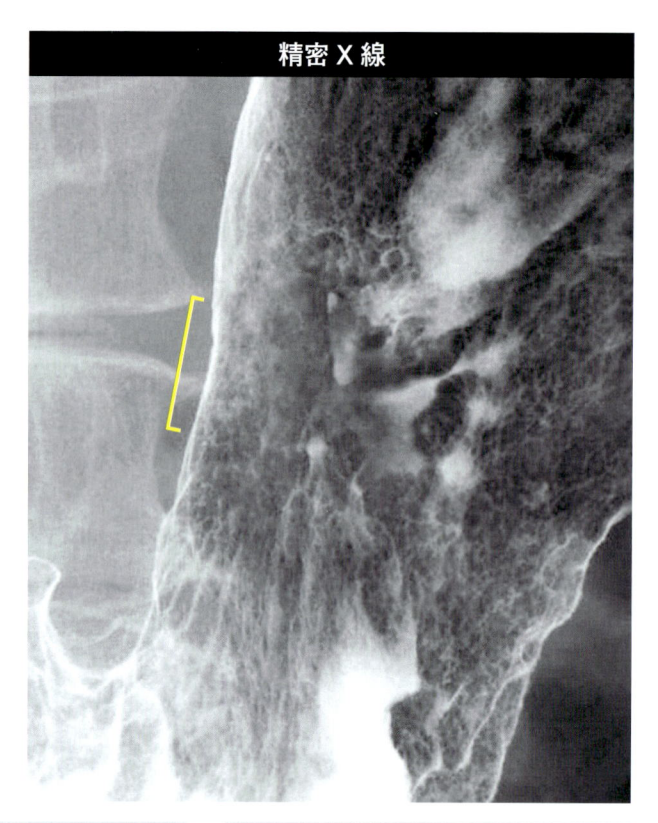

内視鏡検査

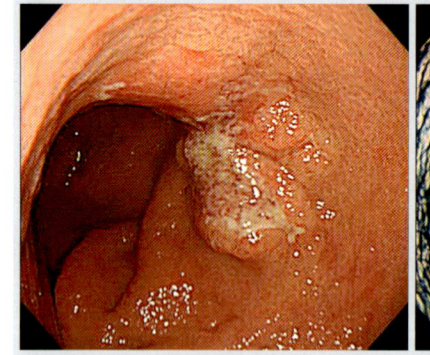

通常観察 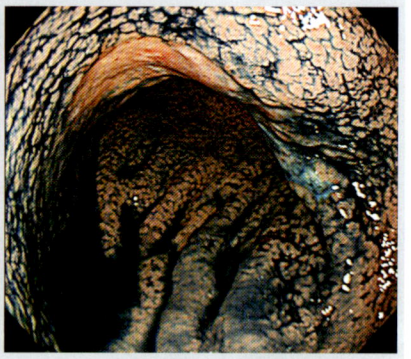　　　インジゴカルミン色素散布

病理組織学的所見

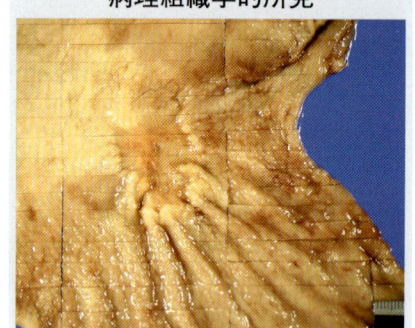

M, 後壁小彎, 0-IIc+IIb+III, 58×40 mm, sig, SS, ly3, v2, pN2.

読影のポイント

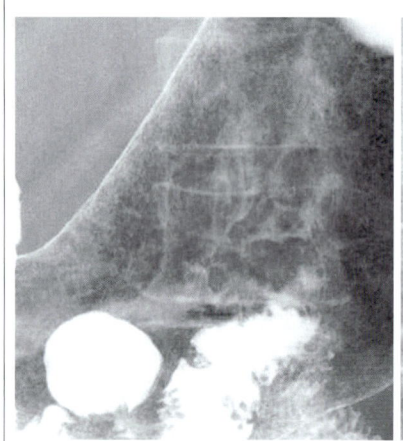

図4の拡大 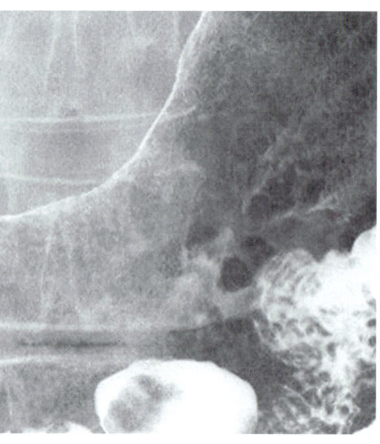　　　図5の拡大

　図1～図3では十二指腸に流出したバリウムの重なりのため明らかな指摘は困難である。図4では椎体に重なってはいるが，体中部後壁に周囲に透亮帯を伴った不整形の陰影斑として認識できる。全体像は捉えられていないが，悪性を疑わせる所見でありカテゴリー3～4が妥当である。図5の追加撮影では椎体から外して撮影されており，陥凹内に粗大顆粒状隆起を伴う上皮性悪性腫瘍が疑われ，カテゴリー4とする所見である。精密検査では境界明瞭な不整形，鋸歯状のバリウム斑であり，辺縁部に顆粒状隆起を伴う0-IIc型主体の未分化型の進行型病変と診断可能である。

1 初級編

症例 5

図1　背臥位二重造影正面位

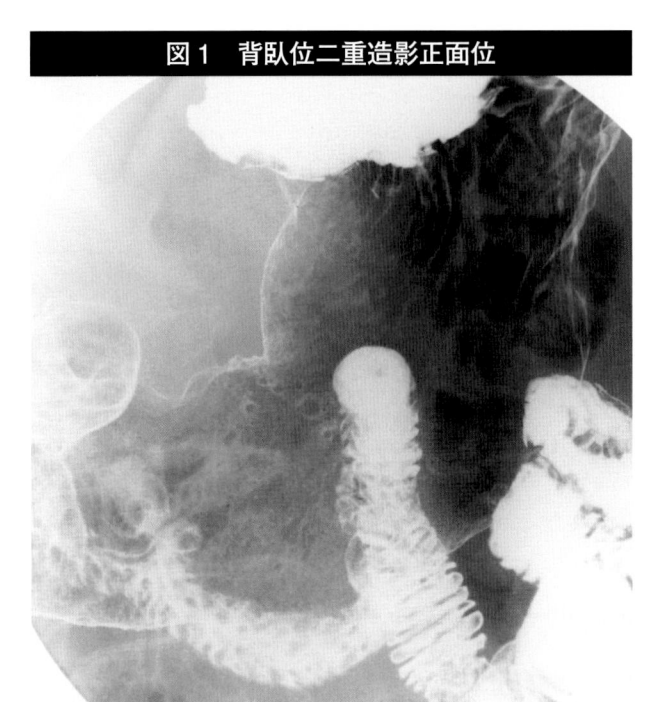

図2　背臥位二重造影第1斜位

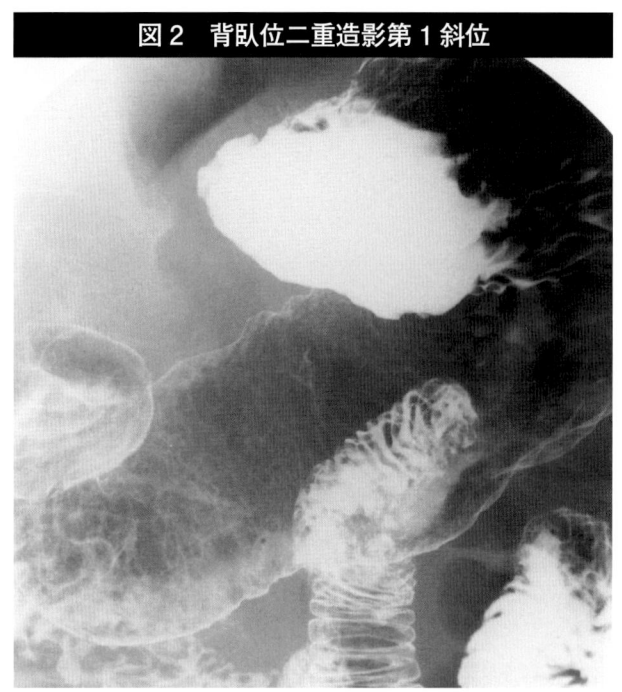

図3　背臥位二重造影第2斜位

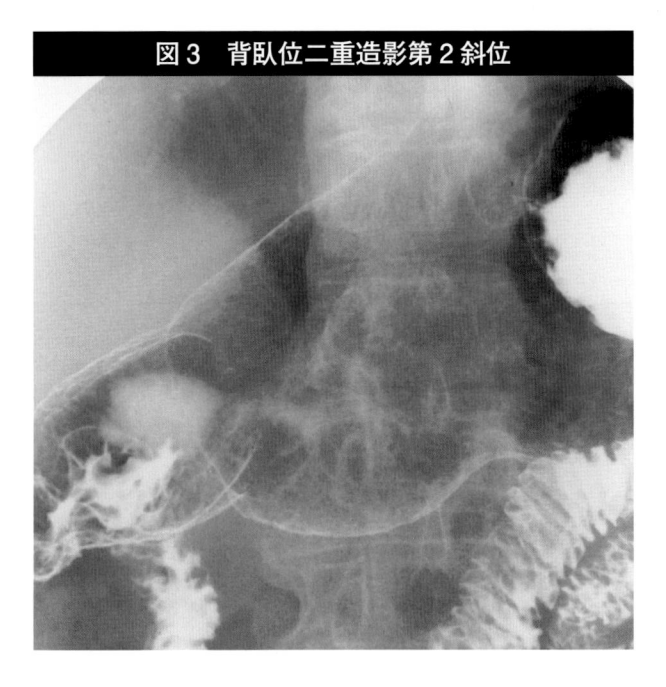

図4　背臥位二重造影第2斜位（ふりわけ）

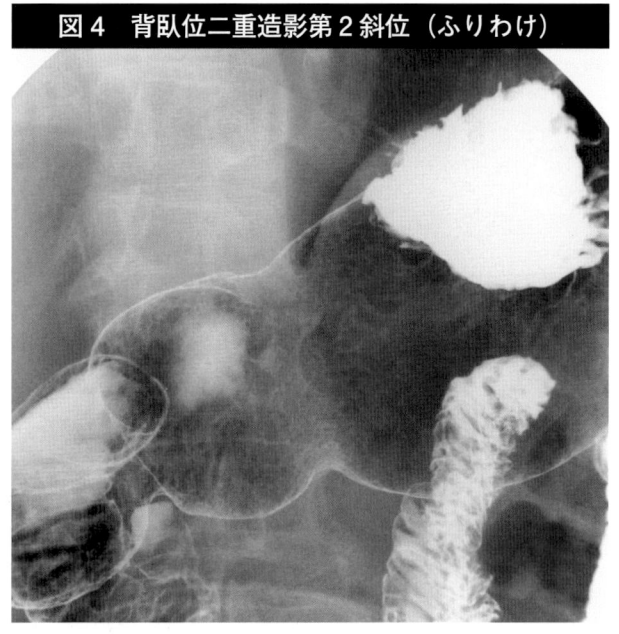

図5　追加撮影

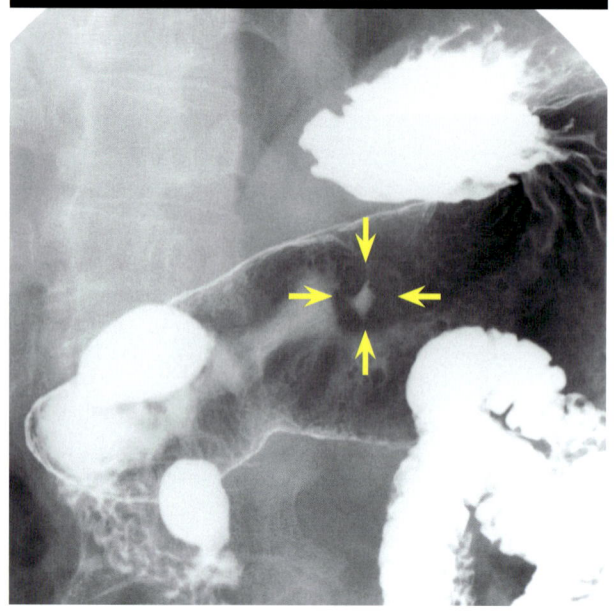

精密X線

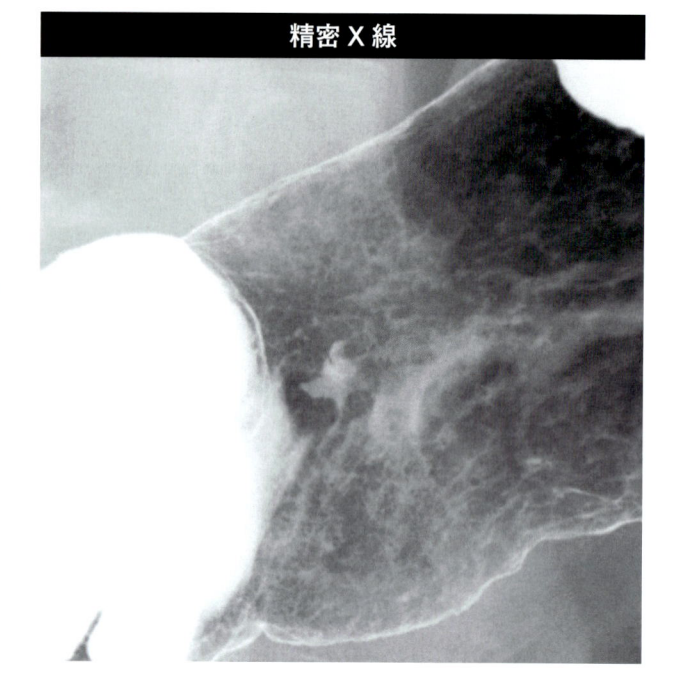

内視鏡検査

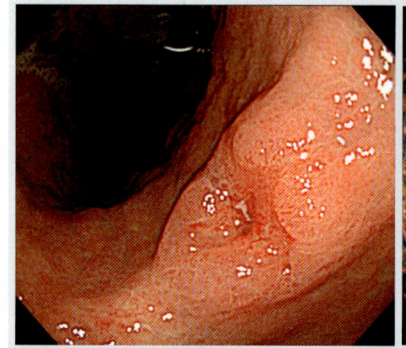

通常観察 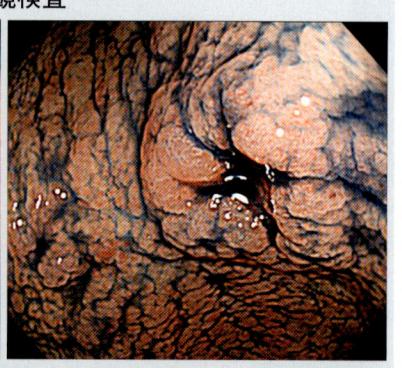　　インジゴカルミン色素散布

病理組織学的所見

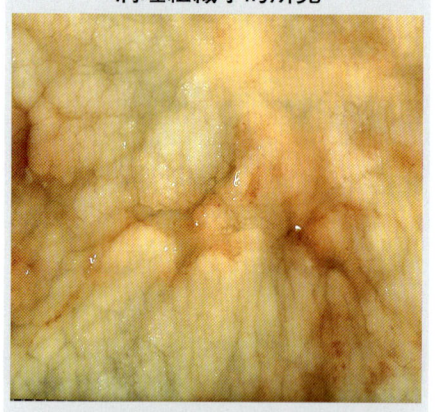

M, 小彎後壁, 0-IIc, 13×13 mm, por, M, ly0, v0, pN0.

読影のポイント

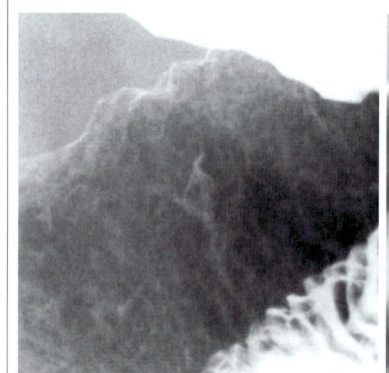

図2の拡大 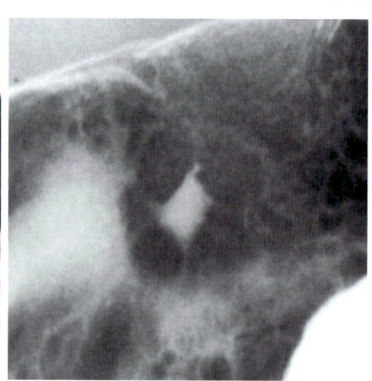　　図5の拡大

　図1では胃角部小彎に側面ニッシェとして、また図2では菱形の境界明瞭なバリウム斑として正面像が捉えられている。図3および図4では椎体との重なりのため病変は不明瞭となるが、よく見ると図4では肛門側にバリウムをはじく辺縁隆起を有する病変であることがわかり、カテゴリー3〜4とする所見である。図5の追加撮影では周囲に顆粒状の辺縁隆起を有する棘状のバリウム斑が捉えられており、分化型の0-IIc型病変と考えられ、カテゴリー5とする所見である。精密検査では所見がより明瞭となって現れている。

1 初級編

症例6

図1　背臥位二重造影正面位

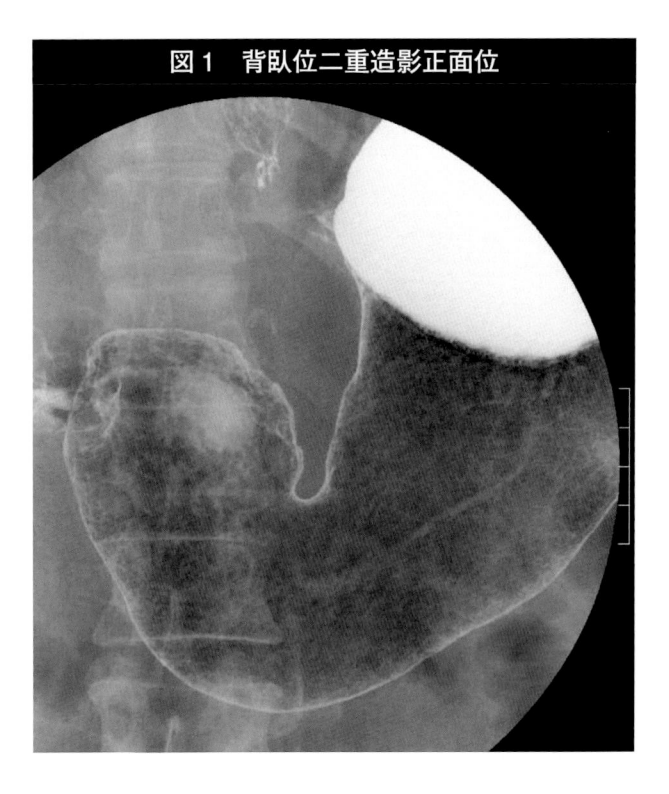

図2　背臥位二重造影第1斜位

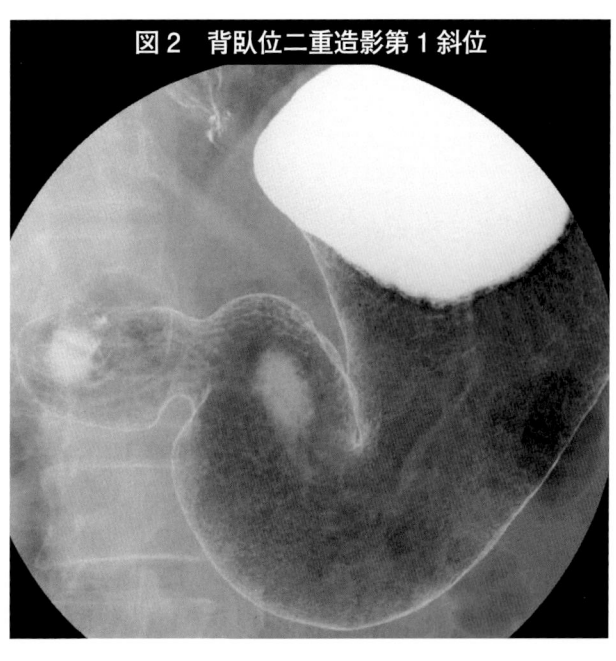

図3　背臥位二重造影第2斜位

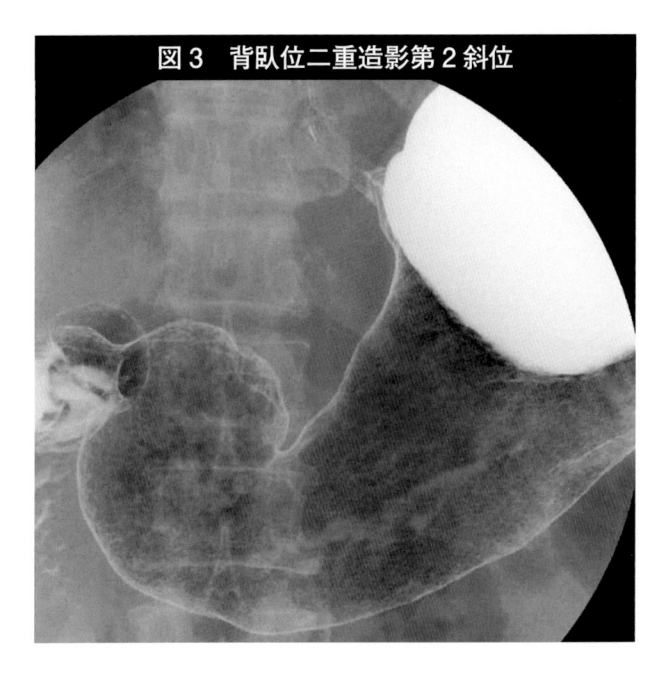

図4　腹臥位二重造影正面位

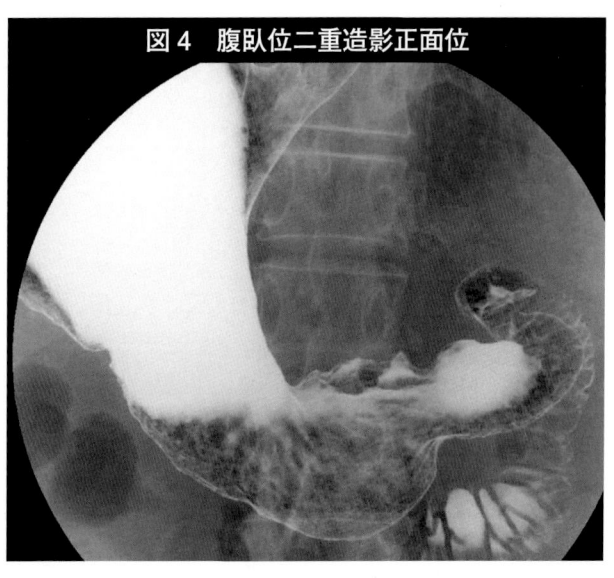

図5　図4の拡大	精密X線

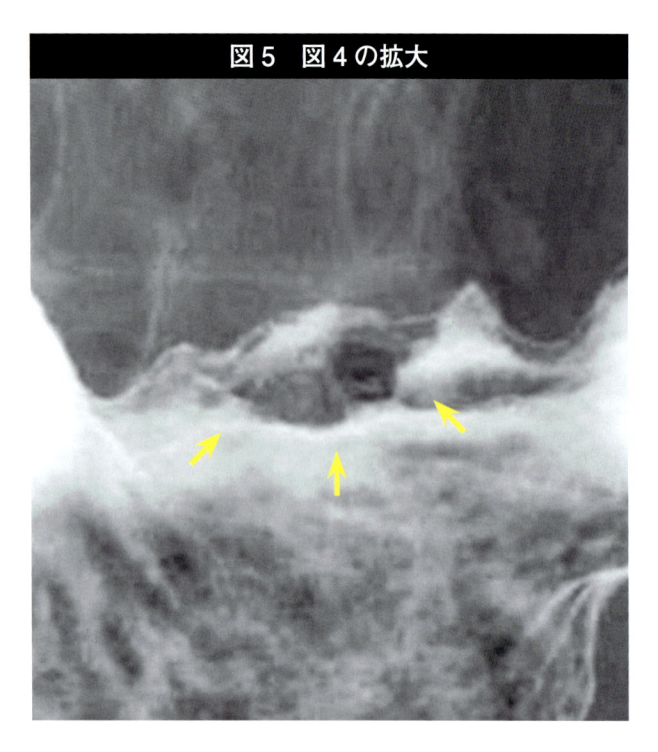

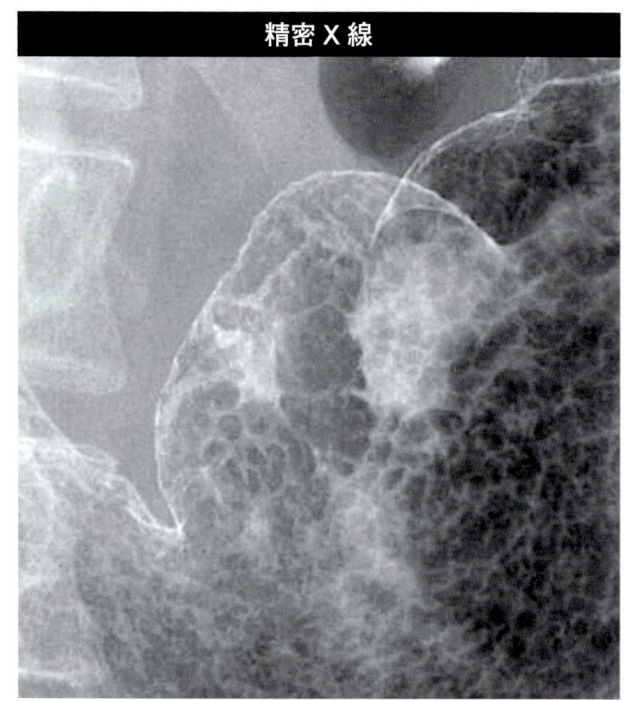

内視鏡検査	病理組織学的所見
通常観察　　インジゴカルミン色素散布	L，小彎，0-IIc，33×22 mm，tub2，M，ly0，v0，pN0．

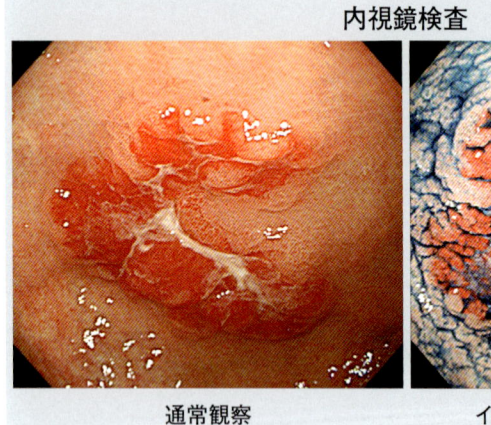

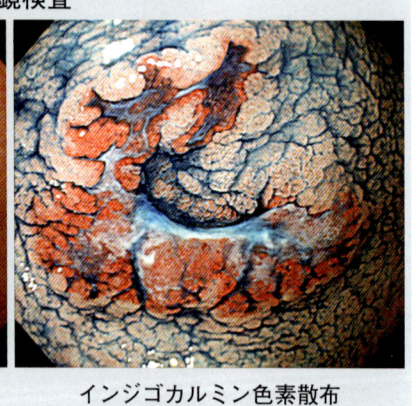

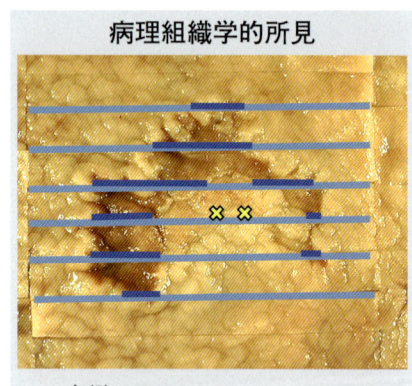

読影のポイント

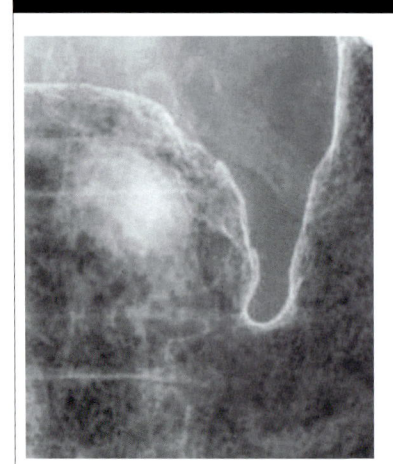

図1の拡大

　図1～3では前庭部小彎の辺縁不整に注目する必要がある．この所見だけではカテゴリー3までであるが，図4では辺縁隆起とその内部に不整形の陰影斑を伴う病変として描出されており，カテゴリー4とする所見である．図4を拡大した図5で見ると，辺縁隆起が明瞭で，その内部のバリウム斑も境界明瞭で不整形であることから悪性が強く疑われ，カテゴリー5とすべき所見である．精密検査では病変をより正面に捉えており，分化型の0-IIc型病変と診断できる．

1 初級編

症例 7

図1　背臥位二重造影第2斜位

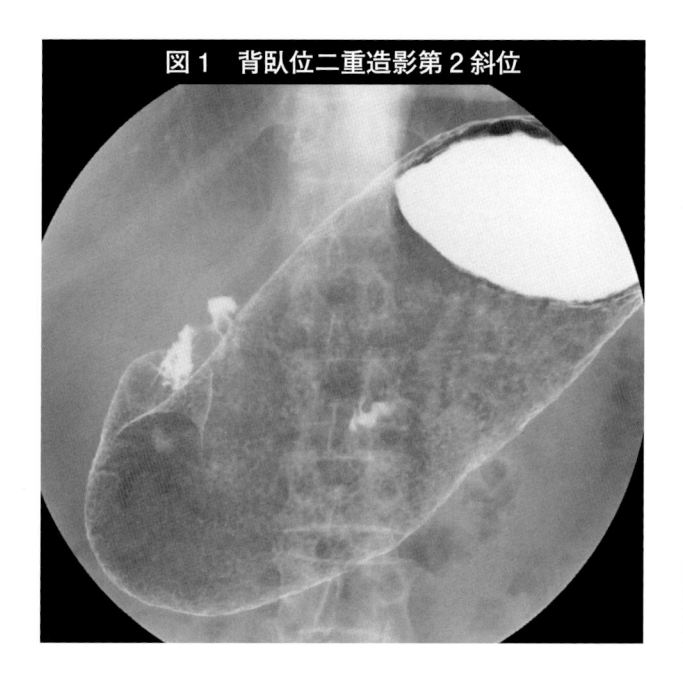

図2　右側臥位二重造影

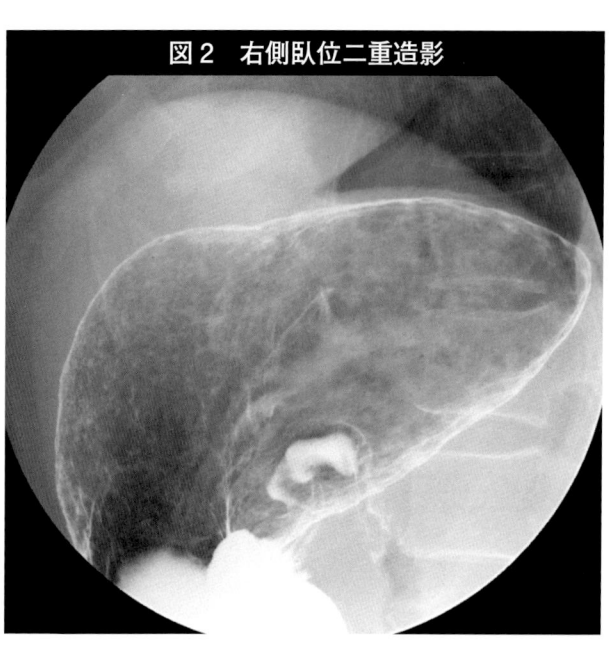

図3　背臥位二重造影第2斜位

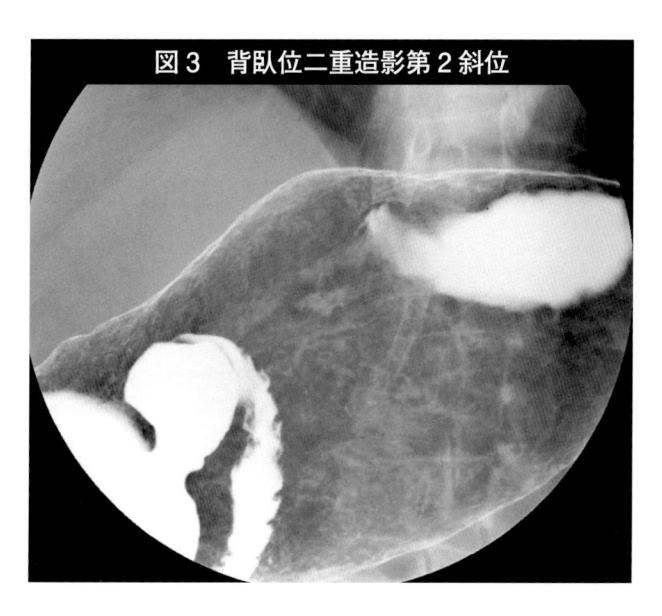

図4　立位二重造影正面位

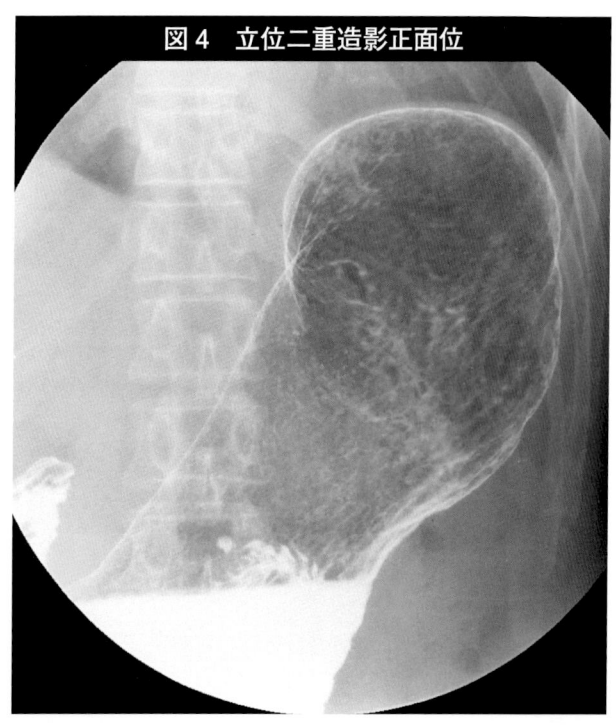

| 図5　追加撮影 | 精密X線 |

内視鏡検査	病理組織学的所見
通常観察　インジゴカルミン色素散布	U, 小彎, 0-IIc, 20×12 mm, tub2, SM2, ly2, v0, pN0.

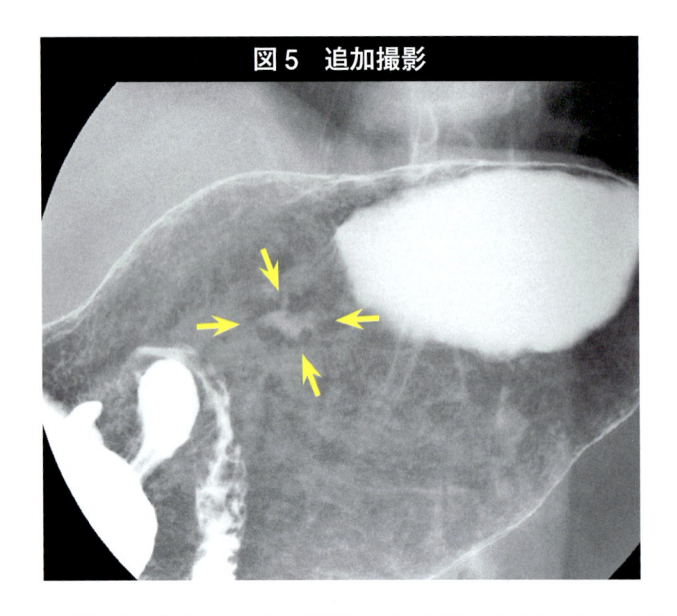

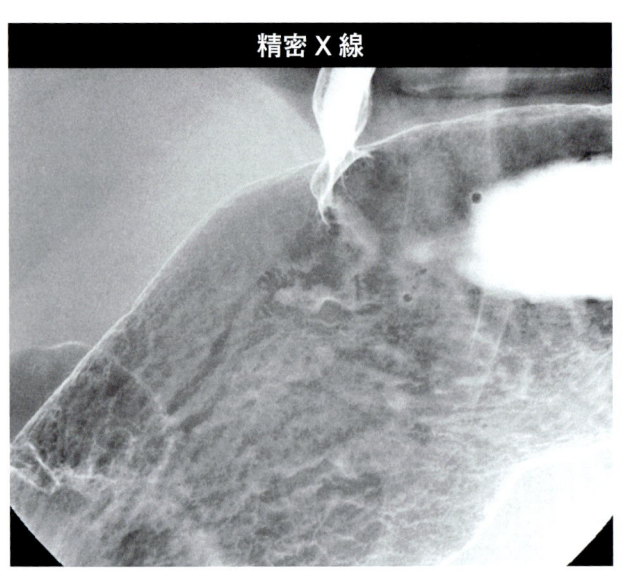

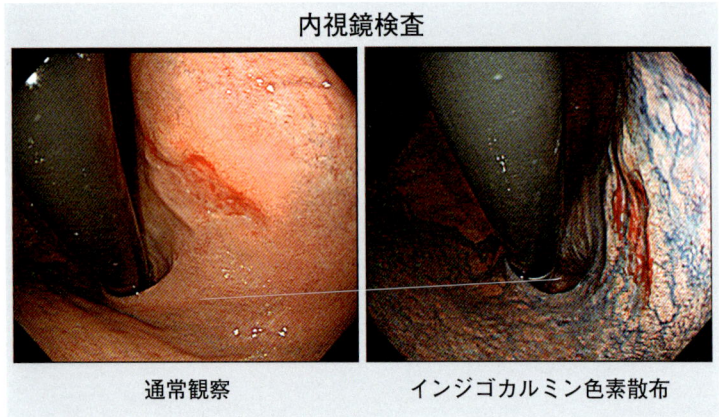

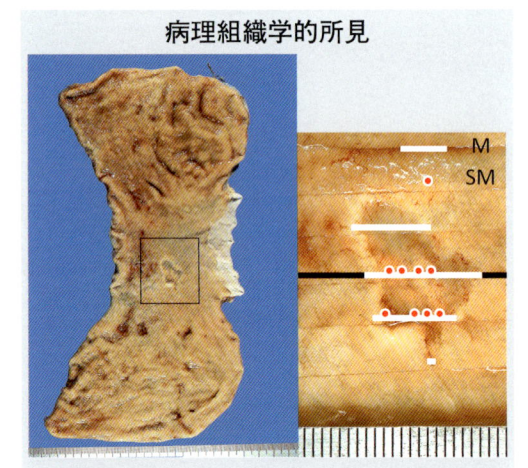

読影のポイント

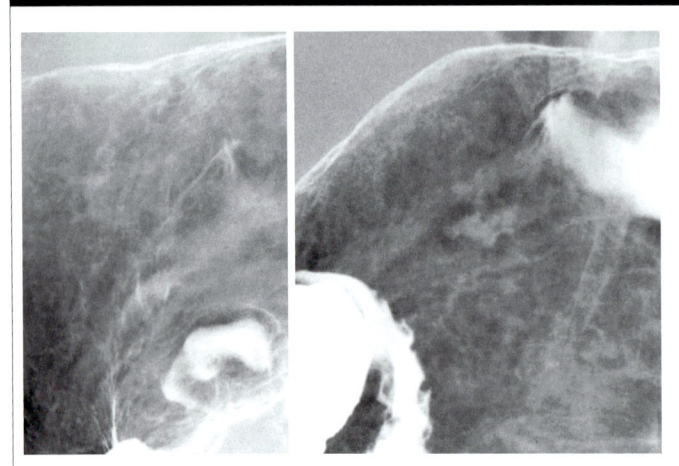

図2の拡大　　図3の拡大

　図1および図4には病変は現れていない。図2, 3では胃上部小彎に境界明瞭な不整形のバリウム斑として認識でき，悪性が疑わしく，カテゴリーは4～5とする所見である。図3ではわずかに顆粒状の辺縁隆起も認められ，0-IIc型の所見と思われる。図5の追加撮影ではバリウムを流した直後に撮影がされており，陰影斑がより明瞭となり，また辺縁の顆粒状隆起も全周性に認識できる。カテゴリーは5でよい。精密検査も同様の所見である。

1 初級編

症例 8

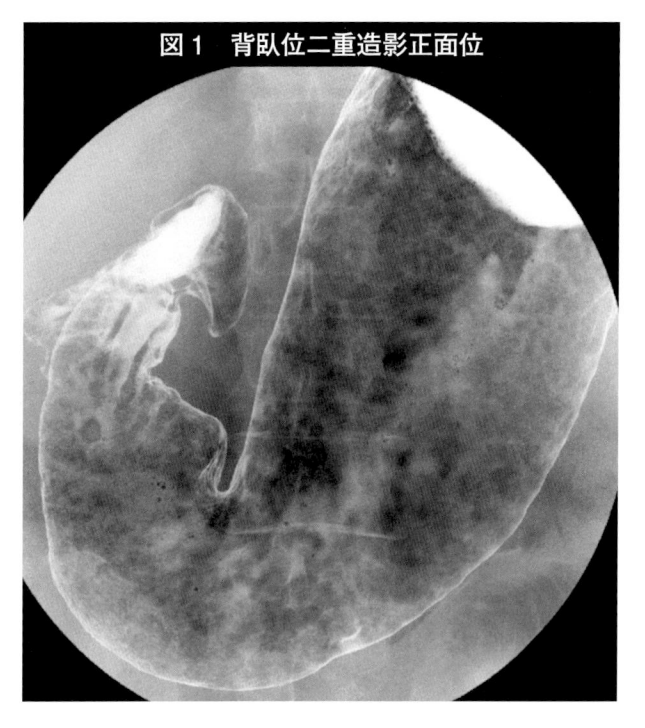

図1　背臥位二重造影正面位

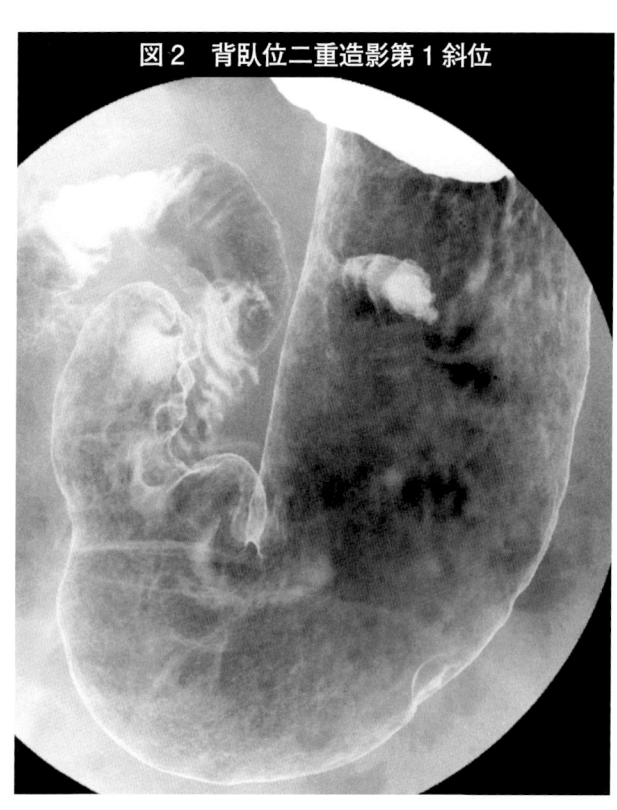

図2　背臥位二重造影第1斜位

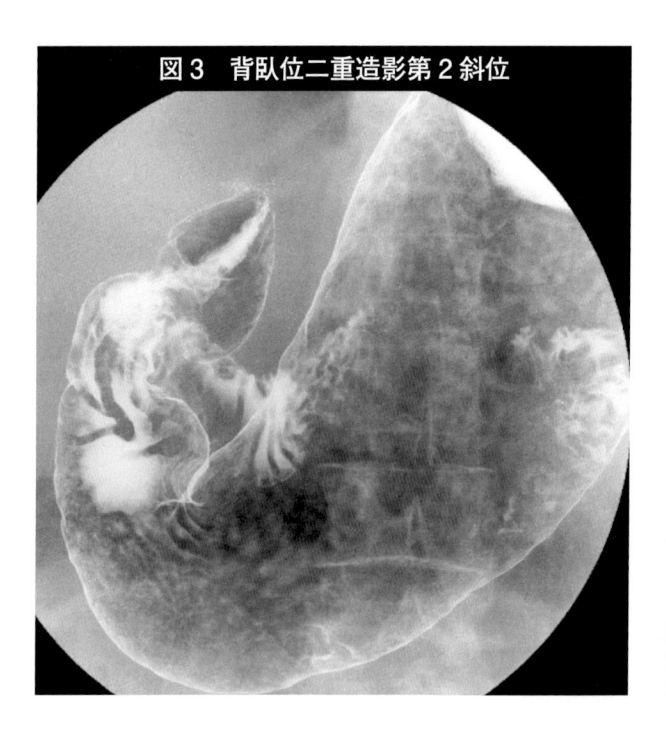

図3　背臥位二重造影第2斜位

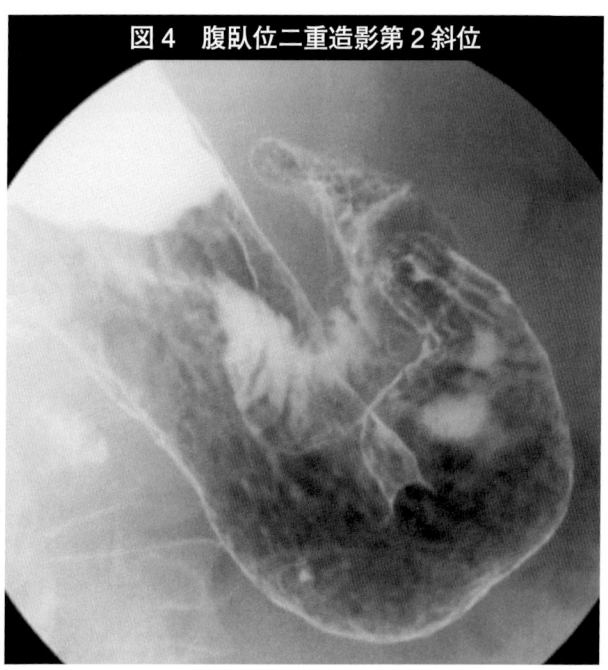

図4　腹臥位二重造影第2斜位

| 図5 腹臥位二重造影第2斜位　追加撮影 | 精密X線 |

| 内視鏡検査 | 病理組織学的所見 |

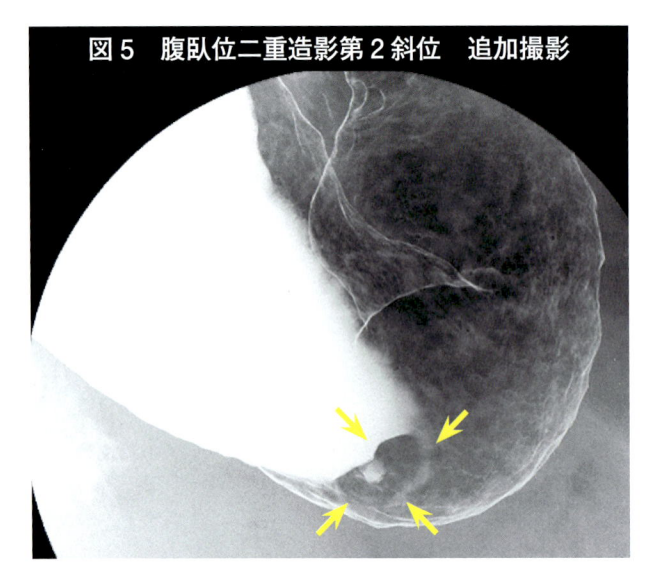

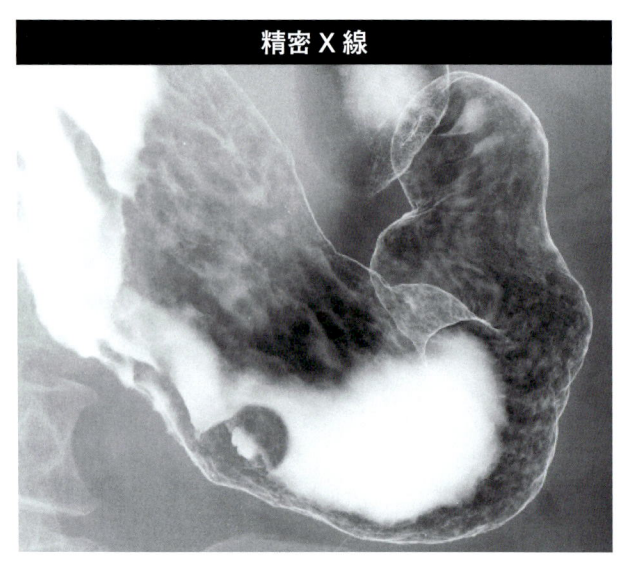

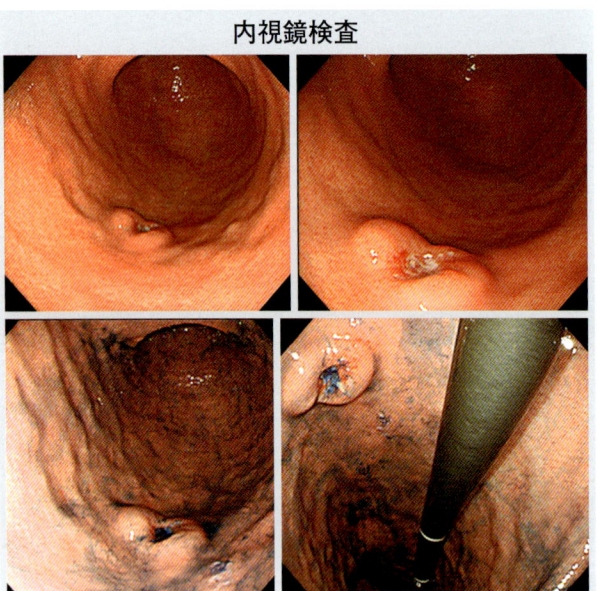

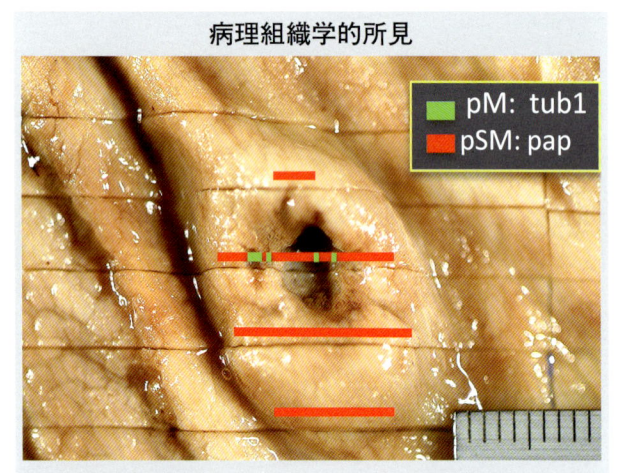

pM: tub1
pSM: pap

M, 大彎, 0-I+III+IIc, 16×11 mm, pap, SM2, ly1, v0, pN1.

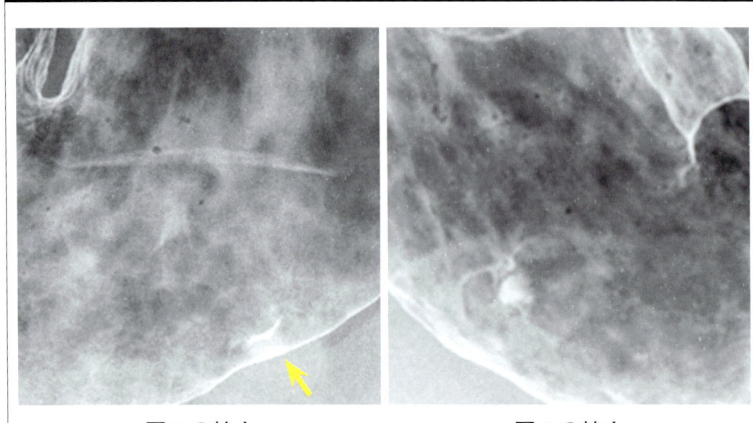

読影のポイント

| 図1の拡大 | 図4の拡大 |

図1では体下部大彎にわずかに線状陰影として現れている。図2および図3では同部位に辺縁不整と病変中央部のバリウム斑およびその外側になだらかな立ち上がりの輪郭が描出されている。図4では病変は正面視されており、なだらかな隆起に中心陥凹を伴う病変とわかる。図1〜4はいずれもカテゴリー4の所見である。図5の追加撮影も同様に粘膜下腫瘍性隆起の中央に深い陥凹を伴う病変で、やはりカテゴリー4とする所見である。

精密検査では中央の陥凹は円形よりも溝状として現れており、上皮性悪性腫瘍を疑わせる像が認められる。病理組織学的には高分化型腺がんの粘膜下腫瘍様発育例であった。

1 初級編

症例 9

図1　腹臥位二重造影第1斜位（1年前）

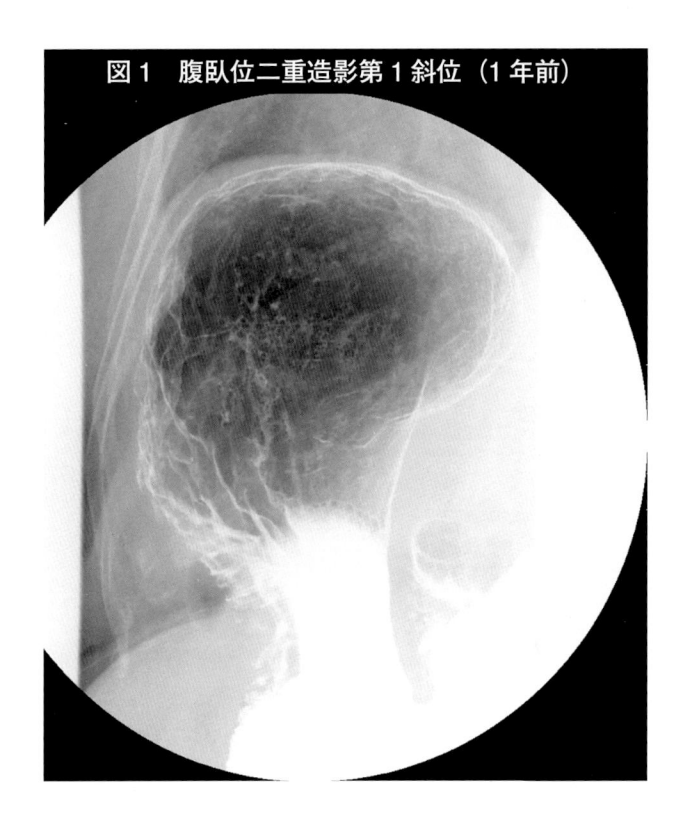

図2　立位二重造影第1斜位（1年前）

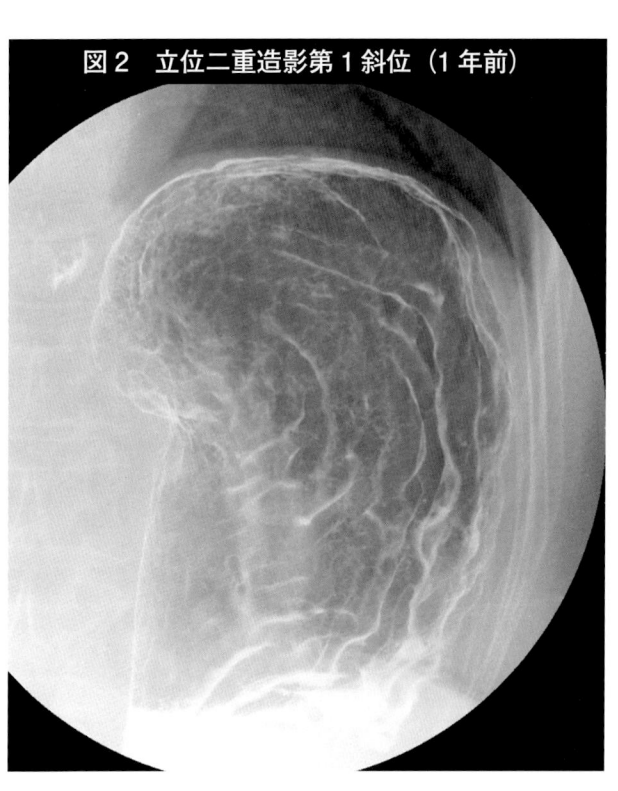

図3　腹臥位二重造影第1斜位（発見時）

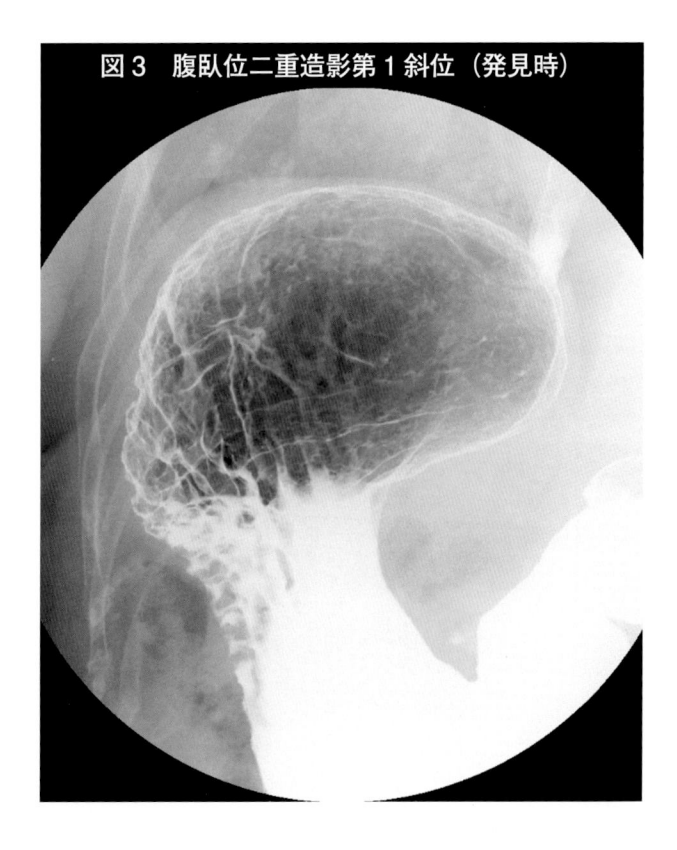

図4　立位二重造影第1斜位（発見時）

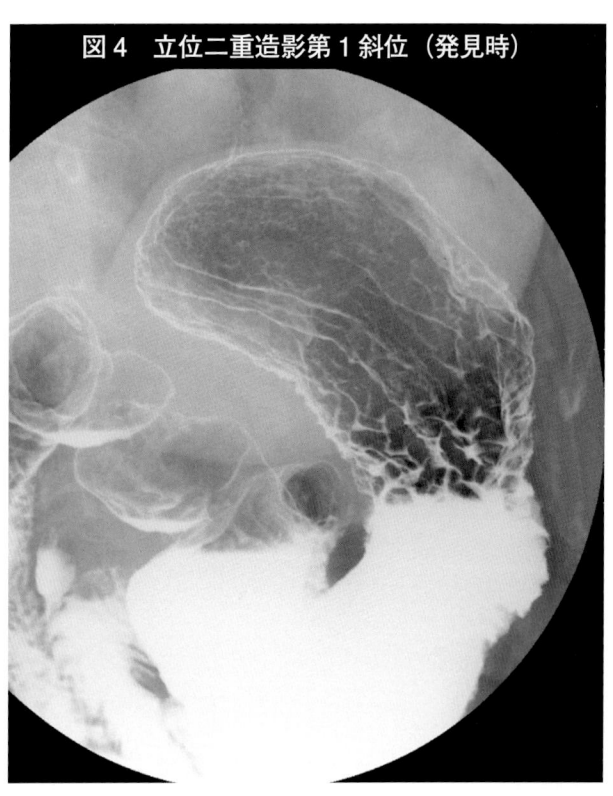

図3の拡大	精密X線

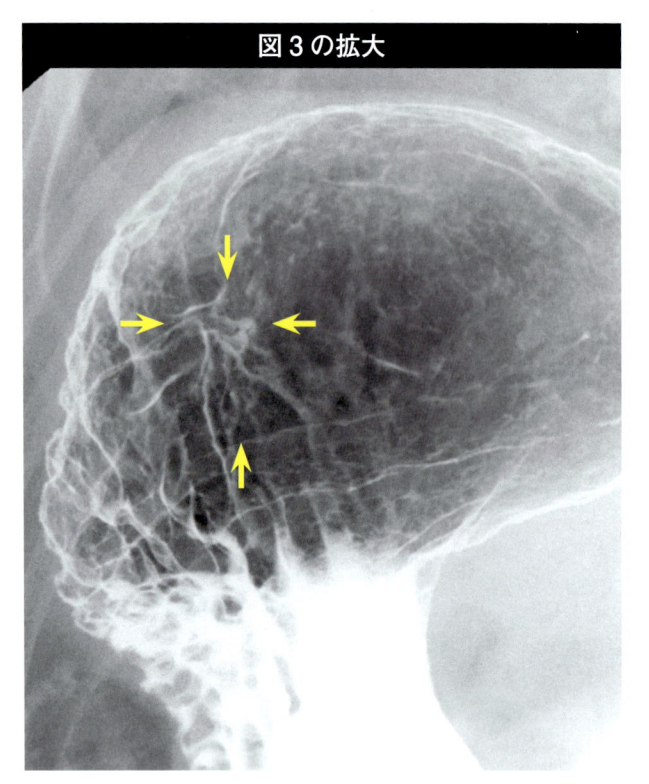

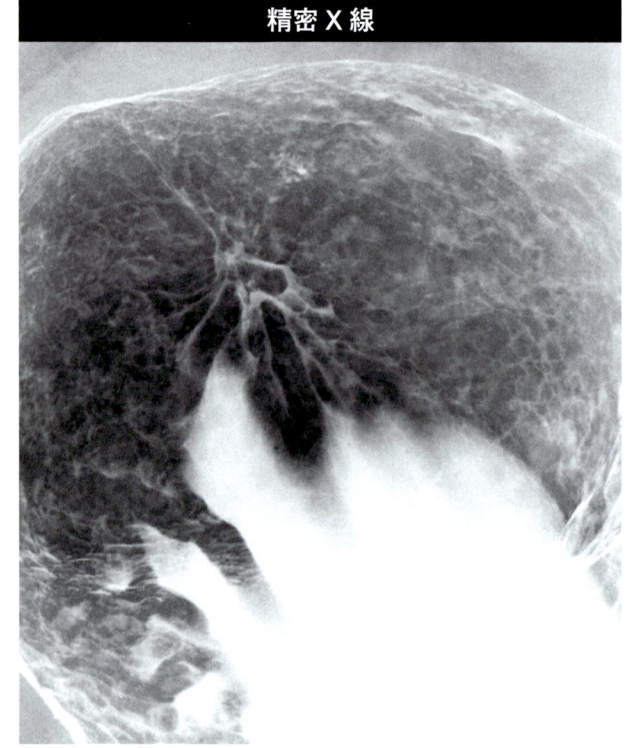

内視鏡検査	病理組織学的所見
通常観察 ／ インジゴカルミン色素散布	m / sm / mp

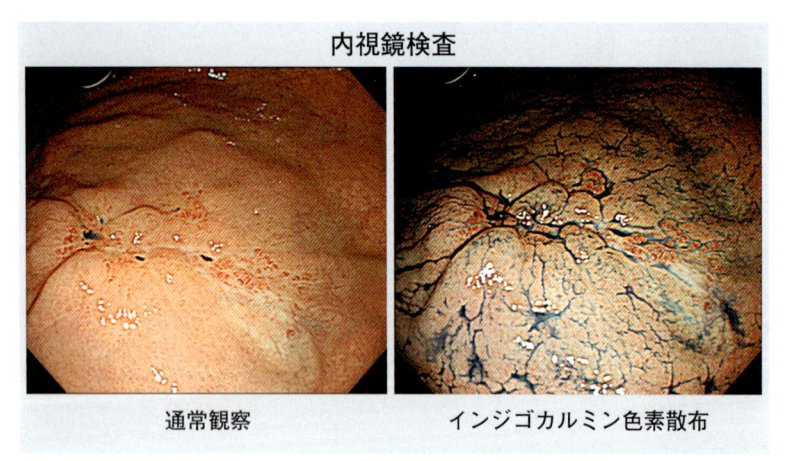

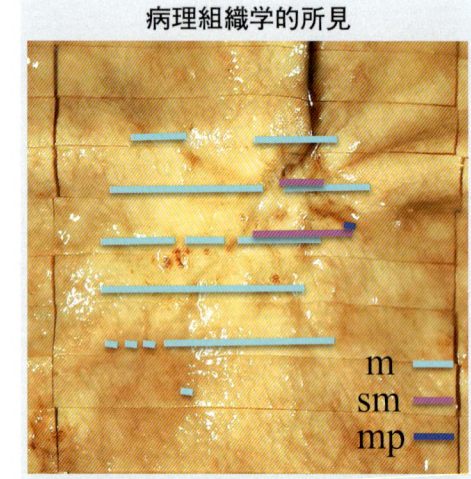

U, 前壁, 0-IIc＋IIb＋III, 29×26 mm, sig, MP, ly1, v0, pN0.

読影のポイント

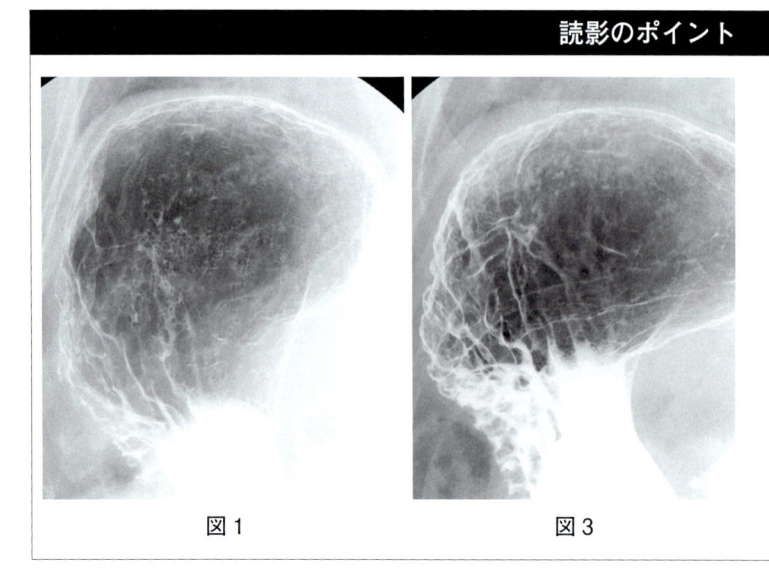

図1 　　図3

　1年前の図1では胃上部前壁に皺襞の走行の乱れと不整形の淡い陰影斑が認められるが，粘液が付着していて所見は不明瞭である。発見時の図3では図1に異常が認められた部位に皺襞集中を伴った不整形の陰影斑が明瞭に認められ，カテゴリー5の所見として現れている。精密検査ではヒトデ状の不整形の陰影として描出されており，背景粘膜も考慮に入れて未分化型のIIc病変と診断できる。

② 中級編

　ここでは注意深く読影しないと見逃すおそれのある9症例が集められている。全例チェックできれば中級以上，チェックできない症例がある場合は実力は中級相当である。

② 中級編

症例 10

図1　背臥位二重造影第2斜位

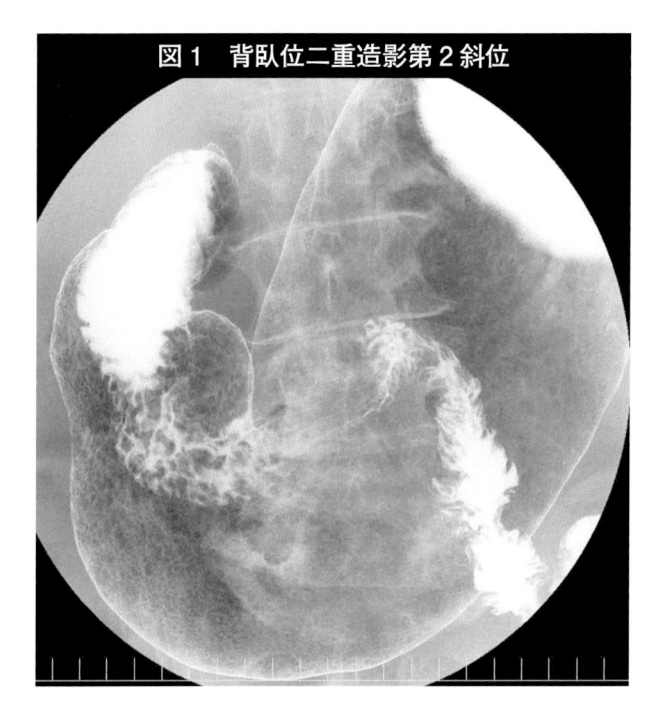

図2　背臥位二重造影第1斜位

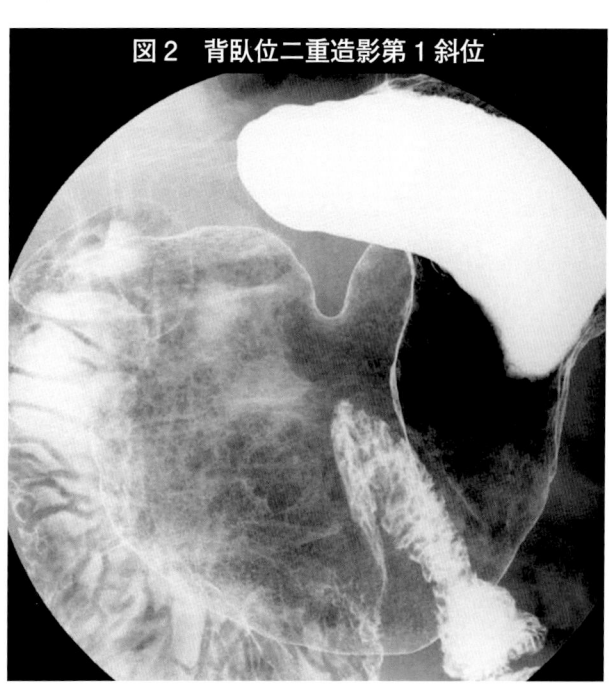

図3　背臥位二重造影第2斜位

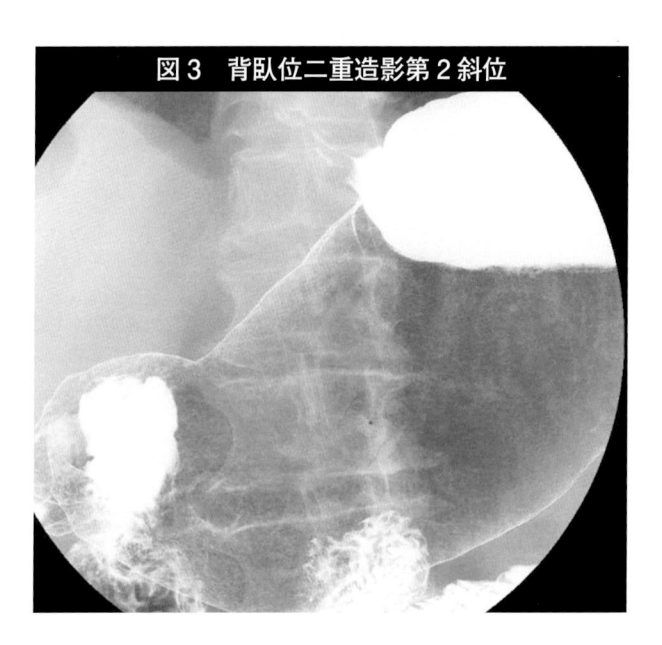

図4　背臥位二重造影正面位

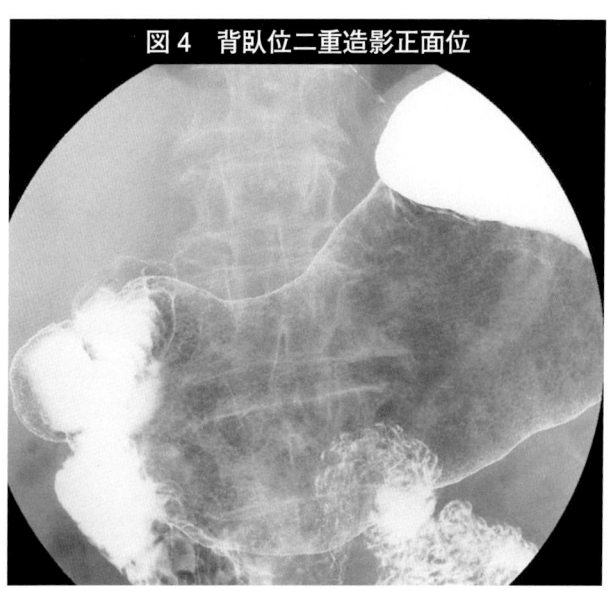

| 図5 追加撮影 | 精密X線 |

| 内視鏡検査 | 病理組織学的所見 |
| 通常観察 | インジゴカルミン色素散布 |

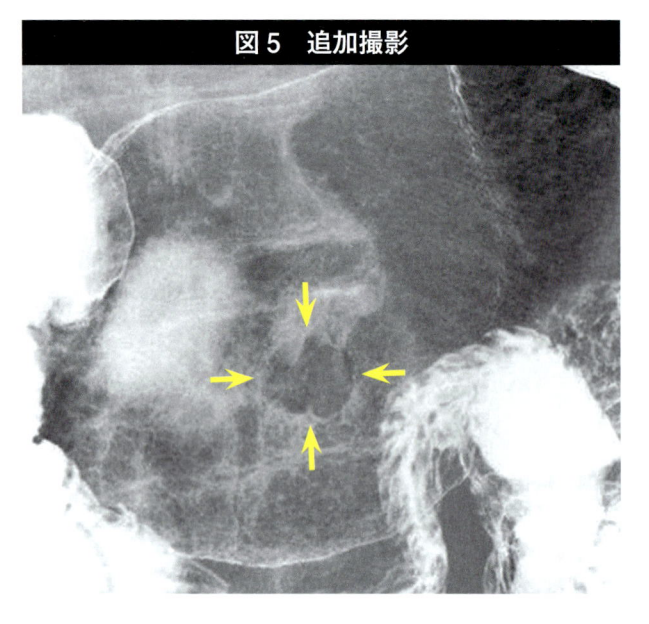

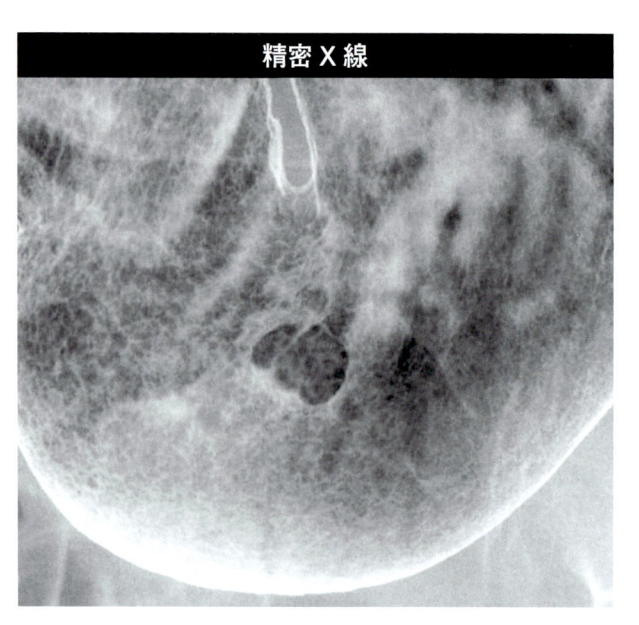

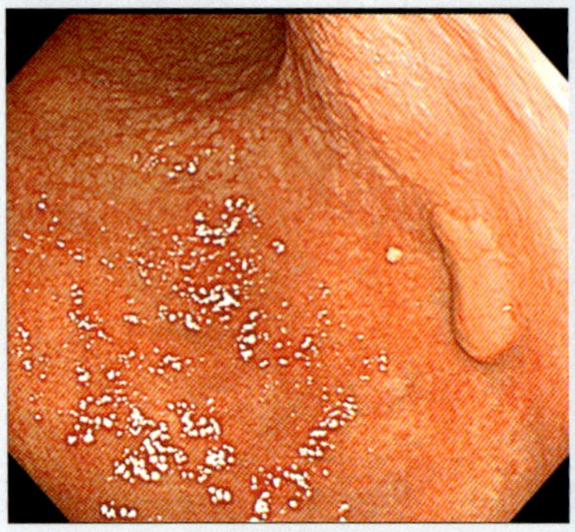

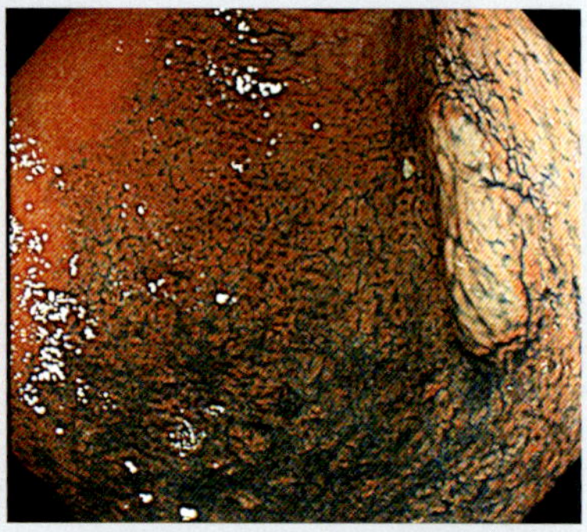

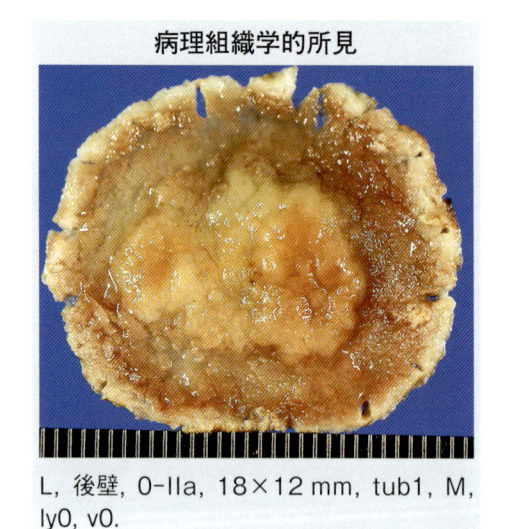

L，後壁，0-IIa，18×12 mm，tub1，M，ly0，v0．

読影のポイント

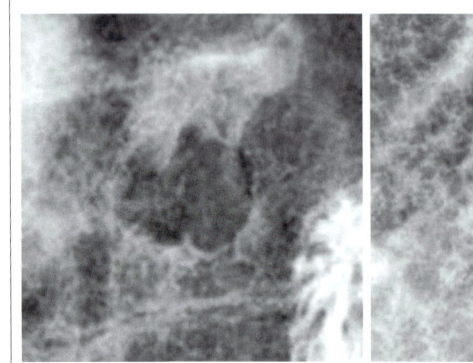

| 図5の拡大 | 精密X線の拡大 |

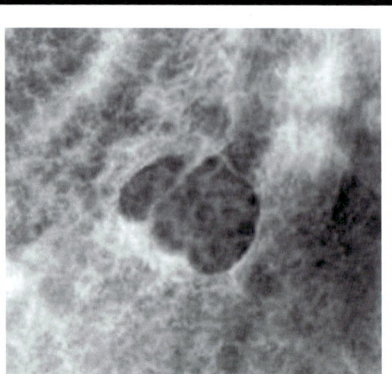

　図1～4まで所見は示現されている。とくに図1,2では病変は胃角部後壁に薄くバリウムをはじいて境界明瞭に現れており，上皮性の平盤状隆起と見なされる。大きさは20 mm程度であるから腺腫かIIa型を疑い，カテゴリーは4とする。追加撮影および精密検査では立ち上がりがより鮮明に描出されており，病変は表面が比較的平坦な平盤状隆起で，輪郭が外に向かって凸をなしていることから，腺腫または0-IIa型病変と診断される。腺腫か0-IIaかの鑑別は病理学的にも微妙な病変であろう。

② 中級編

症例 11

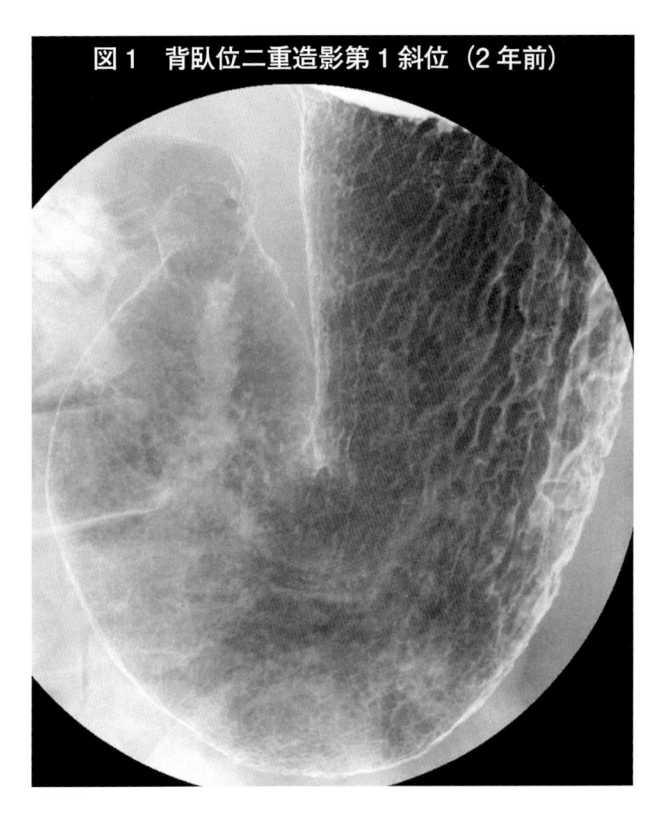

図1　背臥位二重造影第1斜位（2年前）

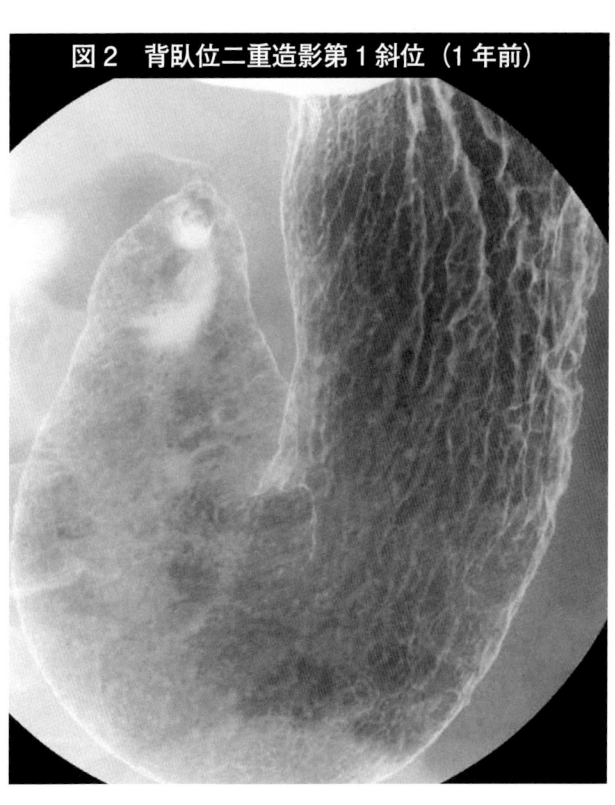

図2　背臥位二重造影第1斜位（1年前）

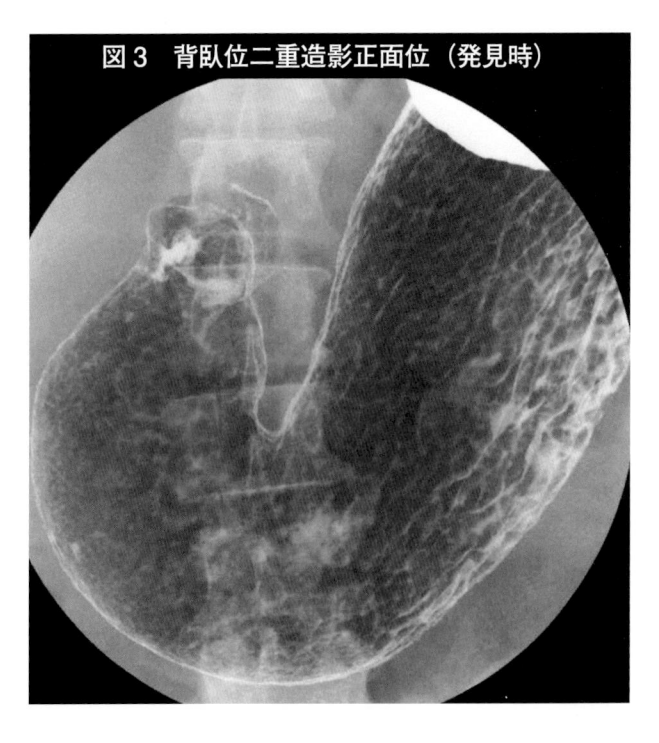

図3　背臥位二重造影正面位（発見時）

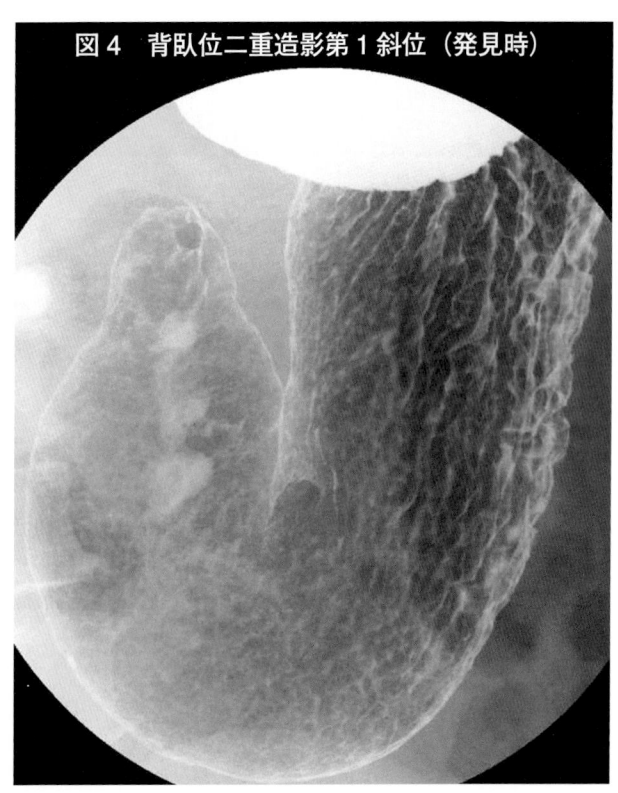

図4　背臥位二重造影第1斜位（発見時）

図5 追加撮影

精密X線

内視鏡検査

通常観察 　　インジゴカルミン色素散布

病理組織学的所見

L, 後壁, 0-IIc, 14×6mm, tub1, M, ly0, v0.

読影のポイント

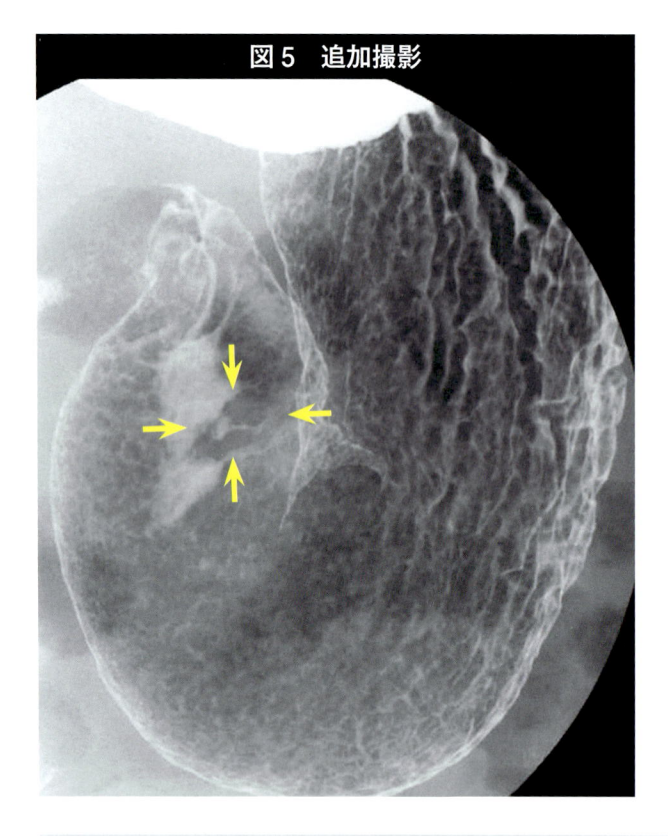

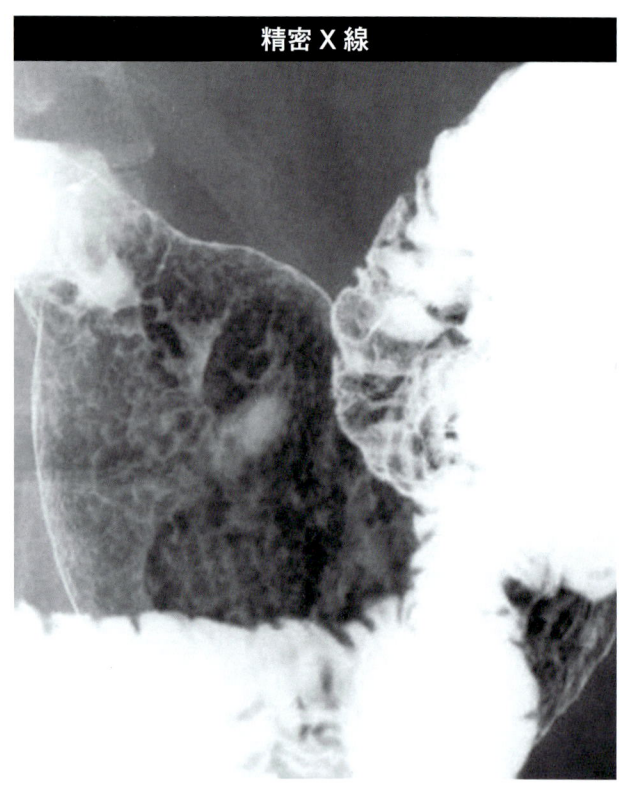

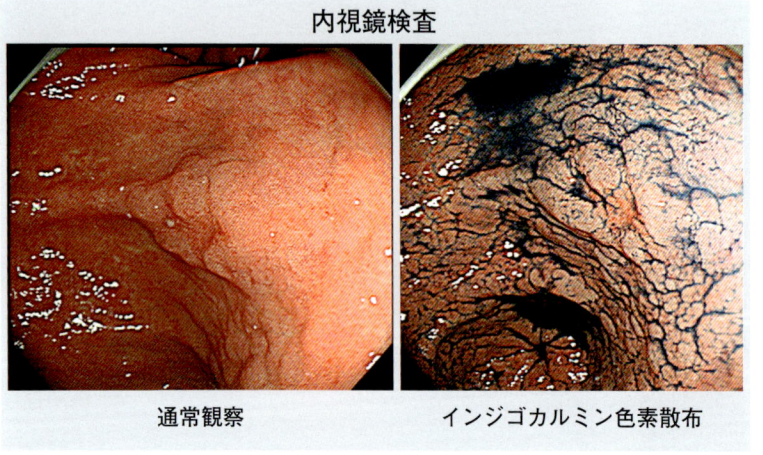

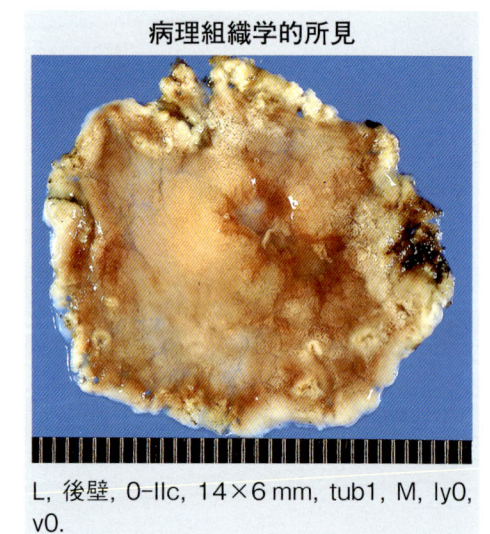

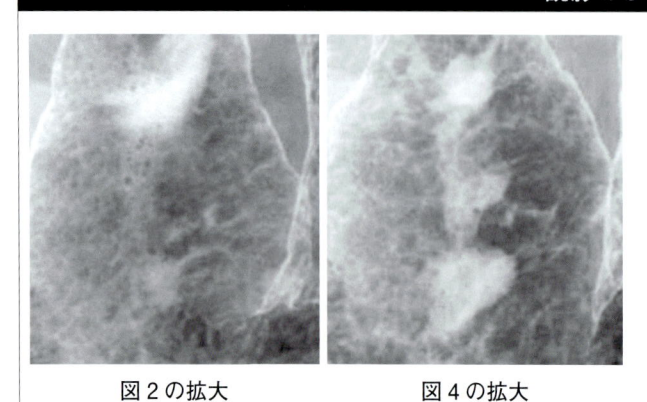

図2の拡大　　図4の拡大

　図1, 3では病変の指摘は難しい。図2では，前庭部小彎寄りにわずかに淡いバリウム斑を認め，陥凹性病変を疑い，カテゴリー3とする。図4では，辺縁隆起を伴う不整形のバリウム斑が描出されており，カテゴリーは3～4とするのが妥当である。追加撮影は病変部の周囲にバリウムを溜めて撮影されており，悪性を疑うべき所見であり，カテゴリーは4～5である。精密X線では，萎縮した粘膜に囲まれた分化型の0-IIc型のX線像である。

② 中級編

症例 12

図1　背臥位二重造影正面位

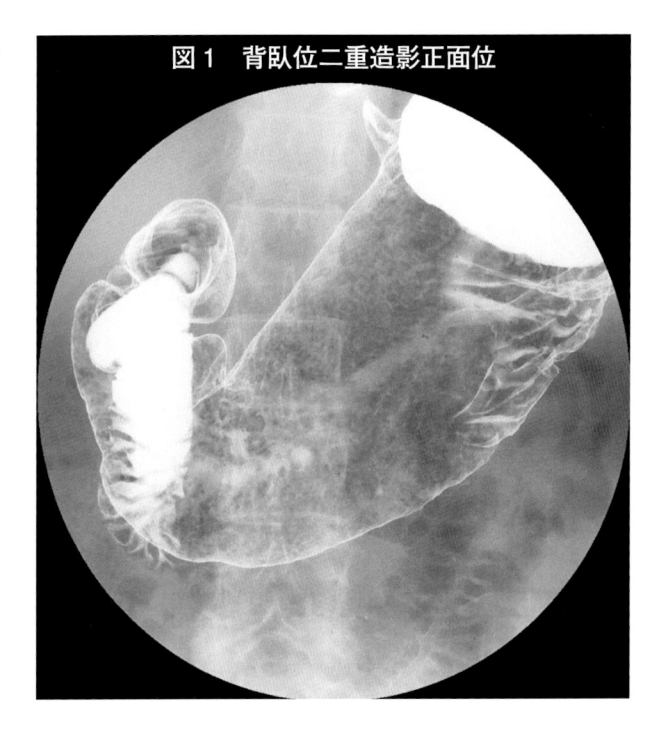

図2　背臥位二重造影第1斜位

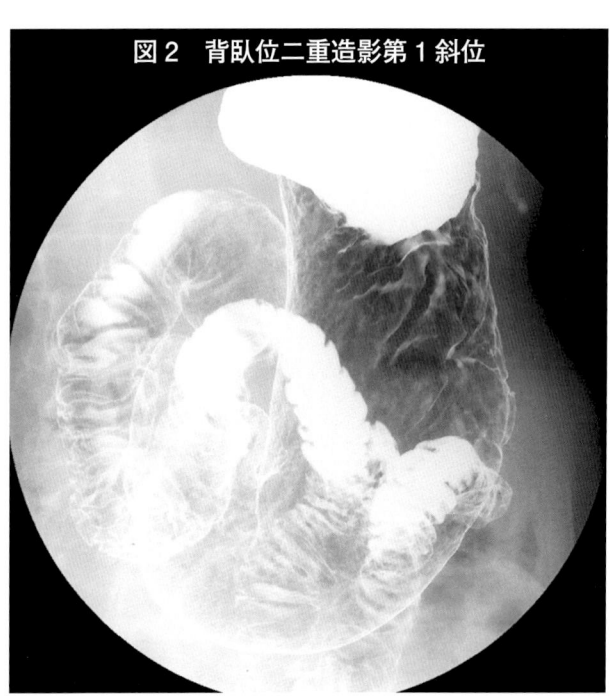

図3　背臥位二重造影第2斜位

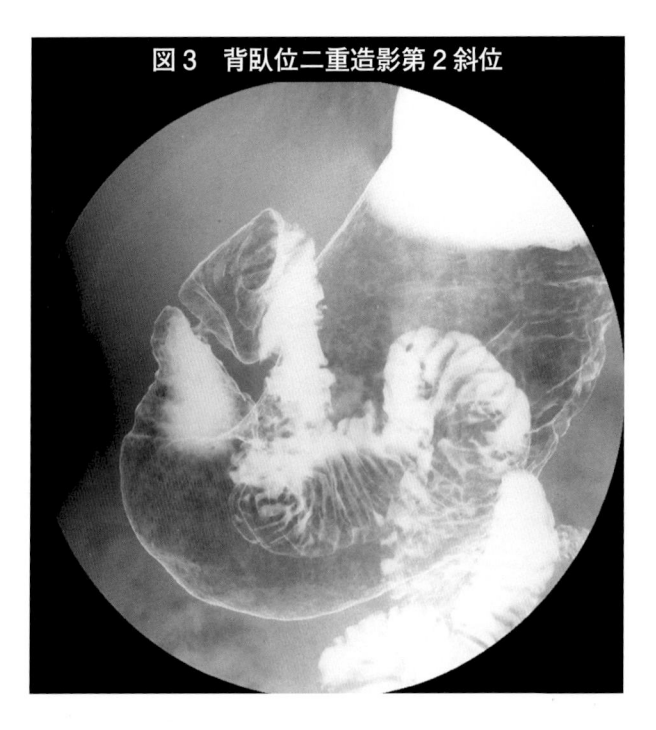

図4　背臥位二重造影第2斜位（ふりわけ）

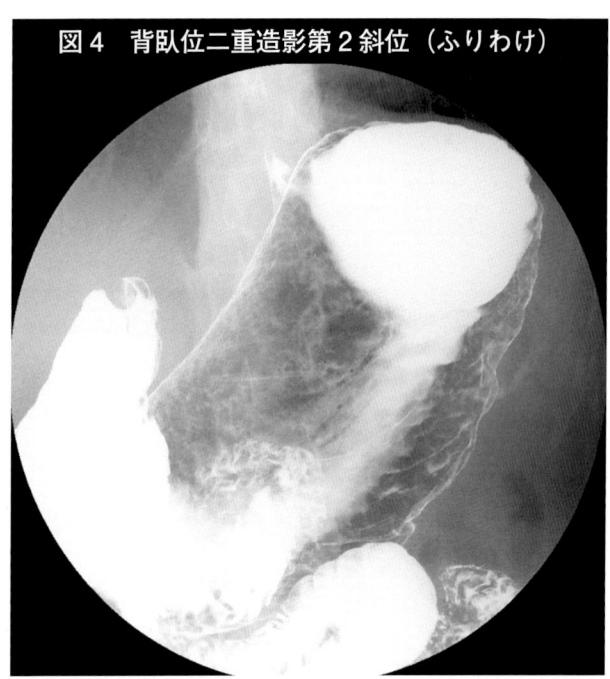

図5 追加撮影

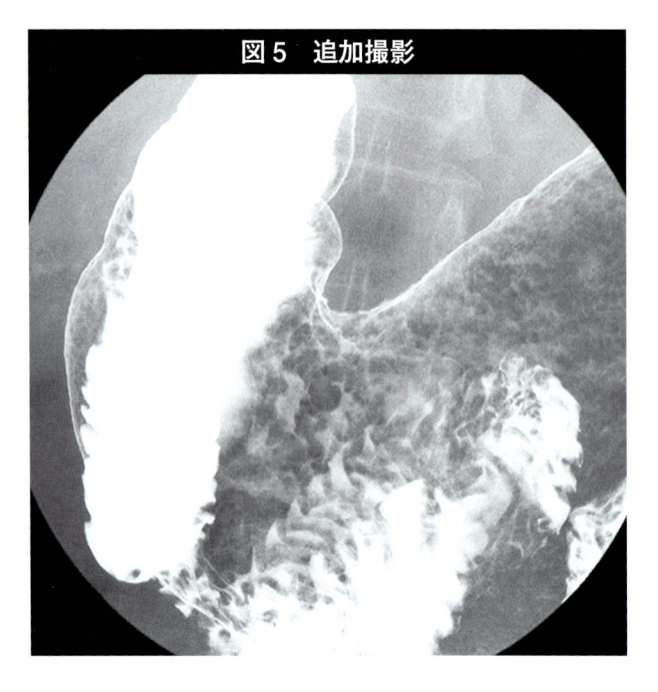

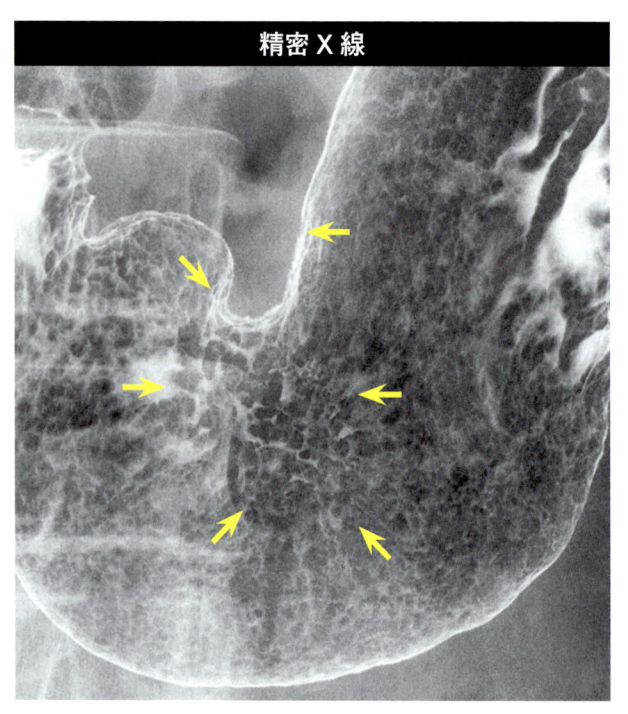

精密X線

内視鏡検査

インジゴカルミン色素散布

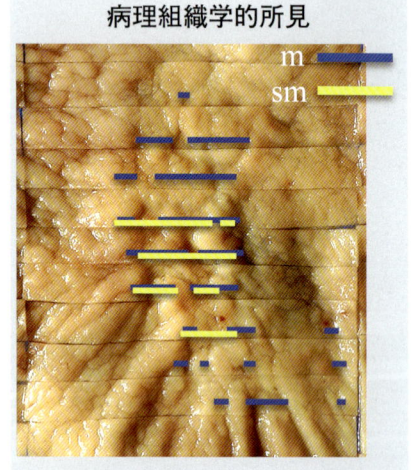

病理組織学的所見

ML, 後壁小彎, 0-IIc, 45×24 mm, sig＞＞por2, SM2, ly0, v0, pN0.

読影のポイント

図1

図5

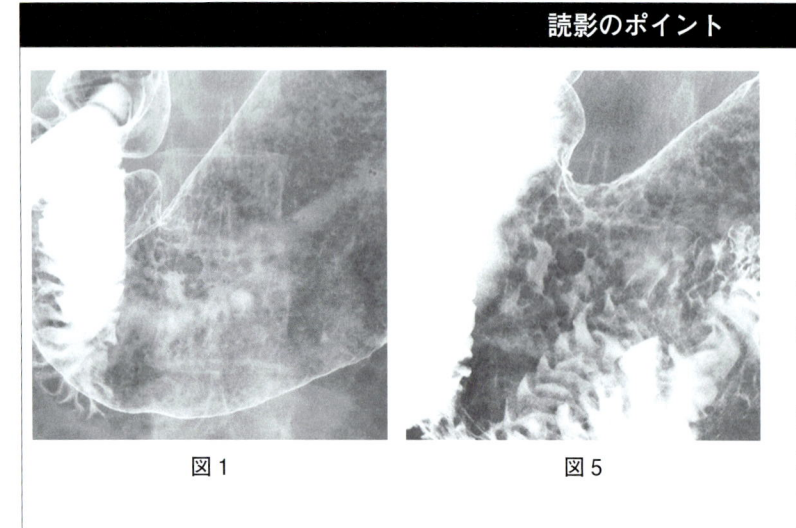

　図1で, 所見はわずかに現れている。胃角部後壁に透亮帯に囲まれた比較的境界明瞭なバリウム斑が認められる。上皮性の腫瘍性病変を疑わせる所見であり, カテゴリー3とする。図2〜4では所見は現れていない。拾い上げは難しい。図5の追加撮影では, 胃角部後壁の不整形のバリウム斑とその周囲粘膜に広範囲に凹凸不整な粘膜変化が描写されている。精密X線では, 大小不同の不整な顆粒状隆起の周囲にバリウム斑が明瞭に認められる。小彎側まで不整な粘膜変化は達しており, 広範なIIc＋IIa型病変であることがわかる。

2 中級編

症例 13

図1　背臥位二重造影正面位

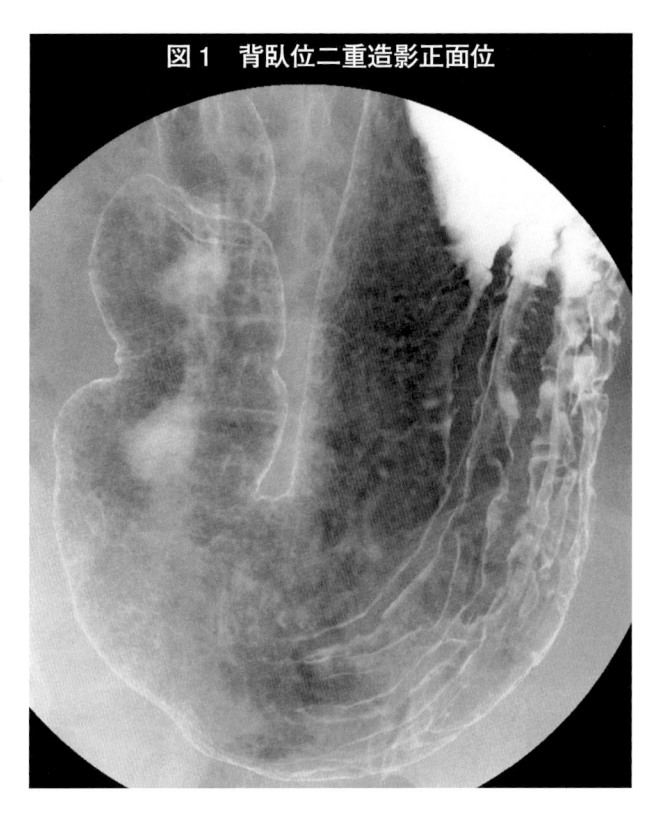

図2　背臥位二重造影第1斜位

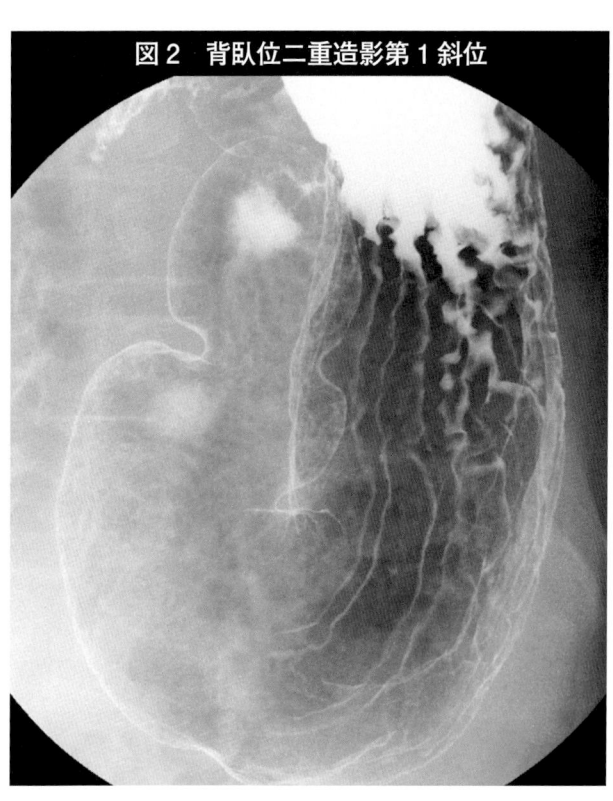

図3　背臥位二重造影第2斜位

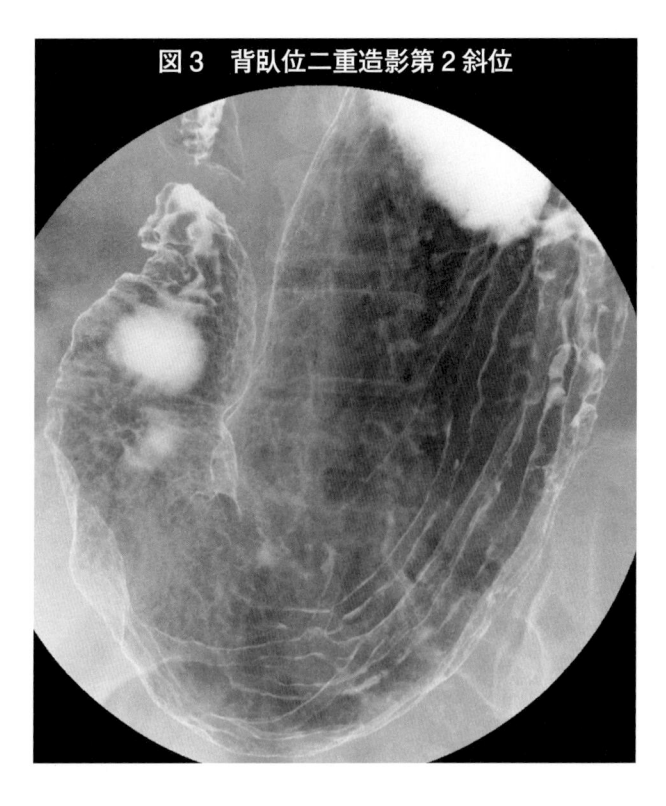

図4　図3の拡大

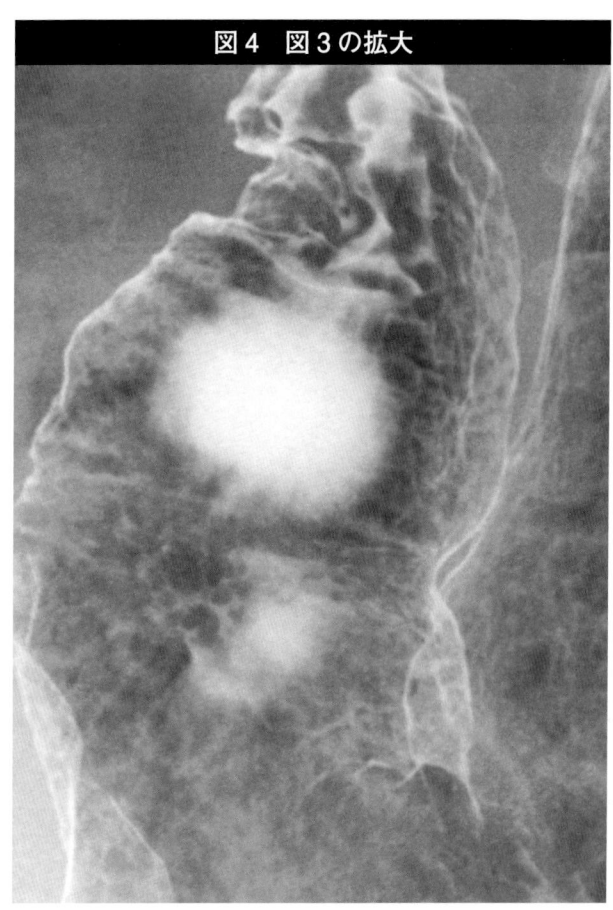

精密X線	精密X線

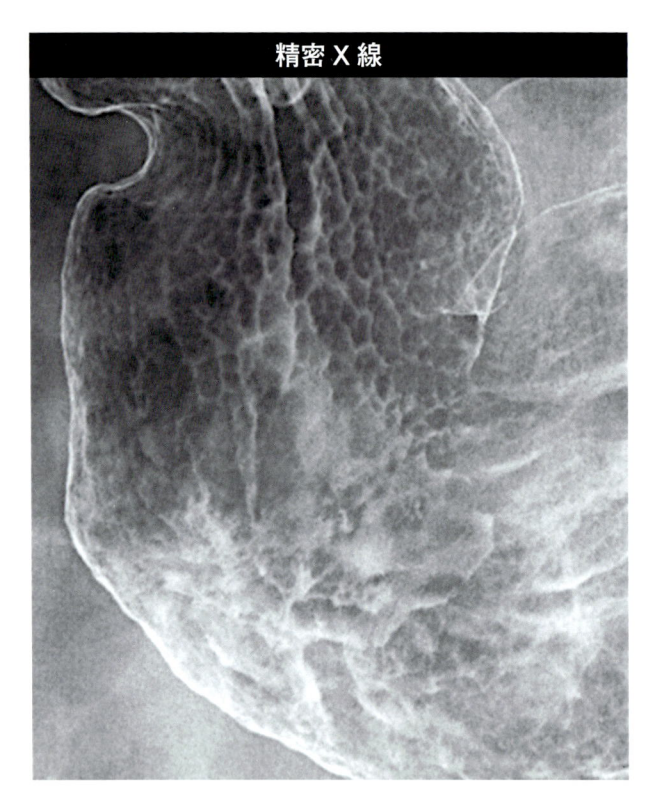

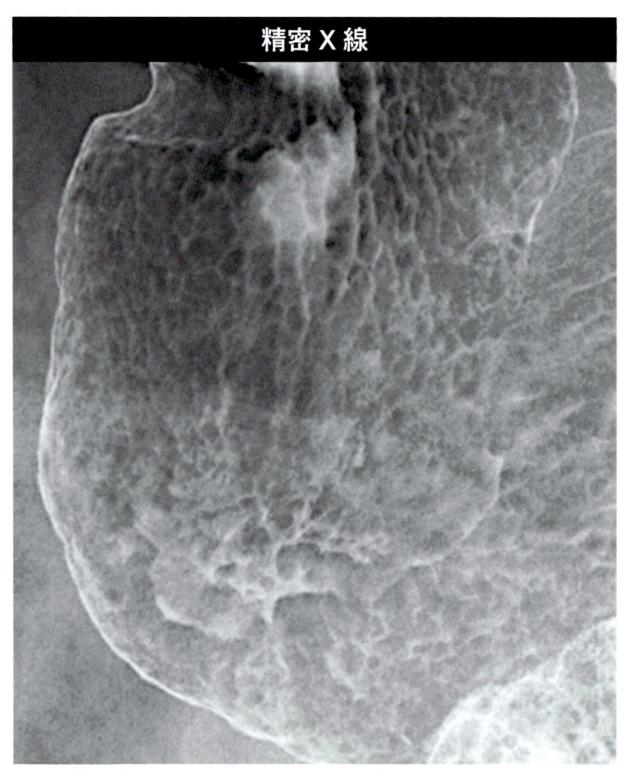

内視鏡検査	病理組織学的所見
通常観察　インジゴカルミン色素散布	L, 後壁大彎, 0-IIc+IIb, 35×27 mm, tub2+por+sig, SM2, ly0, v0, pN0.

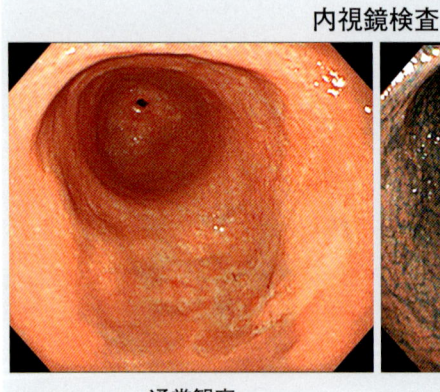

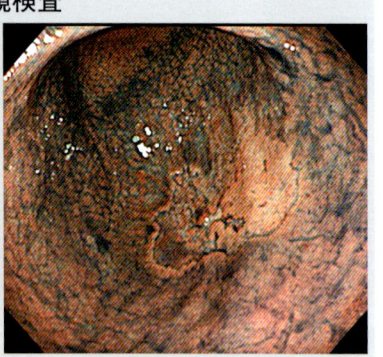

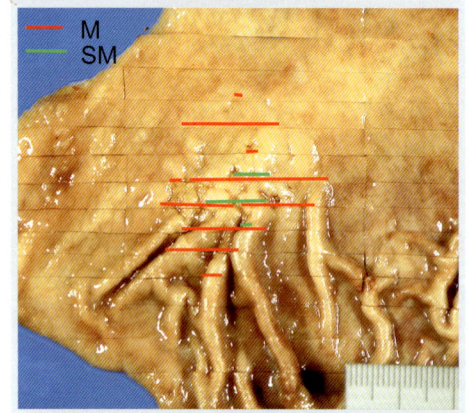

読影のポイント

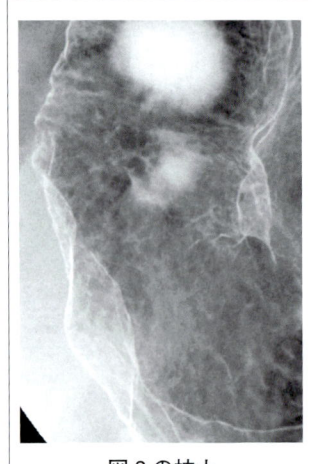

図1, 2には所見は現れていない。図3およびその拡大像（図4）で, 前庭部大彎寄りの後壁に, 大小不同の顆粒状隆起に囲まれて, 境界やや明瞭な不整形のバリウム斑を認めることから, 陥凹性の悪性病変の存在が疑われる。カテゴリーは4とすべきである。精密検査では, 口側にひだ集中を伴う不整な顆粒状隆起と境界明瞭な無構造なバリウム斑を認め, 未分化型のIIc型病変の特徴がよく捉えられている。検診の図3, 4では, 病変内の瘢痕部の顆粒状変化が目立っていた。

図3の拡大

② 中級編

症例 14

図1　背臥位二重造影正面位

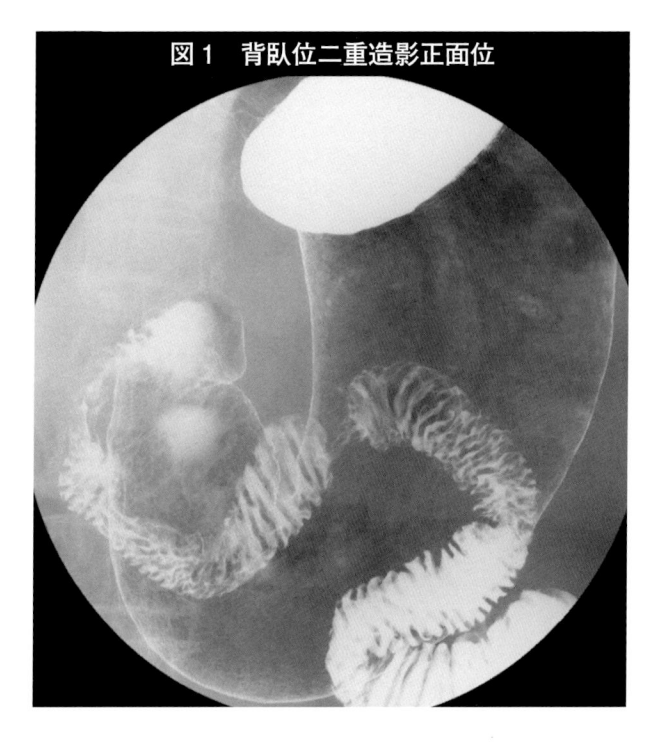

図2　背臥位二重造影第1斜位

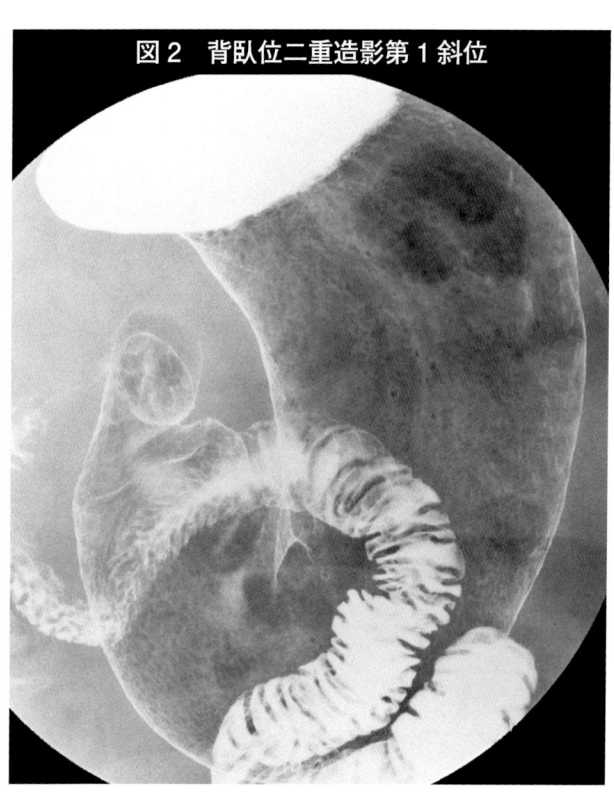

図3　背臥位二重造影第2斜位

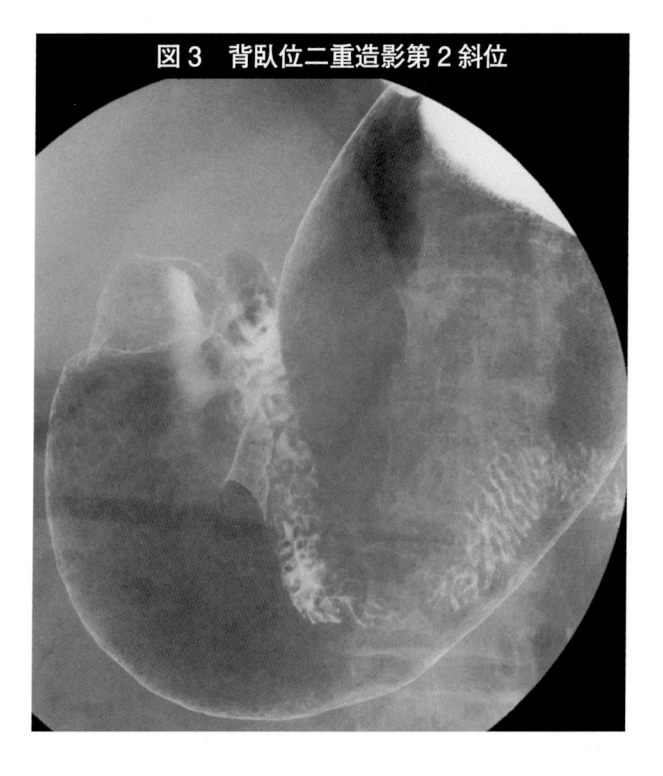

図4　腹臥位二重造影正面位

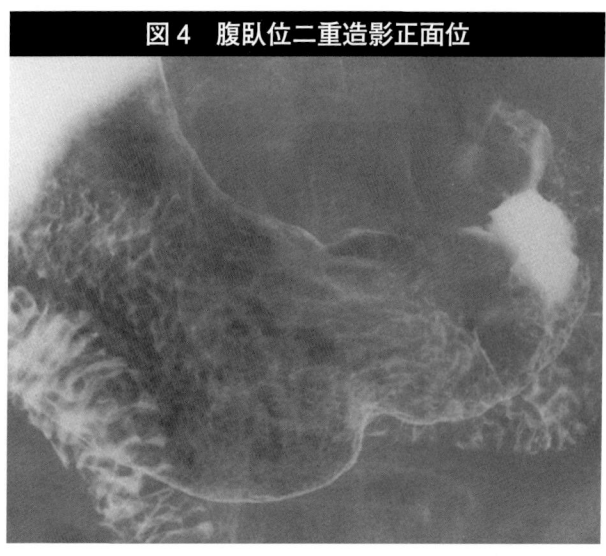

図5　追加撮影

精密X線

内視鏡検査

通常観察　　　インジゴカルミン色素散布

病理組織学的所見

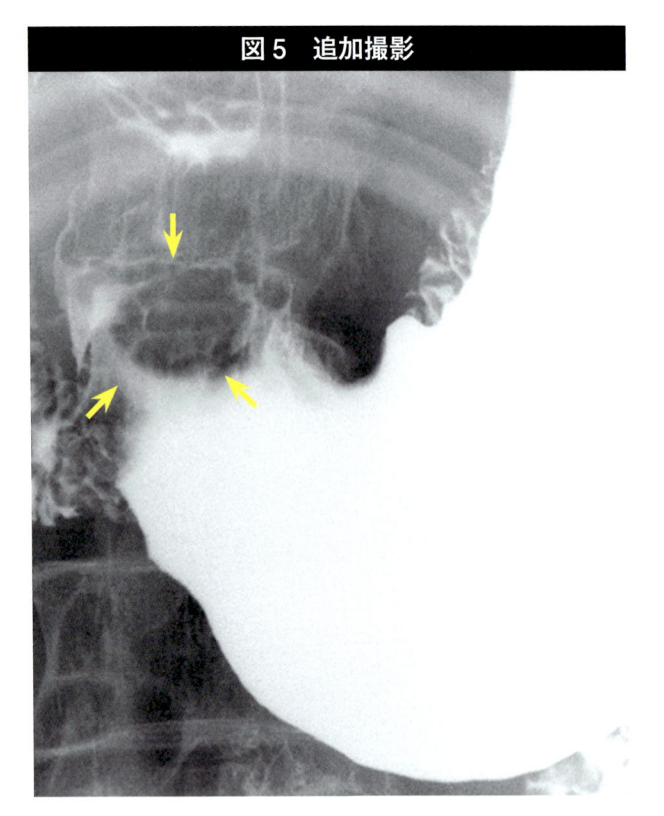

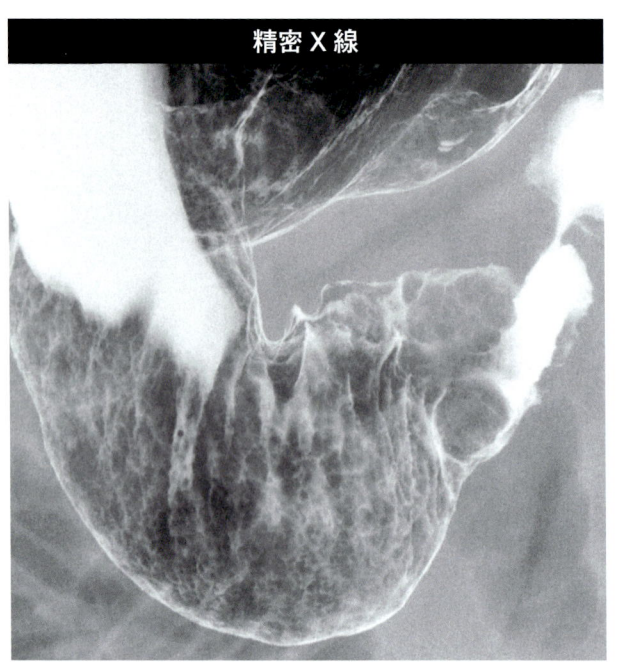

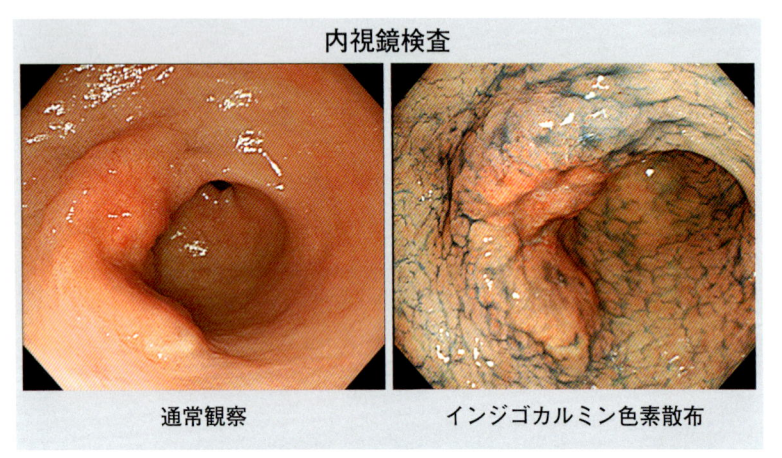

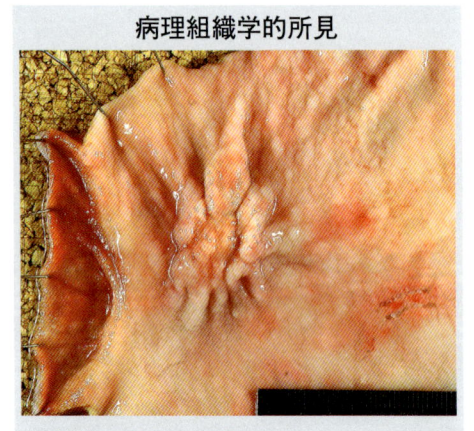

L, 前壁, 0-I+IIa+IIc, 27×16 mm, tub2＞por, MP, ly3, V2, pN1.

読影のポイント

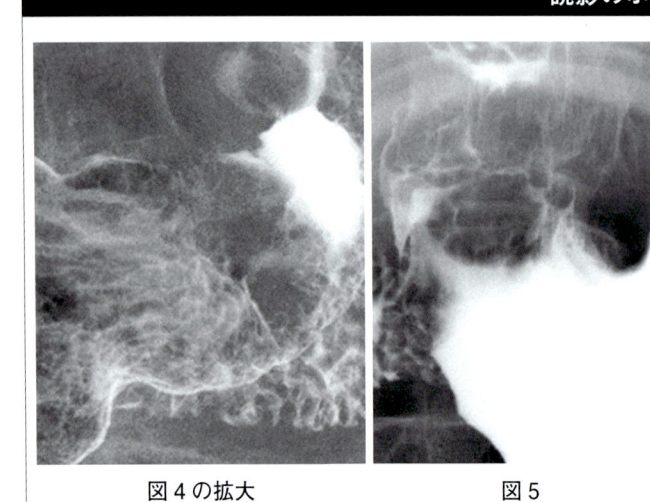

図4の拡大　　　図5

図3では幽門部大彎から前壁に胃外性圧排様の所見が気になる。図4で，前庭部前壁に切れ込みを有する大きな透亮像を認める。上皮性の腫瘍性病変を疑い，カテゴリー3として拾い上げなければならない。図5の圧迫による追加撮影では境界明瞭な透亮像が認められ，カテゴリー4の所見である。精密X線では，大彎寄りに結節状隆起と小彎寄りに浅い陥凹を伴う二つの結節状隆起性病変として認められる。

② 中級編

症例 15

図1　背臥位二重造影正面位

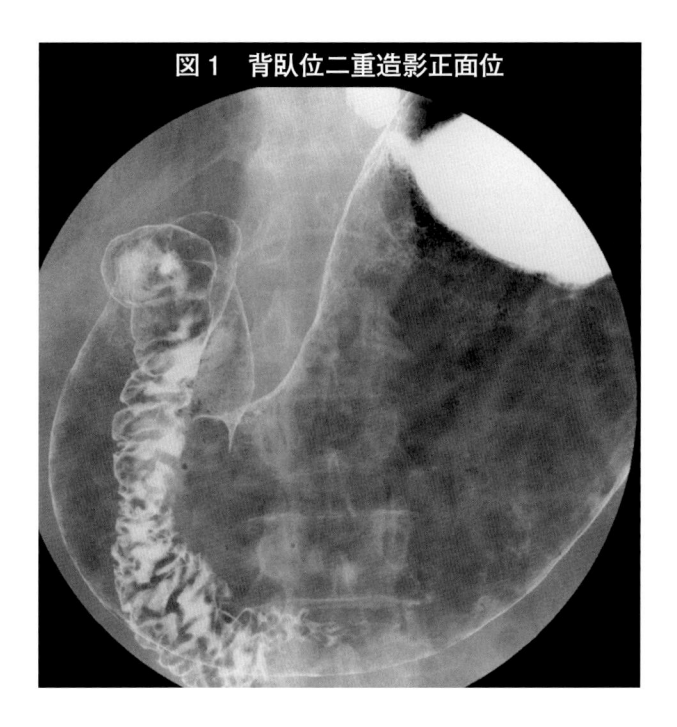

図2　背臥位二重造影第1斜位

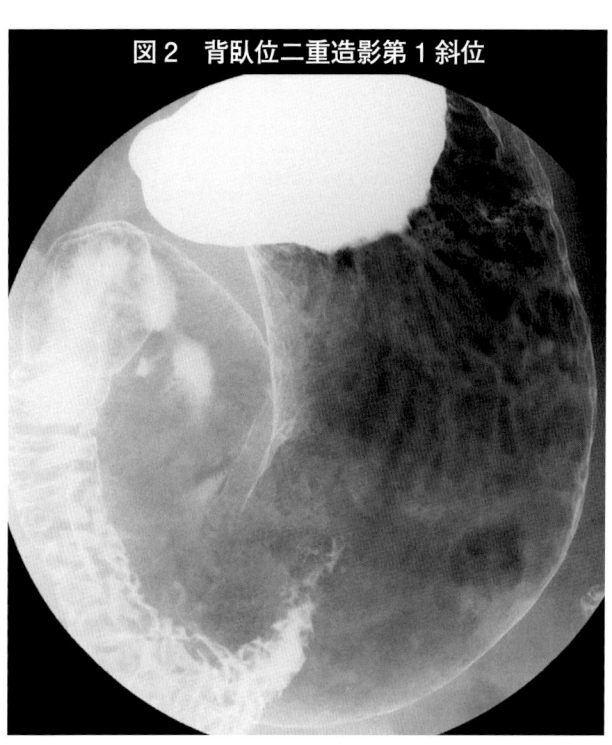

図3　背臥位二重造影第2斜位

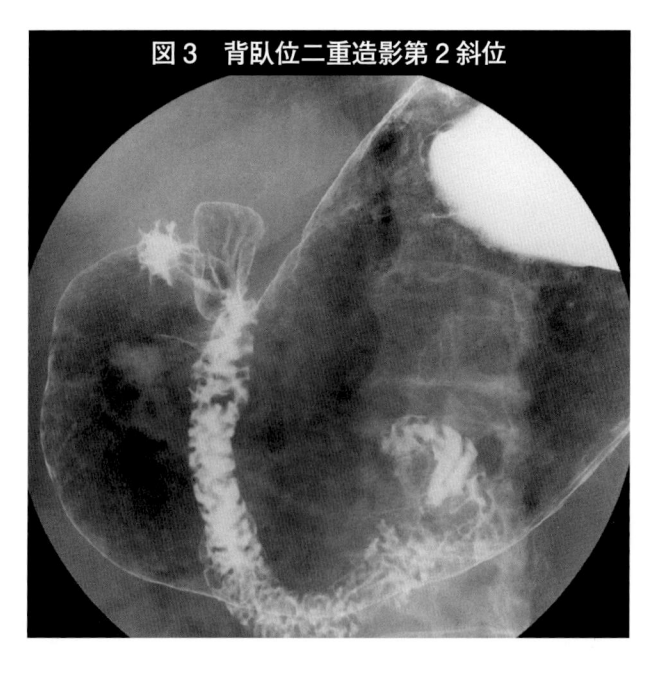

図4　腹臥位二重造影正面位

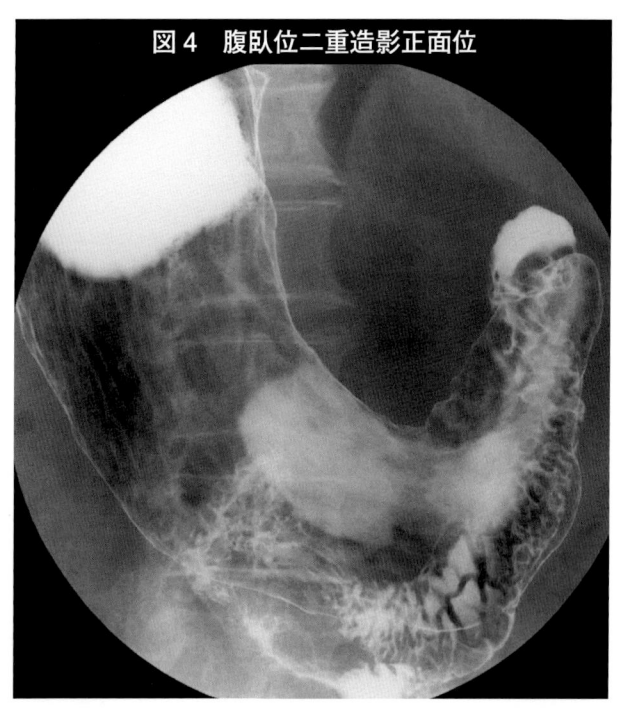

| 図5　追加撮影 | 精密X線 |

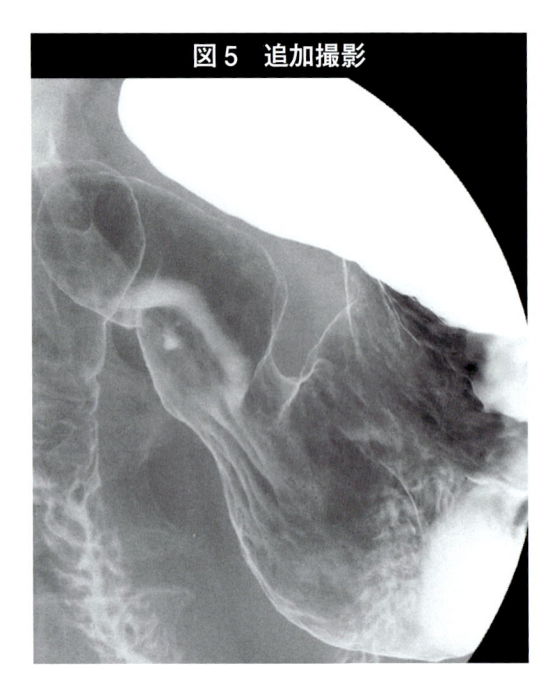

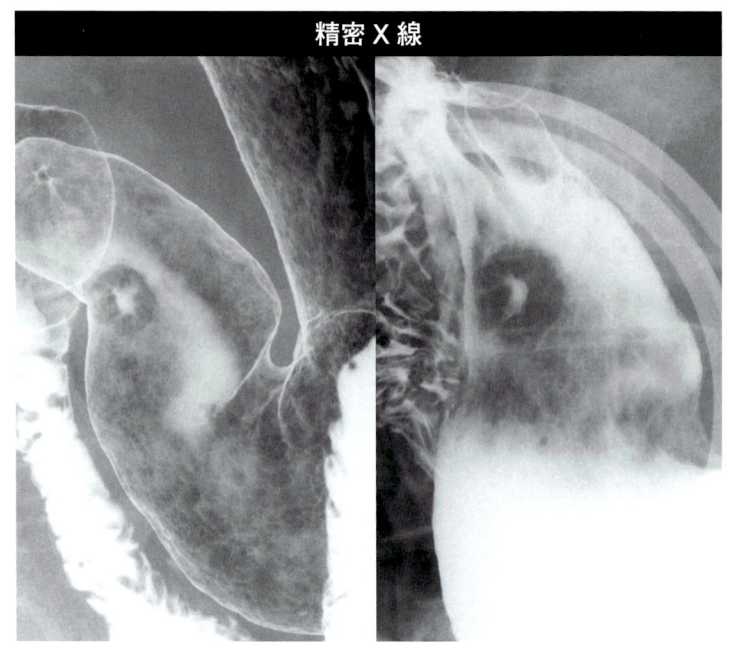

内視鏡検査	病理組織学的所見
通常観察 ／ インジゴカルミン色素散布	M / SM

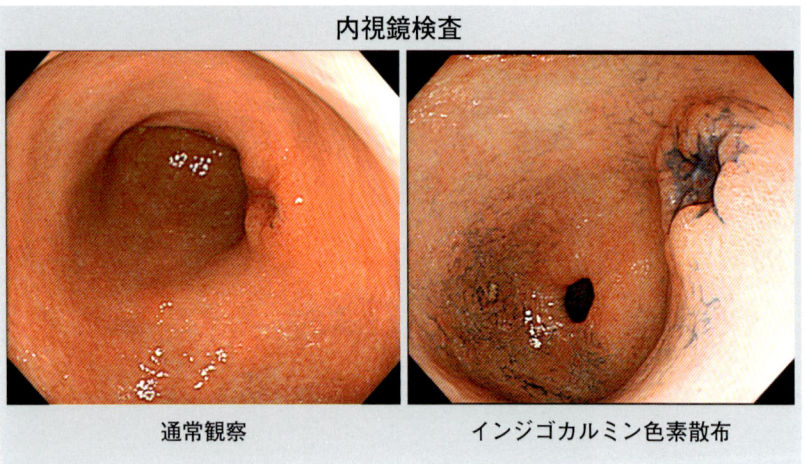

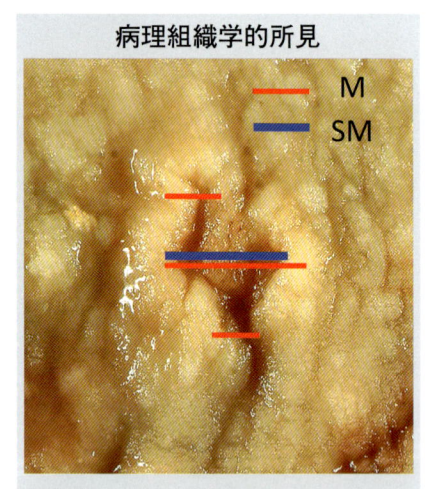

L, 後壁, 0-IIc, 15×10 mm, tub1＋2, SM2, ly0, v0, pN0.

読影のポイント

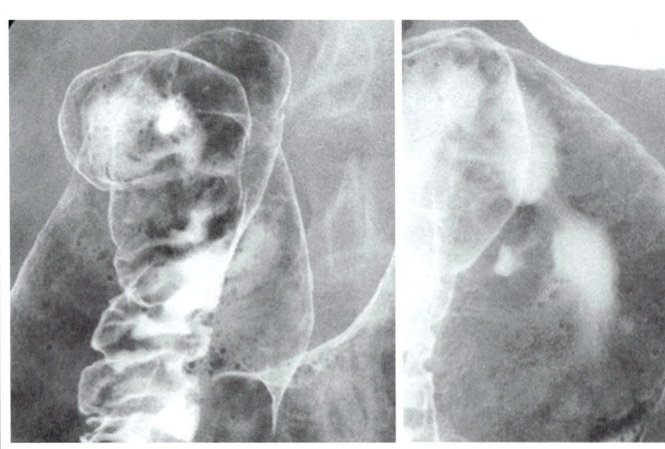

図1の拡大　　図2の拡大

図1では，十二指腸陰影と重なっており，拾い上げは難しい。図2で，前庭部大彎寄りの後壁に不整形のバリウム斑とその周囲に透亮帯を認め，病変の良悪性の鑑別はさておき，陥凹性病変の存在は明らかであり，カテゴリー3～4として拾い上げなければならない。図5の追加撮影では，病変周囲にバリウムを溜めて撮影されており，バリウム斑の周囲には棘状のはみ出しが見られ，カテゴリー4として拾い上げることができる。精密検査では，陥凹辺縁の棘状変化が明瞭となり，辺縁隆起は正常上皮で覆われている。圧迫すると周囲の透亮が明瞭となり，0-IIc型のSMがんと診断できる。

② 中級編

症例 16

図1　腹臥位二重造影第1斜位

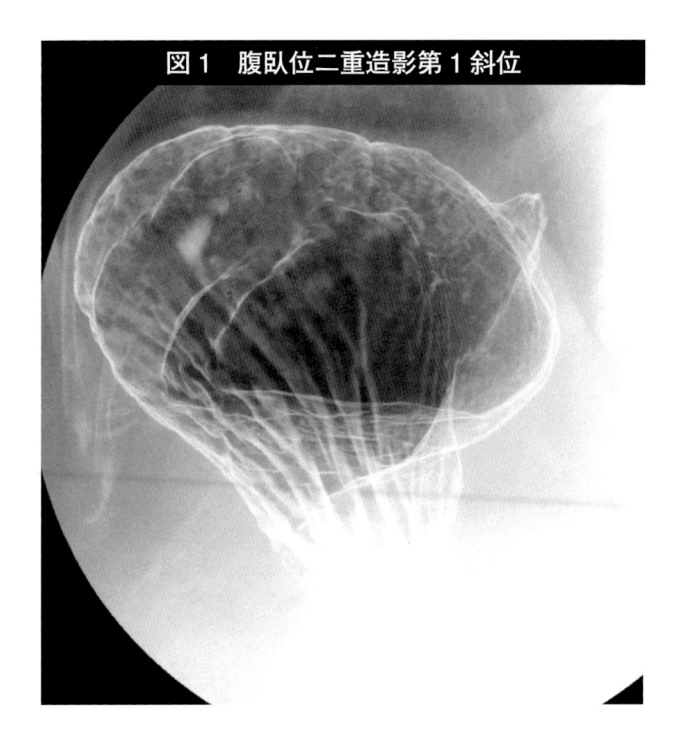

図2　右側臥位二重造影

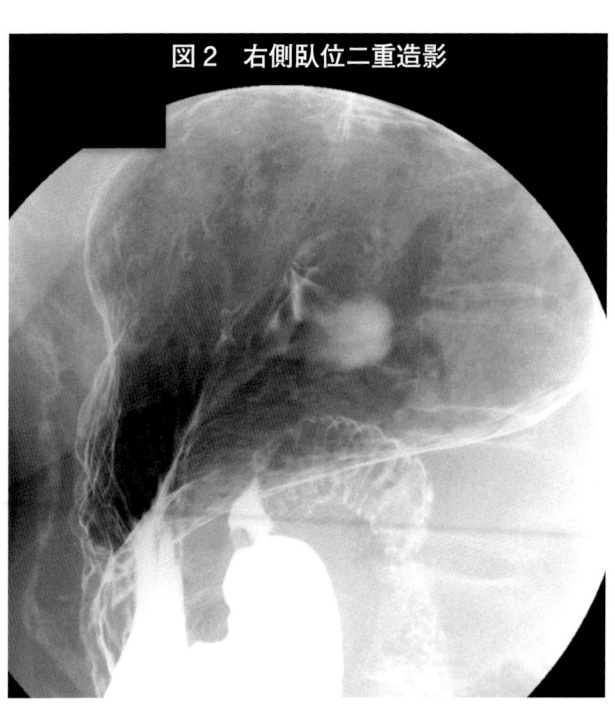

図3　背臥位二重造影第2斜位

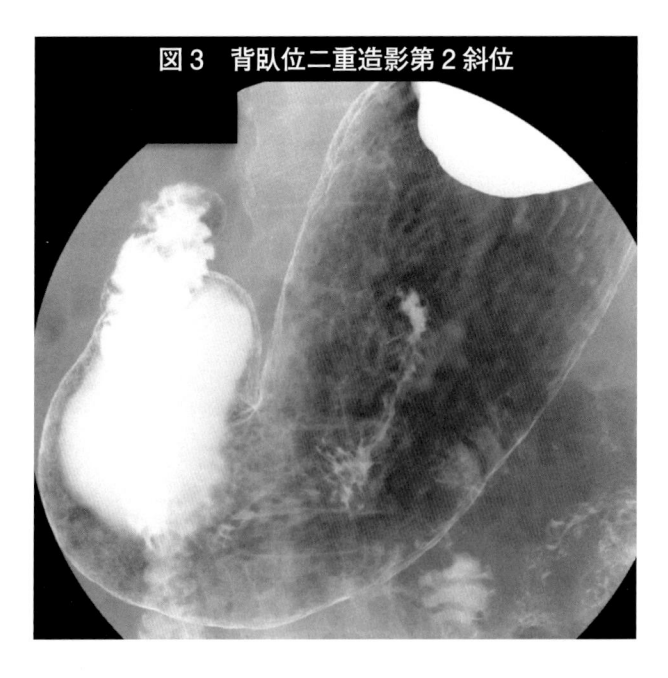

図4　立位二重造影第1斜位

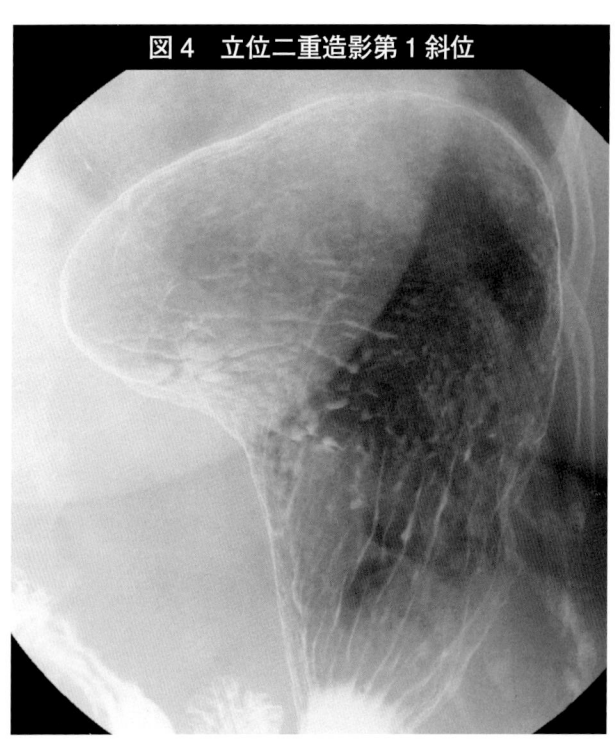

| 図5 追加撮影 | 精密X線 |

| 内視鏡検査 | 病理組織学的所見 |
| 通常観察 / インジゴカルミン色素散布 | M / SM~MP / SS |

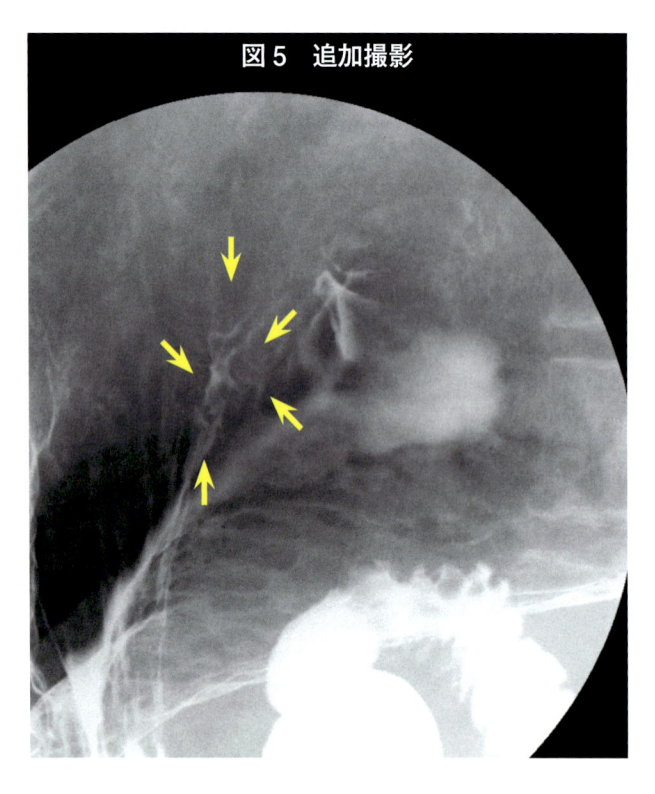

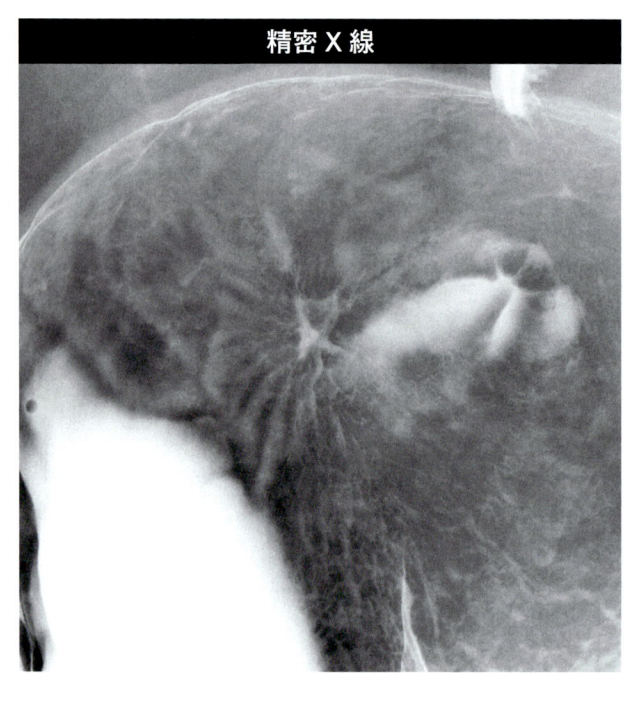

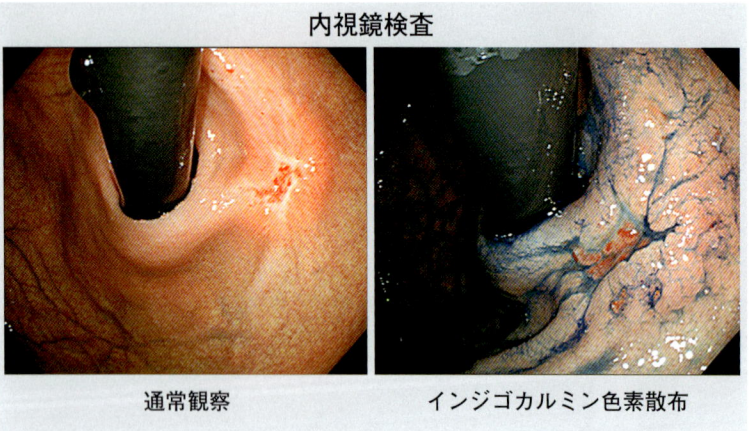

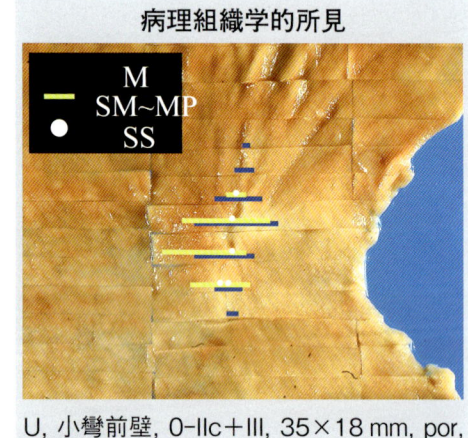

U, 小彎前壁, 0-IIc+III, 35×18 mm, por, SS, ly2, v1, pN0.

読影のポイント

図1では噴門部の前壁に不整形の境界明瞭なバリウム斑が認められる。図2でも同様の所見が認められ，カテゴリー4として拾い上げることができる。図5の追加撮影では噴門部前壁に内部に隆起成分を伴った境界明瞭な棘状輪部の不整形陰影斑を認める。カテゴリーは5としてよい。精密検査では，ひだ集中と周囲からなだらかに盛り上がっている境界明瞭な陥凹性病変として描出されており，深達度はSM以深と診断しなければならない。

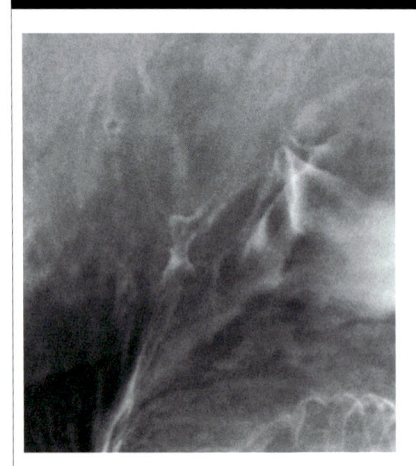

図2の拡大

2 中級編

症例 17

図1　背臥位二重造影第2斜位（1年前）

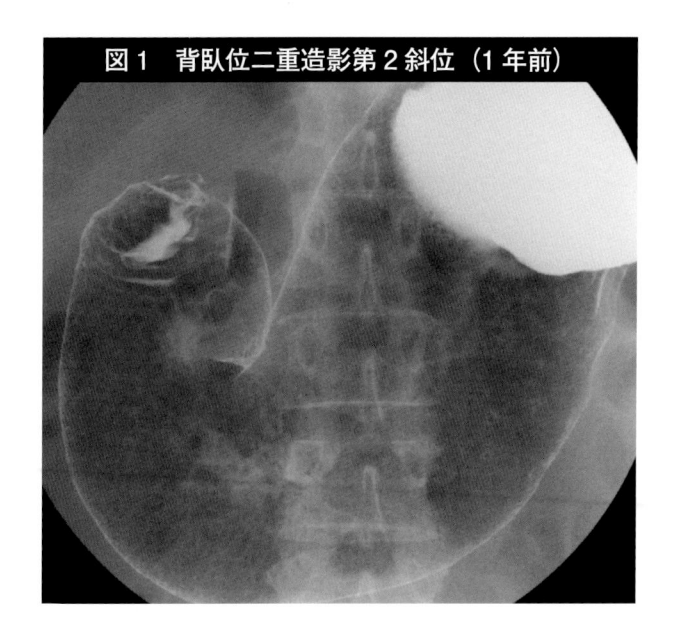

図2　背臥位二重造影第2斜位（高位ふりわけ）（1年前）

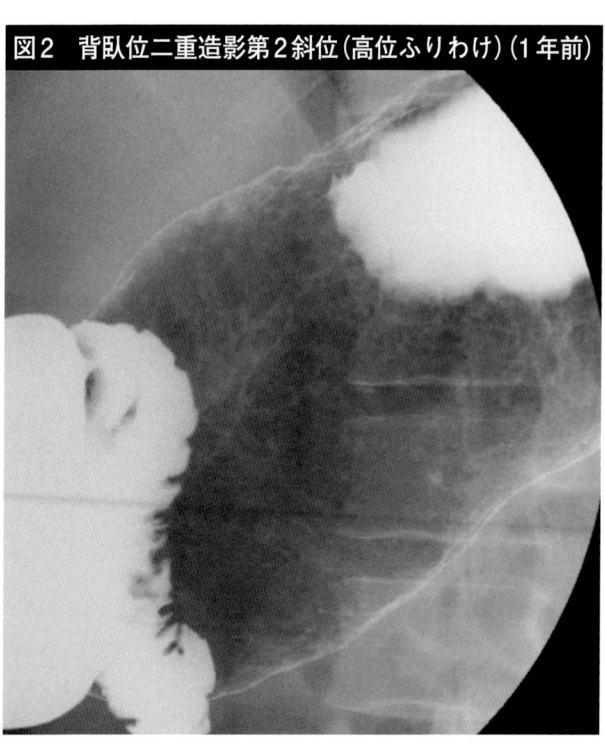

図3　背臥位二重造影第2斜位（発見時）

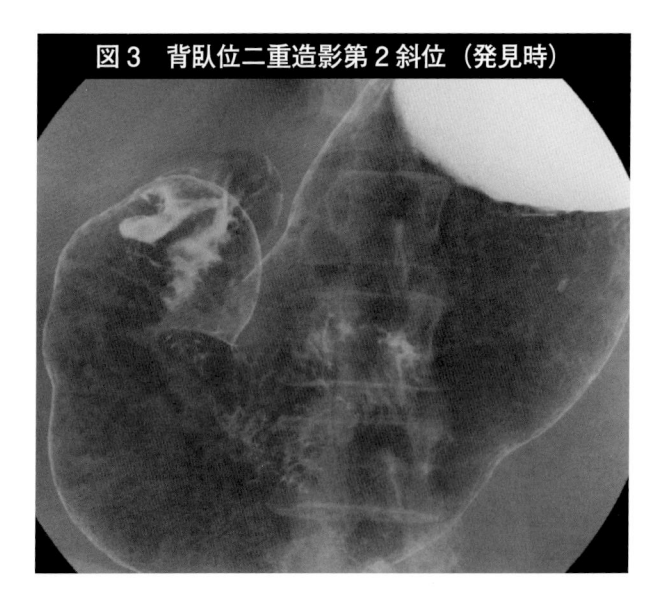

図4　背臥位二重造影第2斜位（低位ふりわけ）（発見時）

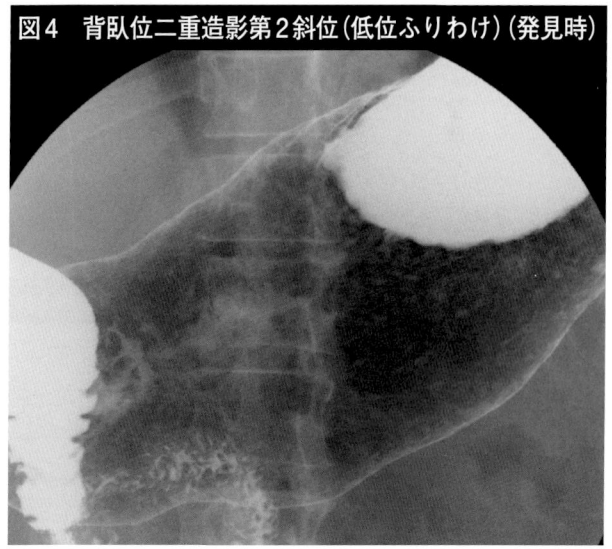

図5 追加撮影	精密X線

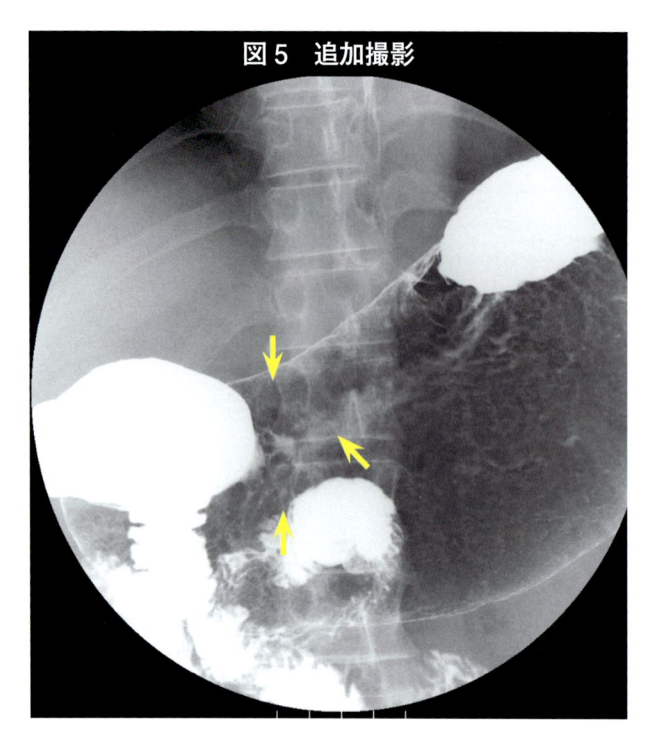

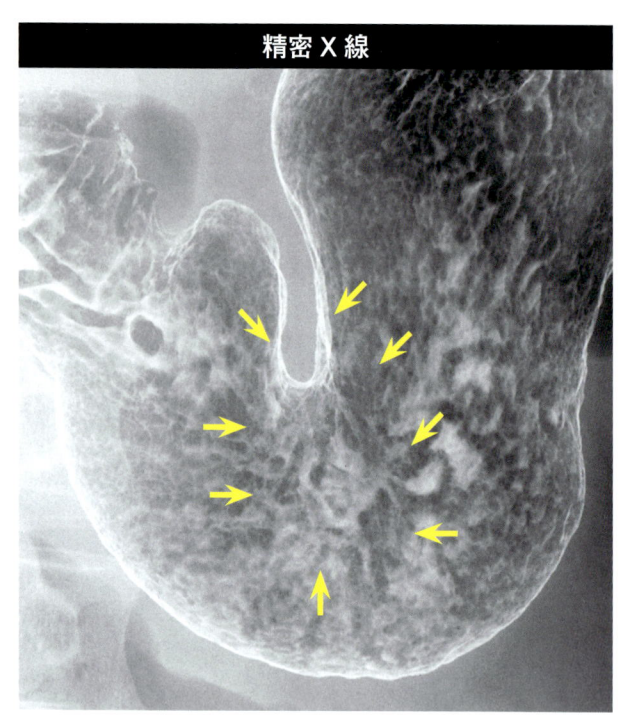

内視鏡検査	病理組織学的所見
通常観察 / インジゴカルミン色素散布	ML, 後壁小彎, 0-IIc+III, 62×33 mm, sig≫por, SM2, ly1, v0, pN0.

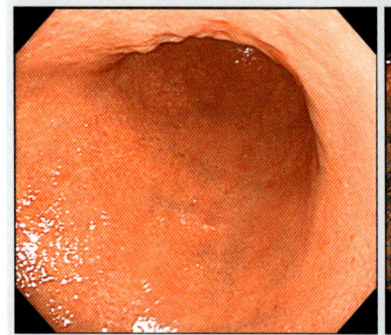

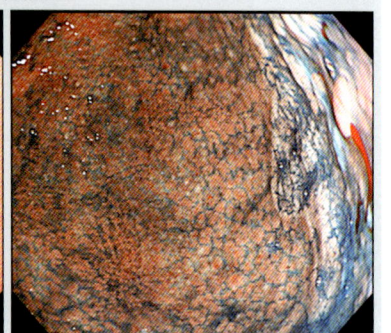

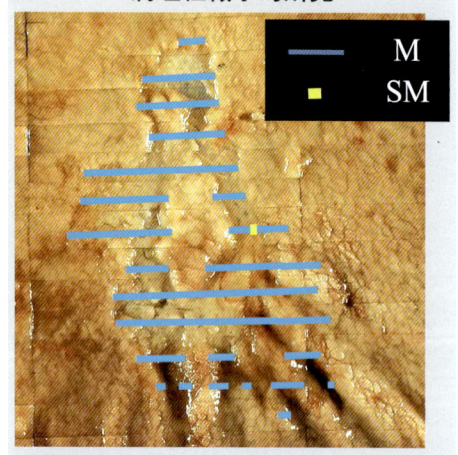

読影のポイント

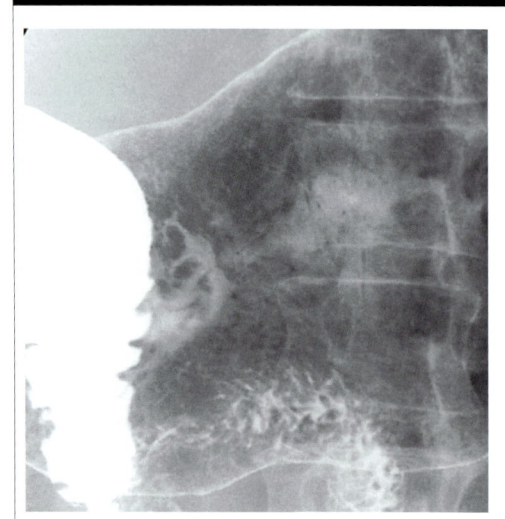

図1〜3では拾い上げるのは難しい。図4では，胃角部小彎から後壁側に顆粒状陰影と鋸歯状輪郭を示す線状のバリウム斑を認める。カテゴリー3あるいは4として拾い上げる。図5の追加撮影では，胃角後壁に顆粒状陰影を伴う鋸歯状輪郭のバリウム斑を認め，再現性があることからカテゴリー4〜5とする。精密X線では，胃角部後壁に内部に顆粒状隆起を伴う不整形の陰影斑が認められ，さらに大彎寄りの外側に辺縁隆起を伴う複雑な肉眼型のIIc型病変である。

図4の拡大

2 中級編

症例 18

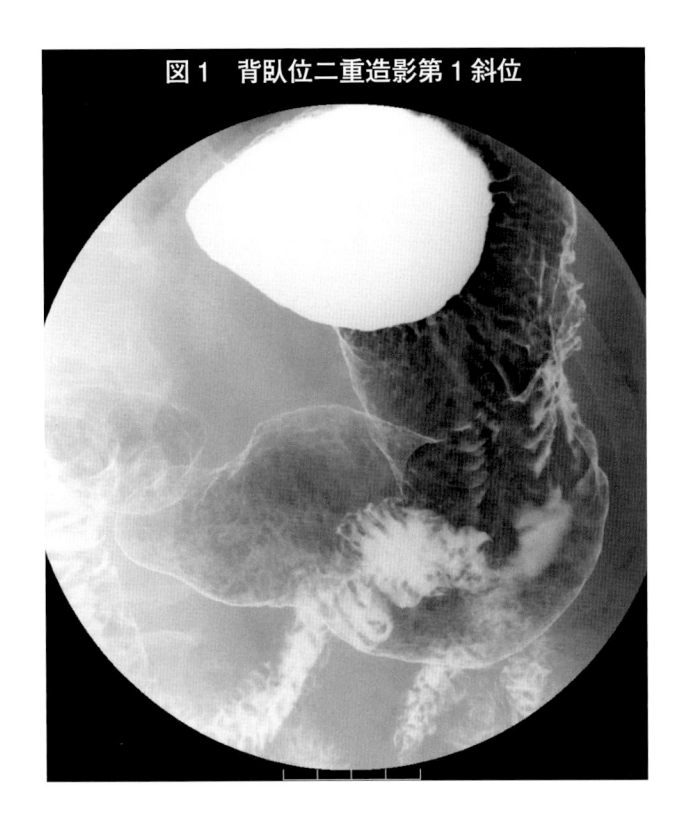

図1　背臥位二重造影第1斜位

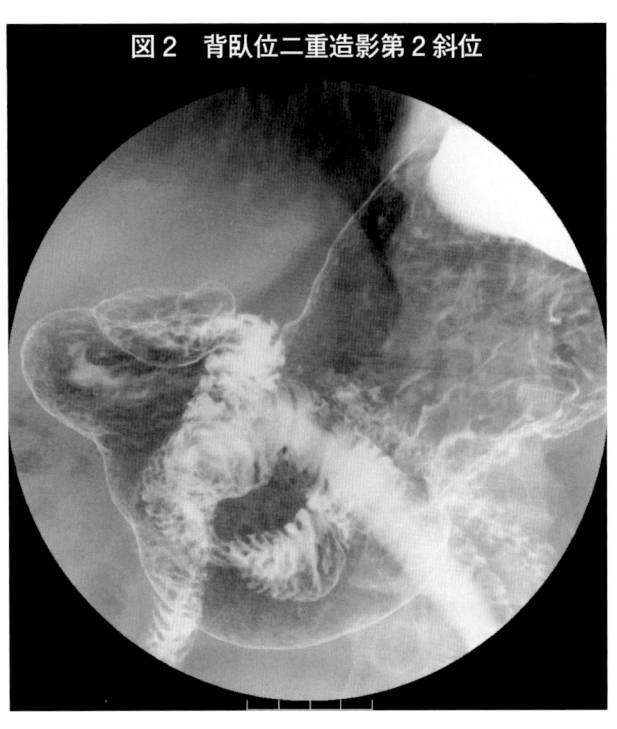

図2　背臥位二重造影第2斜位

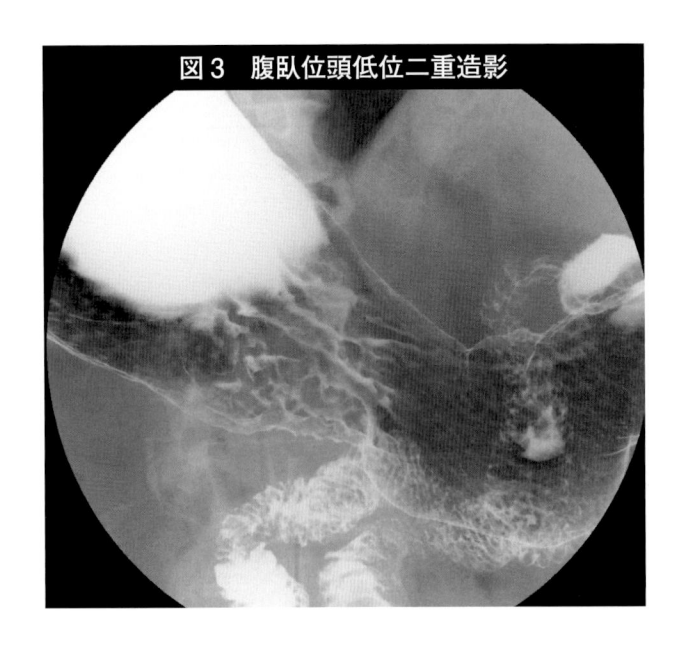

図3　腹臥位頭低位二重造影

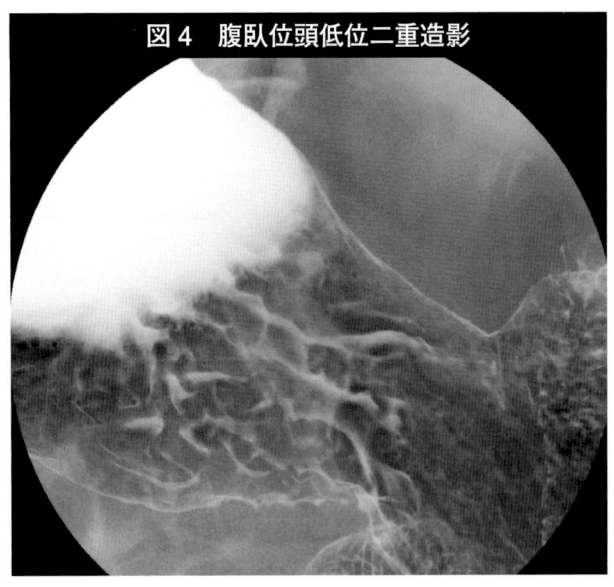

図4　腹臥位頭低位二重造影

| 図5 追加撮影 | 精密X線 | 内視鏡検査 |

| 精密X線 | 病理組織学的所見 |

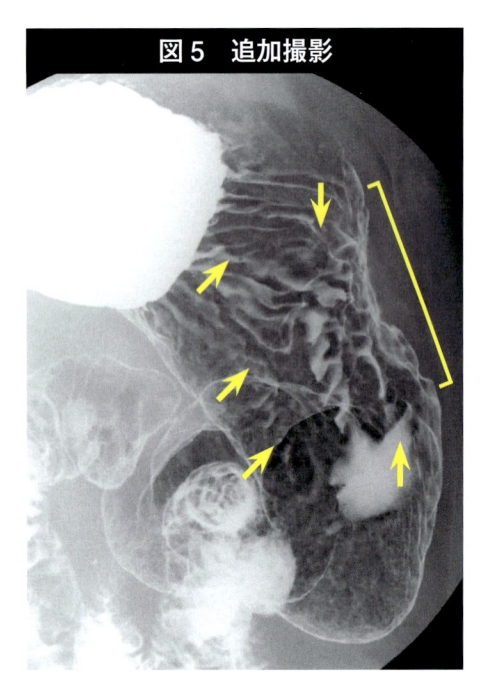

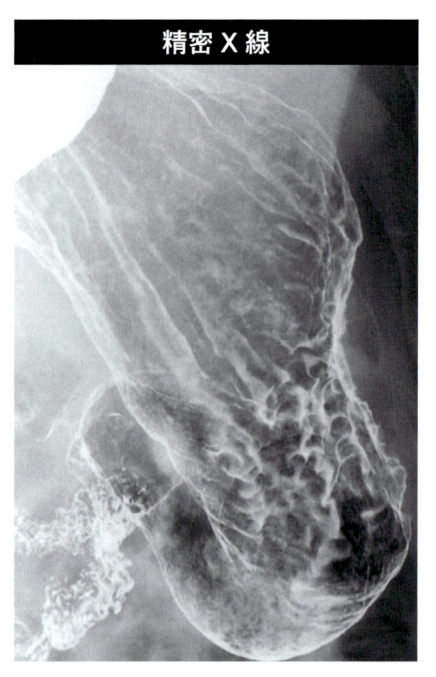

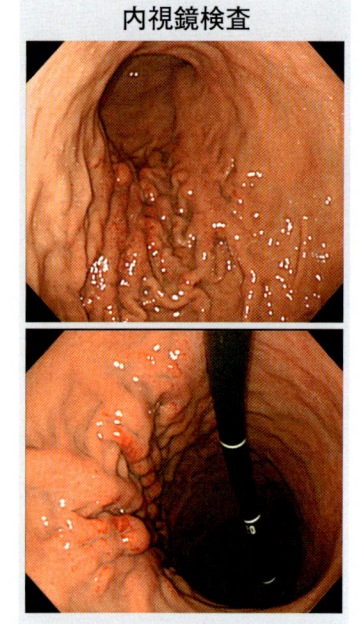

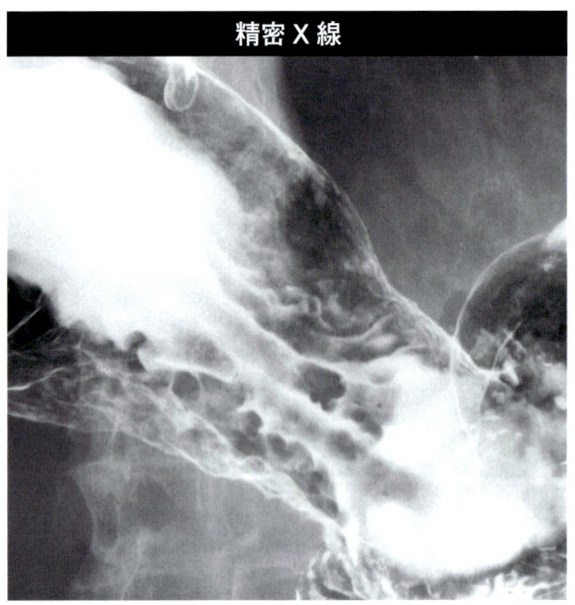

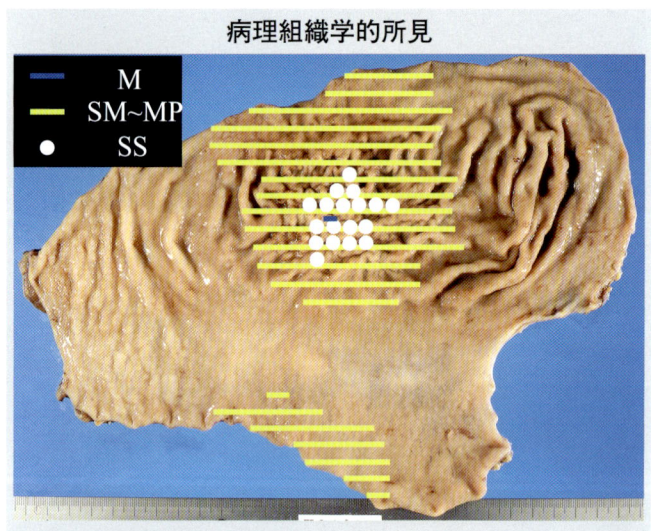

■ M
■ SM~MP
● SS

MU, 大彎前壁後壁, type 4, 140×125 mm, por2＞＞por1, SS, ly3, v1, pN1.

読影のポイント

　図1～4のすべてで，胃体部大彎の伸展不良所見を認める。図1では，胃体部大彎に広範な伸展不良と皺襞の走行異常を認める。図3，4では体中部から下部の壁伸展不良のほかに，皺襞の肥厚と節状変化，皺襞間の伸展不良による狭小化が認められ，スキルスを疑いカテゴリーは4が妥当である。精密検査では体部大彎の広範な伸展不良と，皺襞の走行異常，結節状肥厚，皺襞間の伸展不良など，スキルス胃がんに特徴的な所見と病変の拡がりが描出されている。ただし，原発巣となるべき潰瘍性変化が証明されていないので確定診断は必ずしも容易ではない。

③ 上級編

　この編はチェックが比較的難しい12症例から成っている。全例チェックできていれば相当の実力の持ち主であり，X線検診の一次読影が担える資格者としてみなしてよいであろう。

3 上級編

症例 19

図1　背臥位二重造影正面位

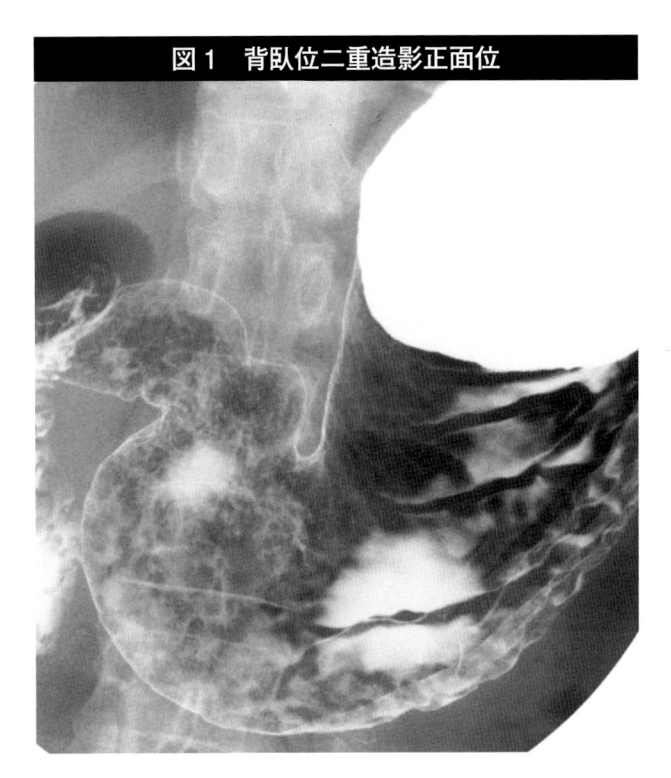

図2　背臥位二重造影第1斜位

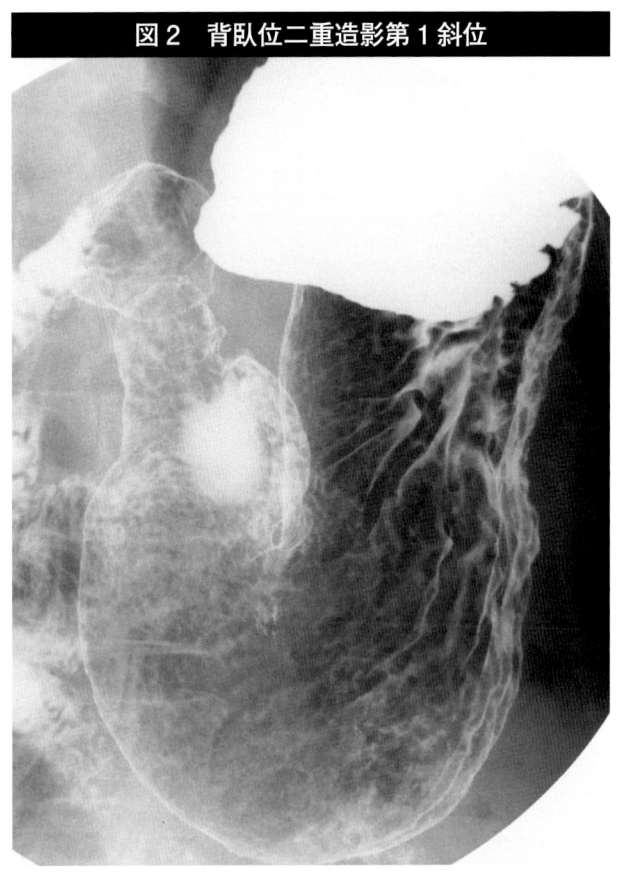

図3　背臥位二重造影第2斜位

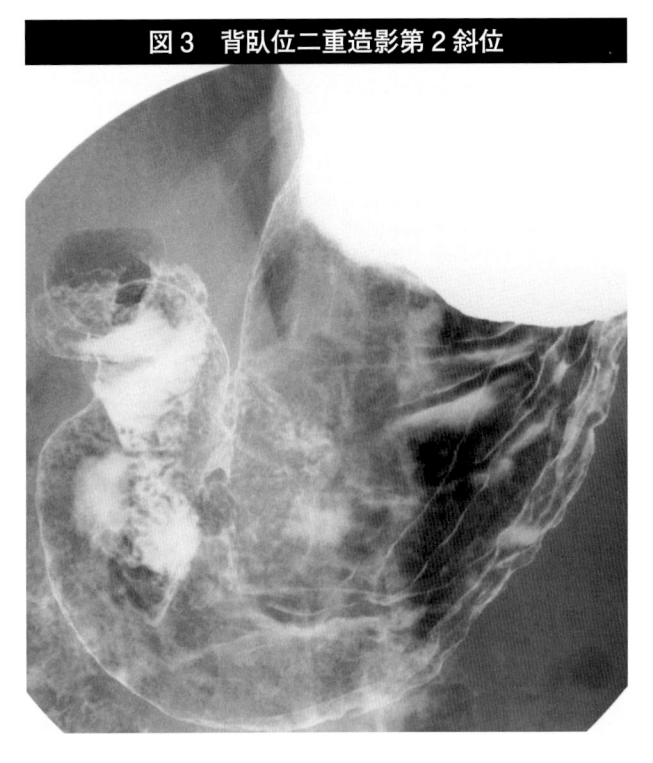

図4　腹臥位頭低位二重造影

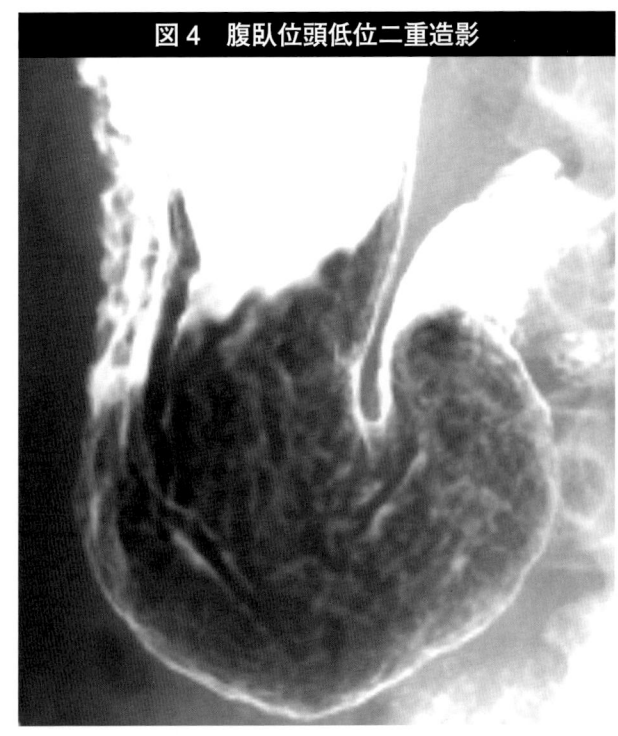

| 図5 追加撮影 | 精密X線 |

| 内視鏡検査 | 病理組織学的所見 |
| 通常観察 / インジゴカルミン色素散布 | M, 後壁, 0-IIc, 10×6mm, sig, M, ly0, v0, pN0. |

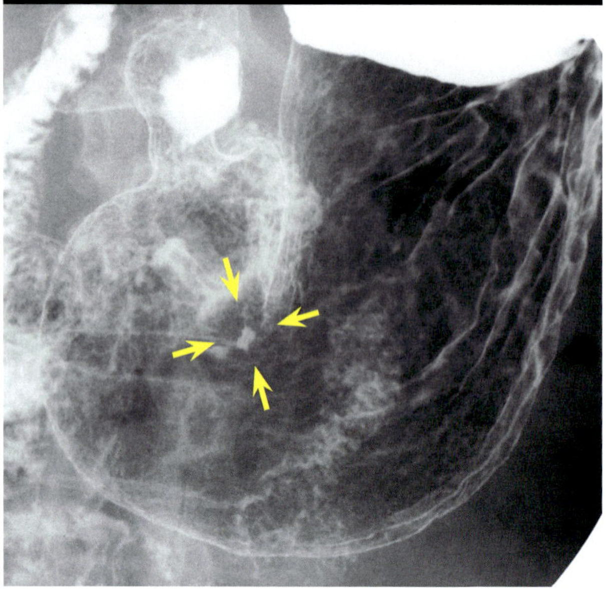

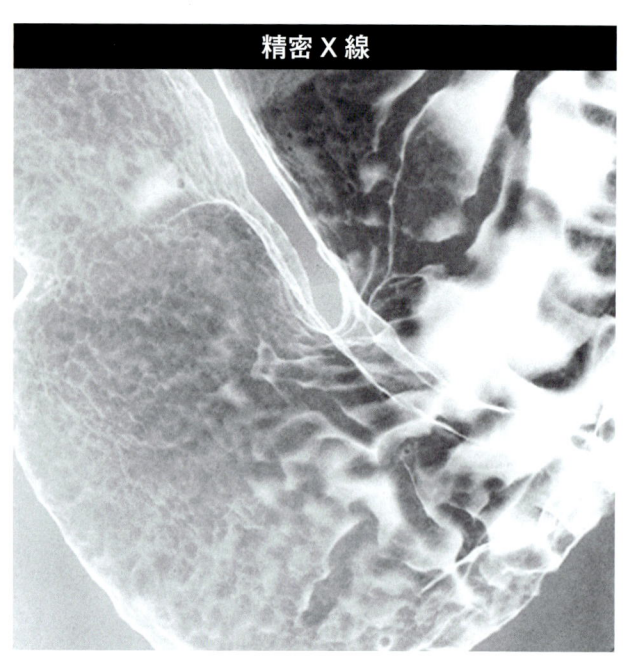

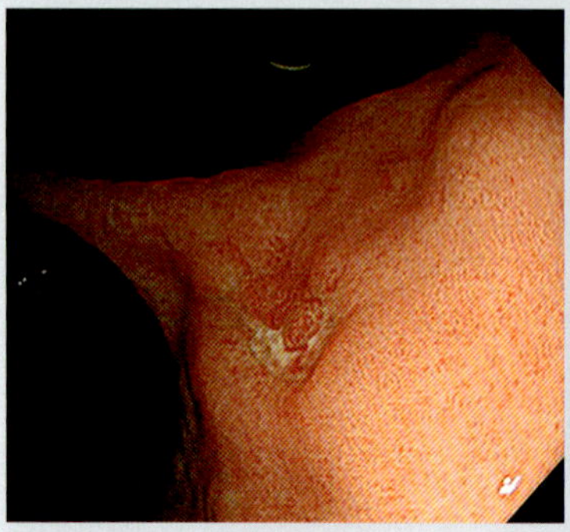

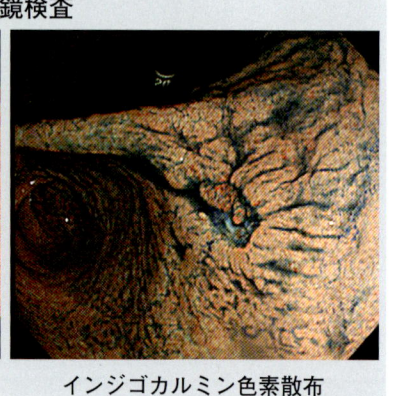

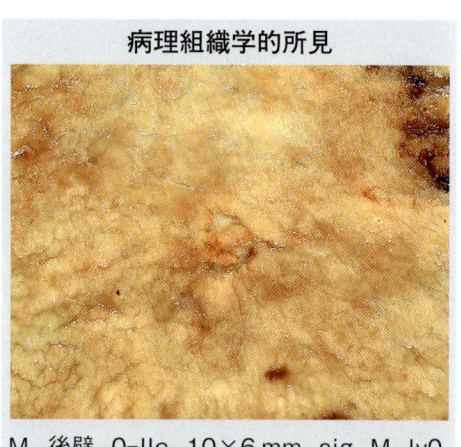

読影のポイント

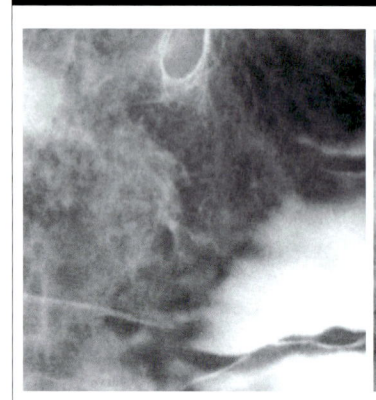

図1の拡大 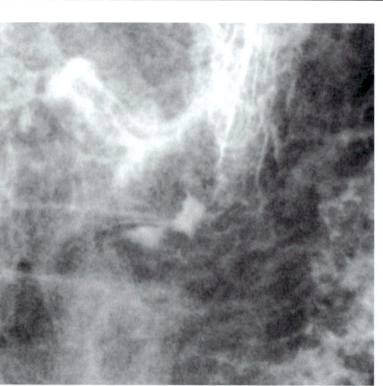　　　図5の拡大

図1，2に所見はわずかに現れている。図1では胃角部後壁に，椎体陰影と重なって10mmほどの矢頭状の淡い陰影斑が認められる。図2にも不明瞭ながら同部位に淡い陰影斑が現れている。しかし所見は小さく，椎体陰影との重なりのためにやや不明瞭であり，悪性を否定できない所見としてカテゴリー3とするのが妥当である。図5の追加撮影では胃角部小彎寄りに角張った小さなニッシェが描出されているが，詳しく見ると棘状の輪郭が認められ，悪性が疑われるのでカテゴリーは4としたほうがよい。精密検査では同部位に内部に顆粒状変化を伴った不整形の陰影斑として描出されており，未分化型の0-IIc病変の特徴がよく現れている。

③ 上級編

症例 20

図1　腹臥位二重造影（上部前壁）1年前

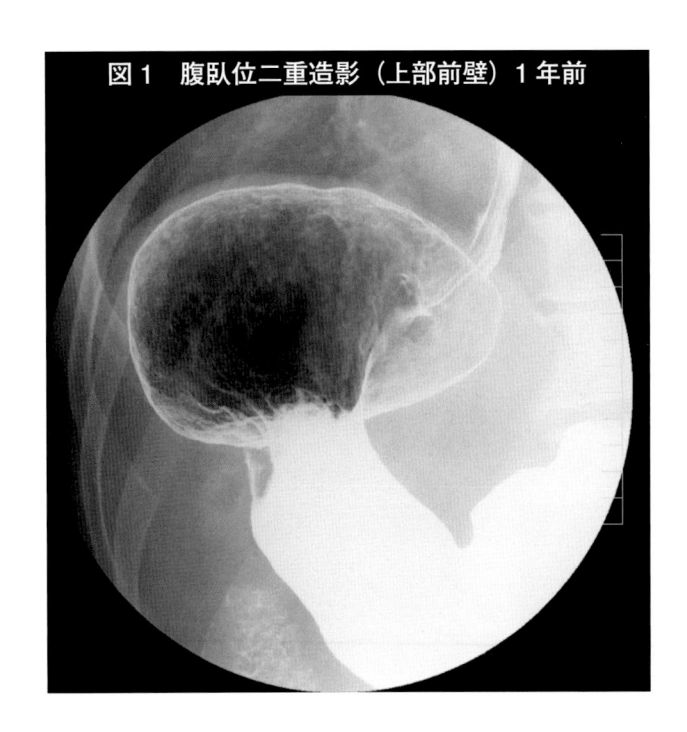

図2　右側臥位二重造影 1年前

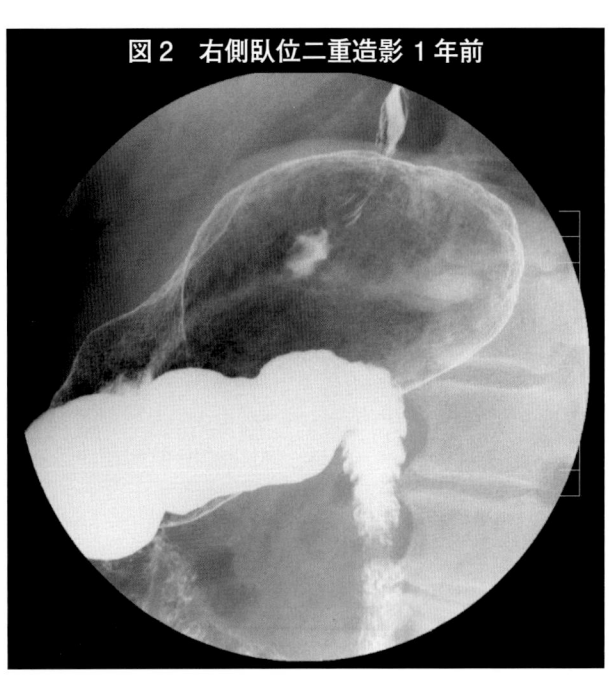

図3　腹臥位二重造影（上部前壁）発見時

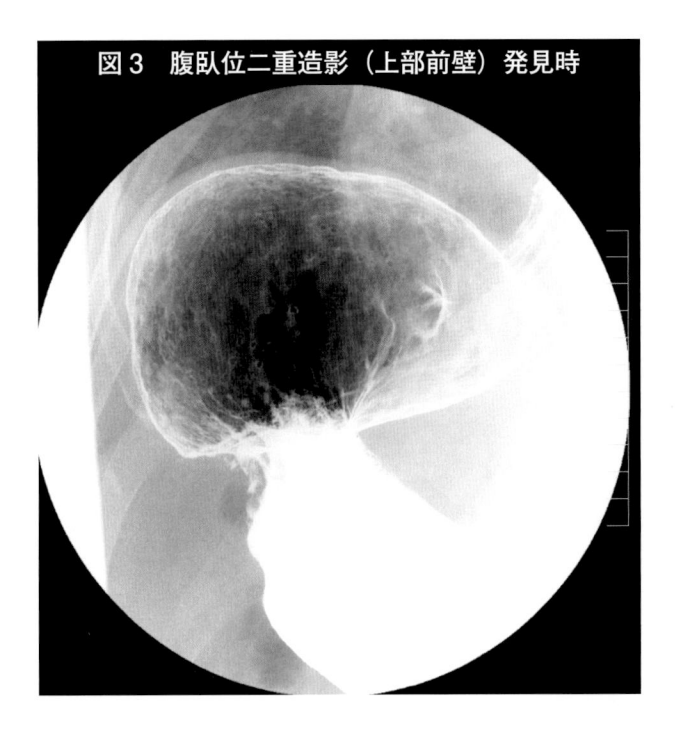

図4　右側臥位二重造影 発見時

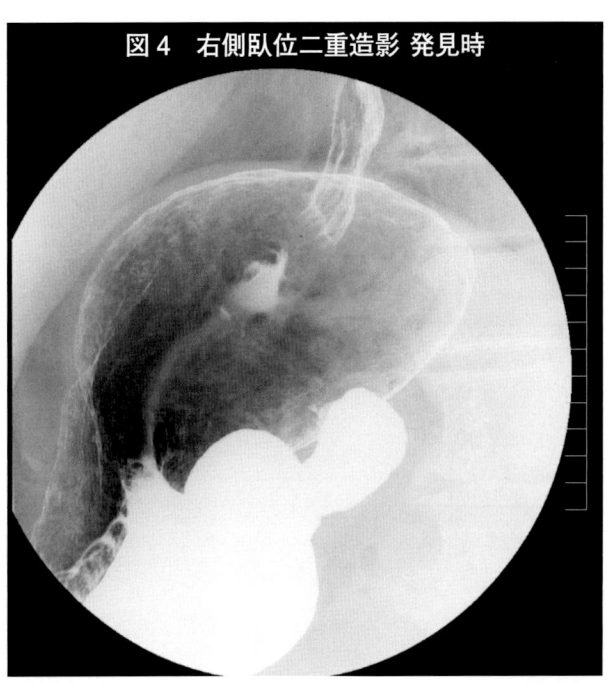

図5 追加撮影	精密X線

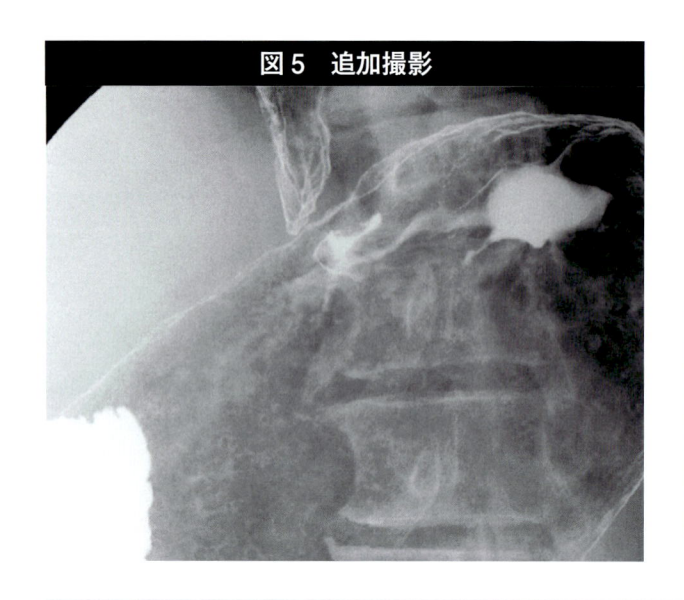

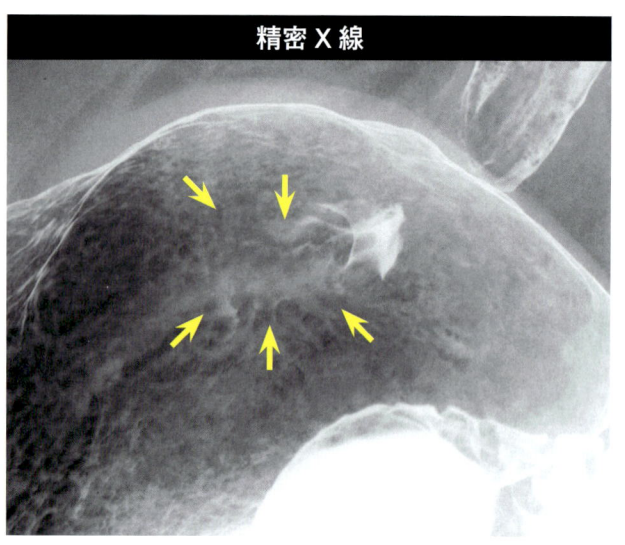

内視鏡検査	病理組織学的所見
通常観察 / インジゴカルミン色素散布	UE, 小彎後壁前壁, 0-IIc, 46×41 mm, tub2＞por, MP, ly2, v1, pN1.

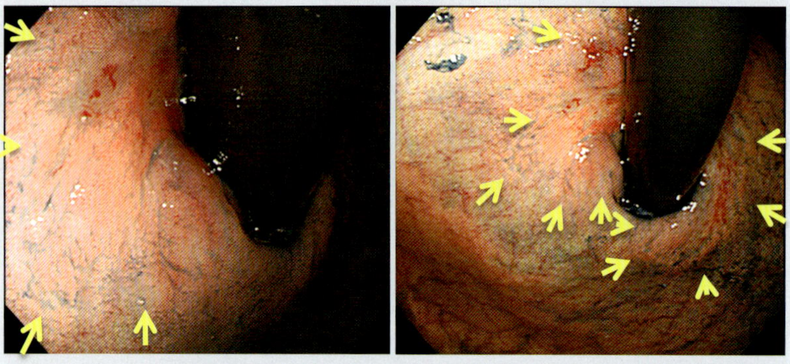

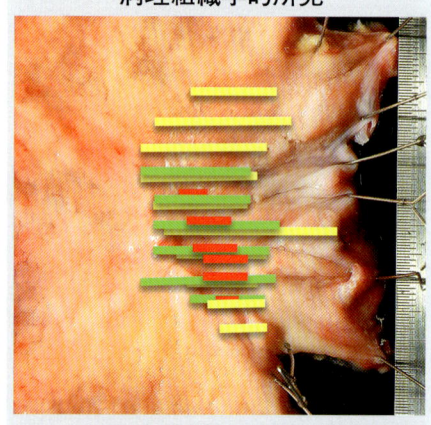

読影のポイント

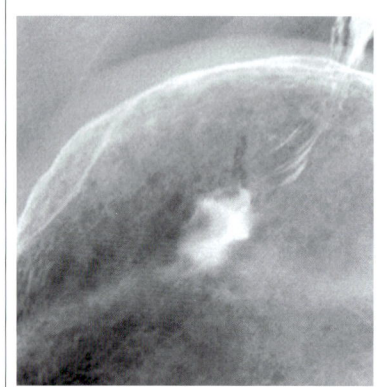

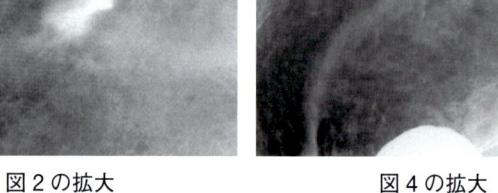

図2の拡大 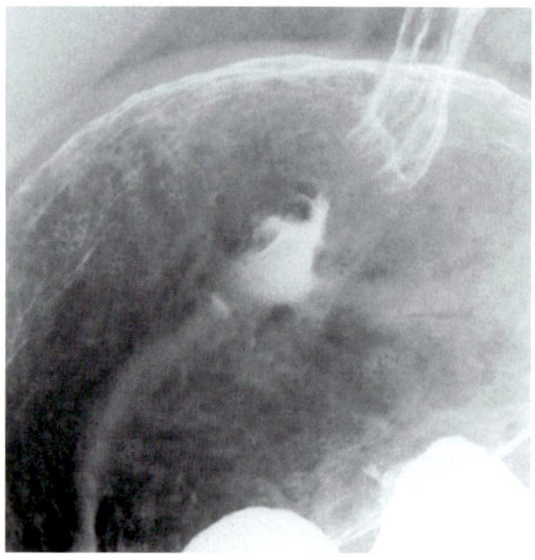　　図4の拡大

図1, 2は前年度, 図3, 4は発見年の写真である。図2では胃入口部に濃いバリウム斑が認められるが, 辺縁に顆粒状変化を伴っていて, 不整形のバリウム斑となっている。この所見はカテゴリー3として拾い上げるべきである。図4にも胃入口部に異常に濃いバリウム斑が認められ, 図2と同様に顆粒状変化によって不整形を呈しているのでカテゴリー3として拾い上げなければならない。精密検査では同部位に辺縁隆起を伴った不整形の陰影斑として描出されており, 分化型のIIc性病変と診断できる。この部位は, バリウムを流しながらの観察が必須であり, わずかな凹凸の変化を見逃さないようにする必要がある。

③ 上級編

症例 21

図1　腹臥位二重造影（上部前壁）

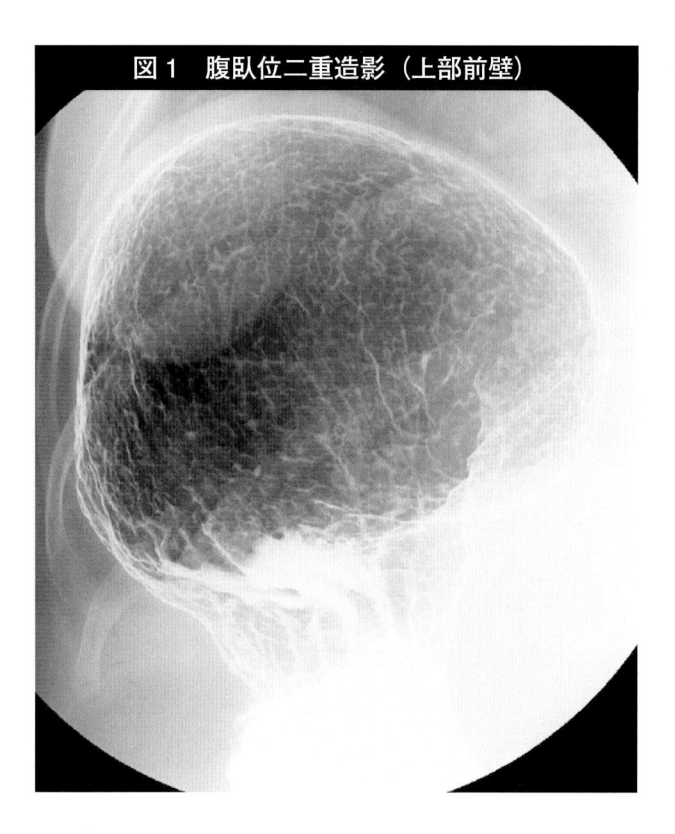

図2　右側臥位二重造影

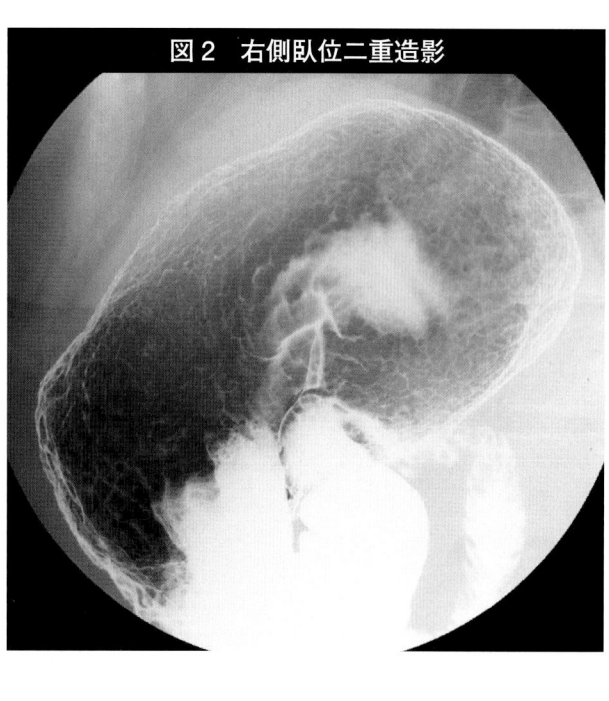

図3　背臥位二重造影第2斜位

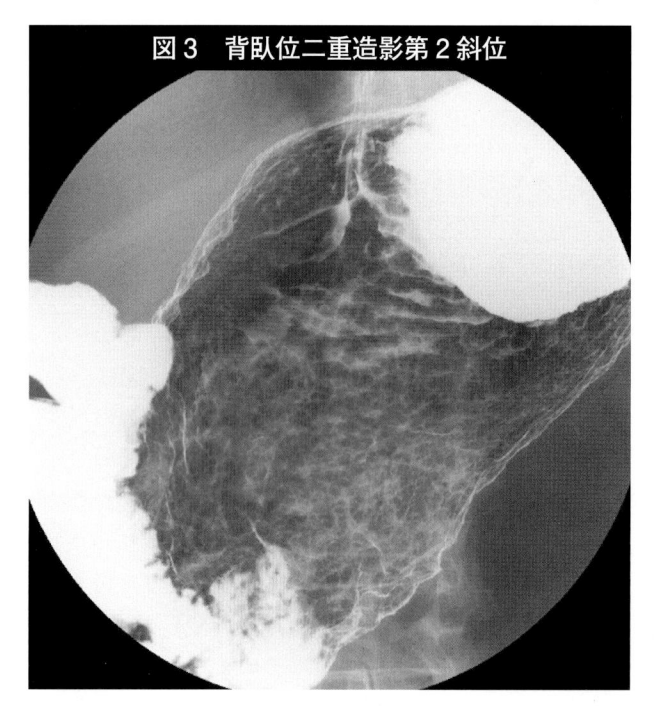

図4　立位二重造影第1斜位

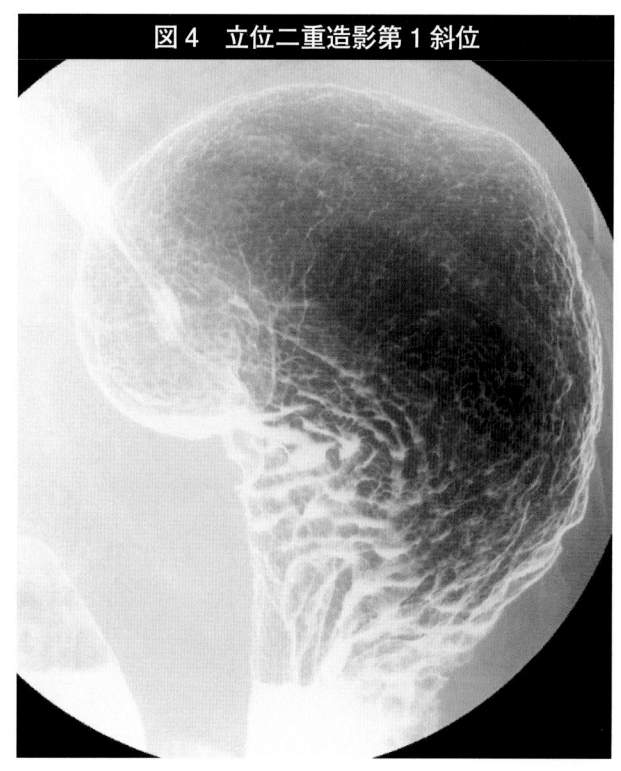

図5 精密X線

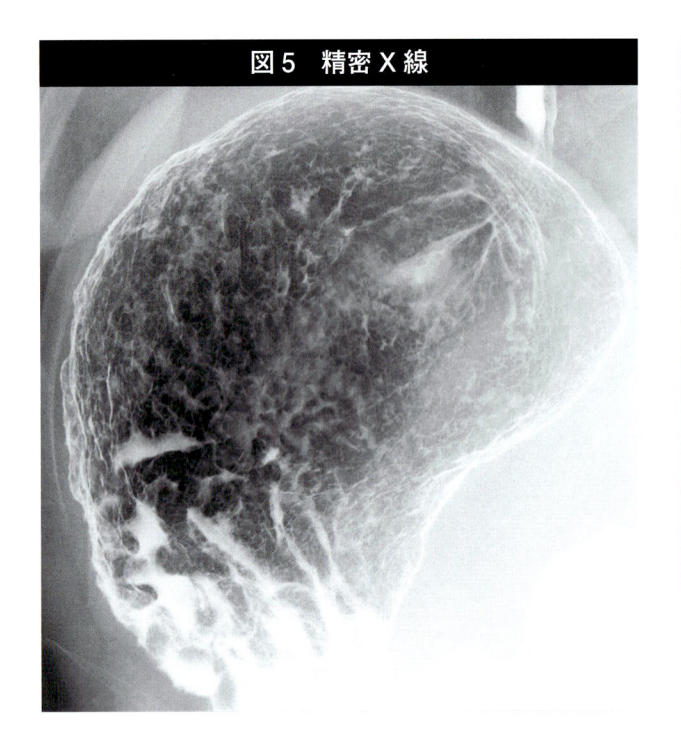

病理組織学的所見

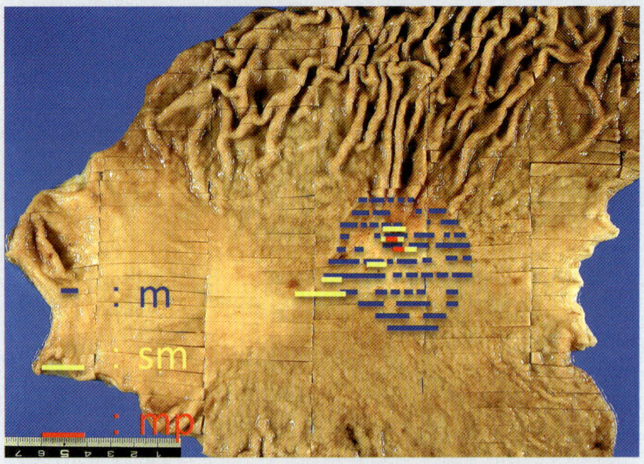

MU, 小彎前壁, 0-IIc+IIb, 75×55 mm, sig>por, MP, ly1, v0, pN0.

内視鏡検査

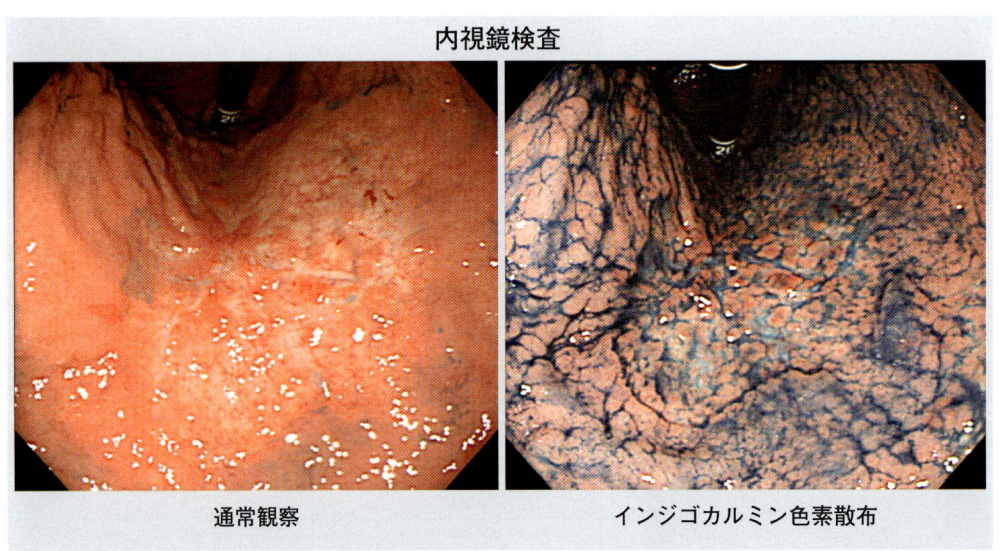

通常観察　　　インジゴカルミン色素散布

読影のポイント

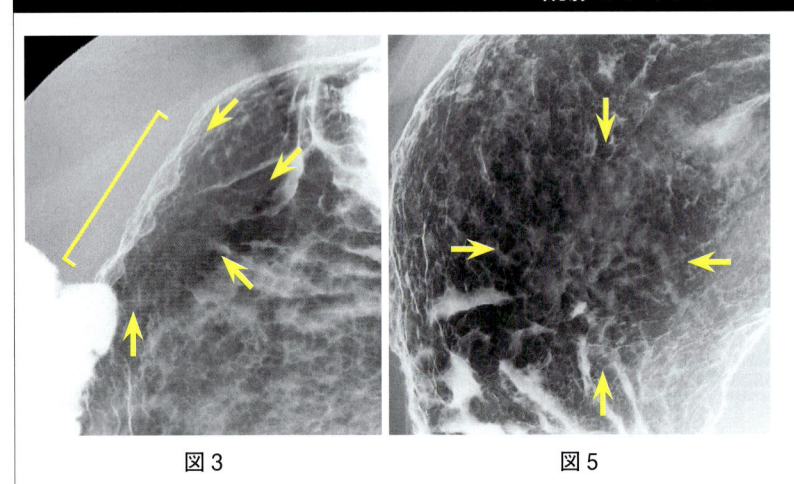

図3　　図5

図1, 2, 4では明らかな所見として拾い上げるのは困難である。図3のみに胃体上中部小彎から前壁に辺縁の不整像が現れており，よく見ると，その部位に広範な淡い陰影斑と，それに向かう粘膜集中像が認められる。カテゴリー4とすべき所見である。精密検査では図1とほぼ同様の体位での撮影であるが，体位変換を繰り返すことにより，バリウムをよく付着させてあるので比較的境界明瞭な不整形の陰影斑として描出されている。基準撮影では体上中部前壁はバリウムが付着し難いことを念頭に置いて撮影する必要がある。

③ 上級編

症例 22

図1　背臥位二重造影第1斜位（2年前）

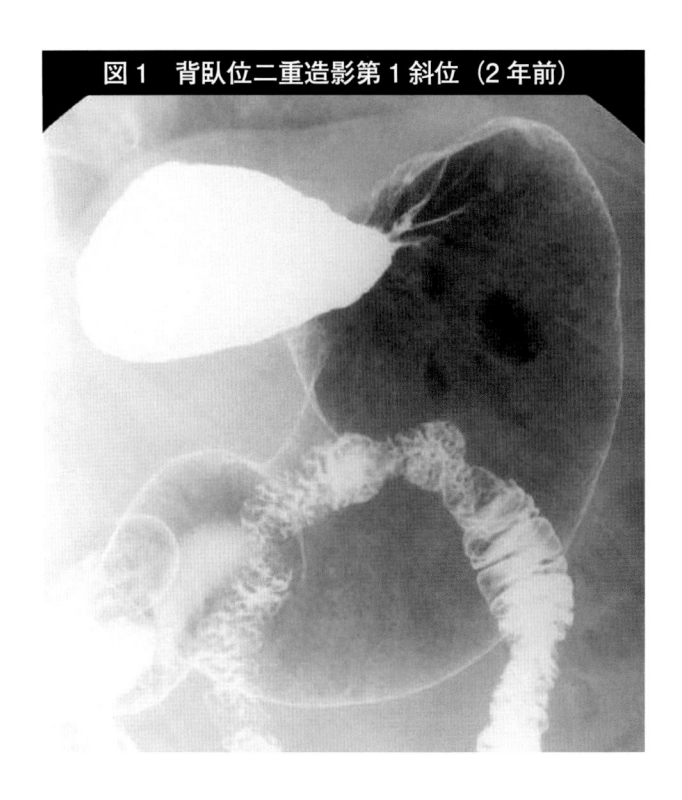

図2　背臥位二重造影第1斜位（1年前）

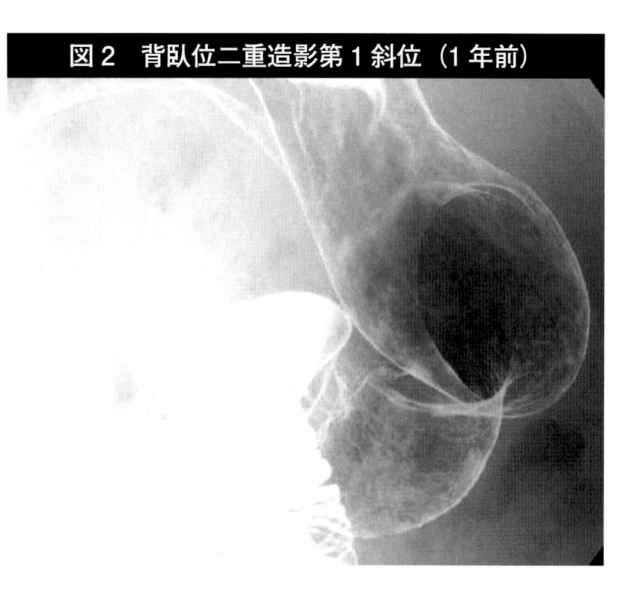

図3　背臥位二重造影第1斜位（発見時）

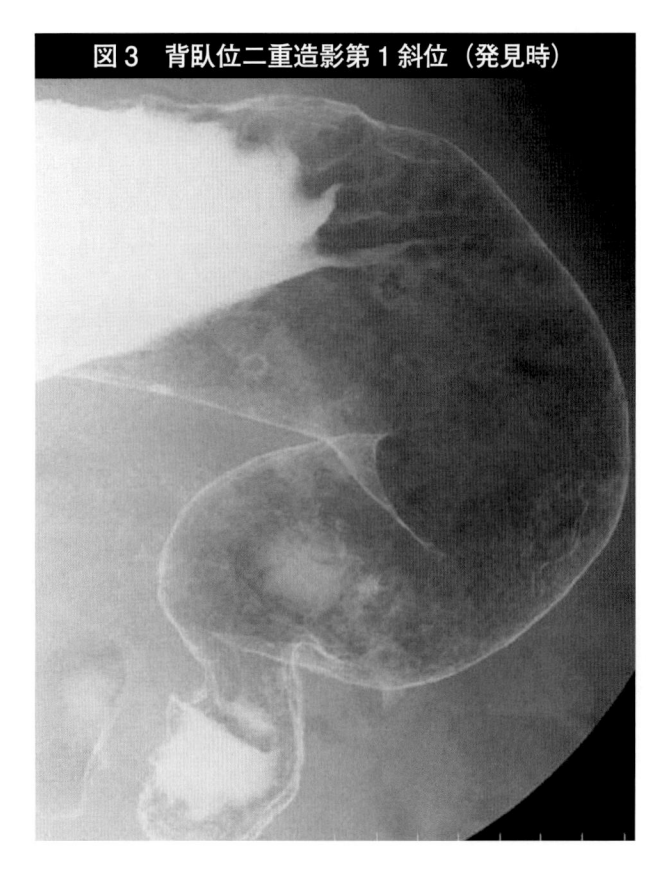

図4　腹臥位頭低位二重造影

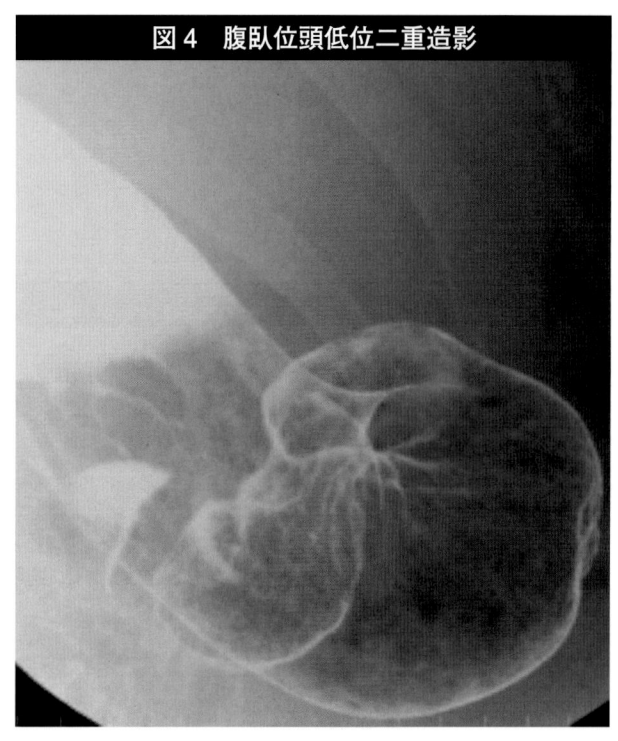

図5 追加撮影

精密X線

内視鏡検査
通常観察　　　　インジゴカルミン色素散布

病理組織学的所見

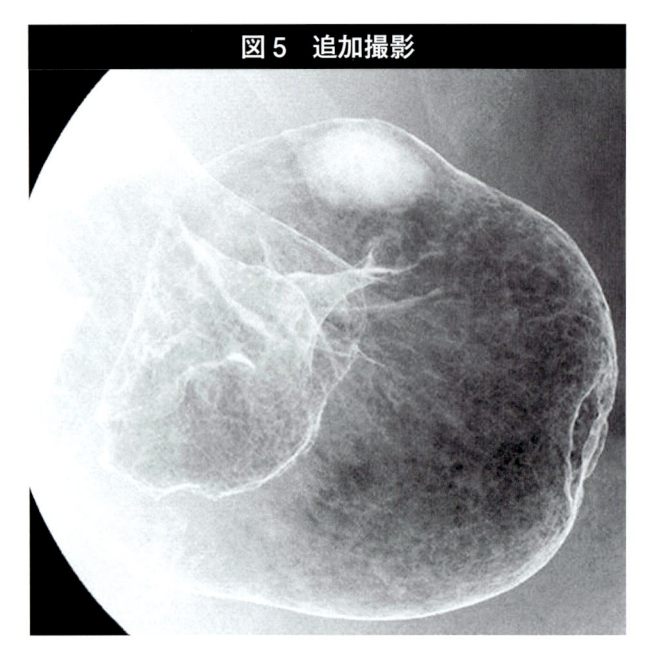

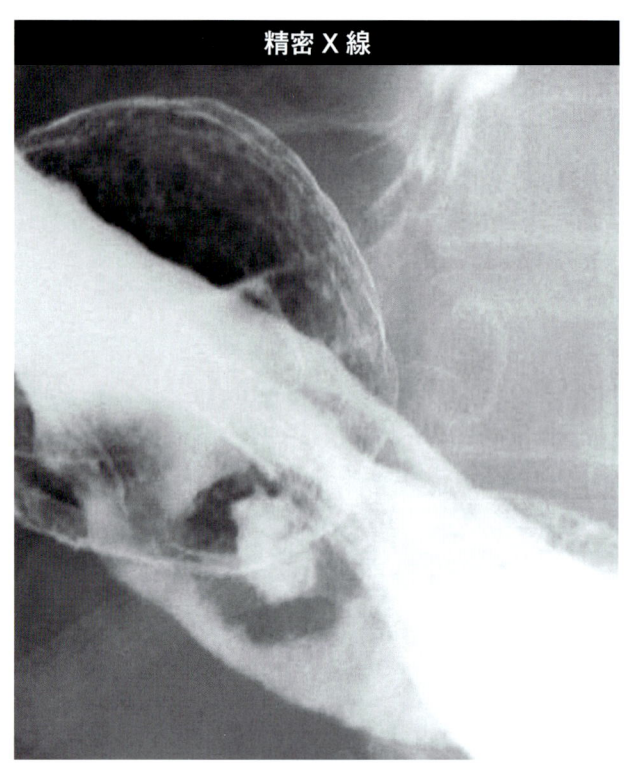

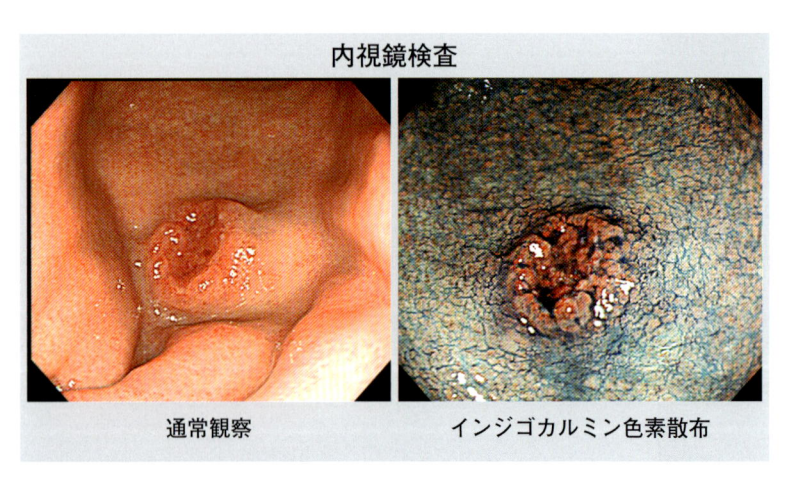

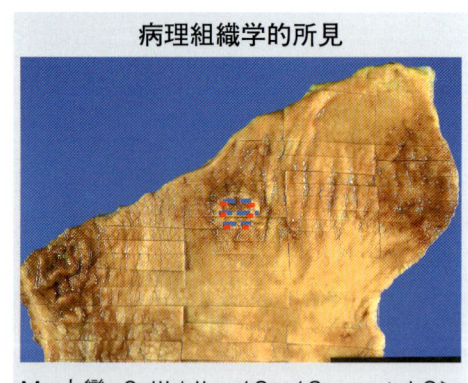

M, 大彎, 0-III+IIc, 18×18 mm, tub2＞por, SM2, ly3, v2, pN0.

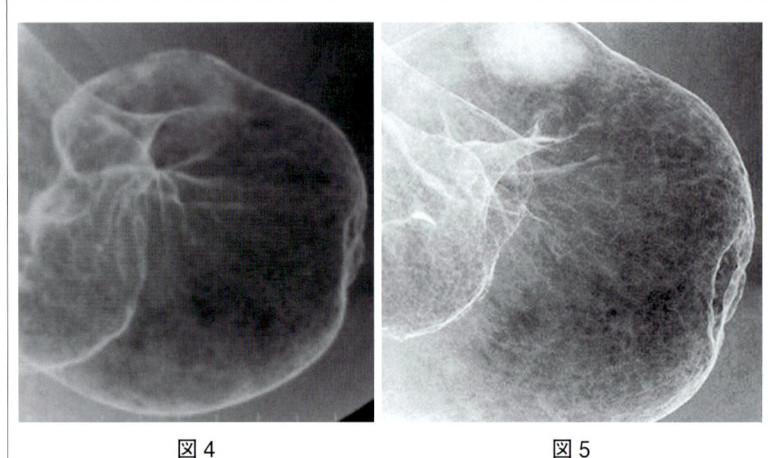

読影のポイント

図4　　　　図5

　図1, 2では拾い上げ困難であるが，図3では体下部大彎寄りの線状陰影に気付く。その周囲にはバリウムの付着異常を認め，比較的深い陥凹性病変の側面像が疑われることからカテゴリー4とする所見である。図4では胃角部大彎に病変の側面像が現れている。図5の追加撮影では側面像が撮影されており，中心に陥凹を伴う病変であることがわかる。カテゴリーは5である。精密検査では全周性に透亮帯を伴う不整形の濃いバリウム斑として描出されており，小型の2型病変と診断できる。

③ 上級編

症例 23

図1　背臥位二重造影正面位

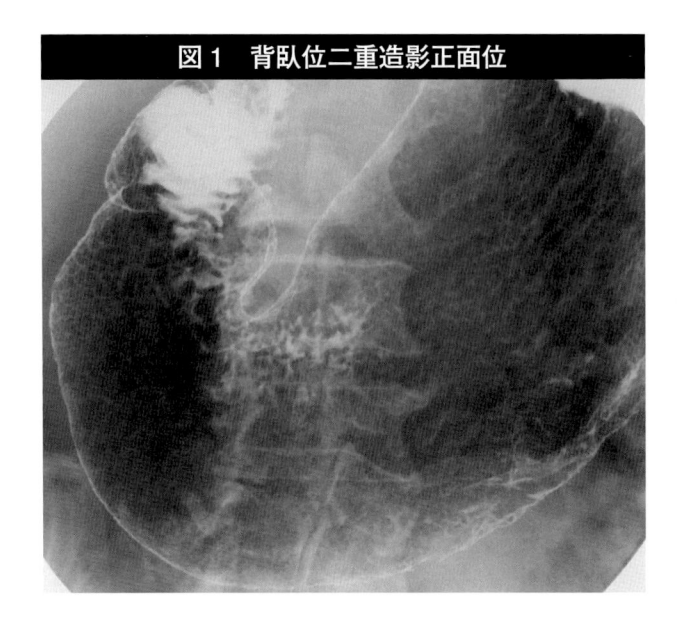

図2　背臥位二重造影第1斜位

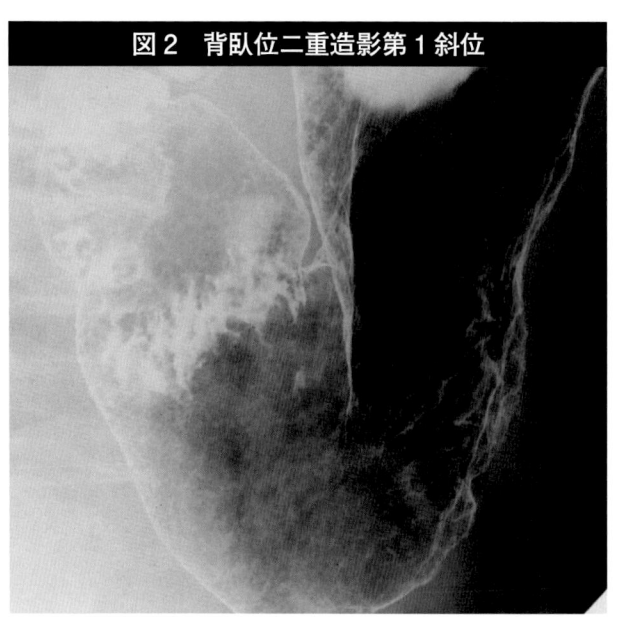

図3　背臥位二重造影第2斜位

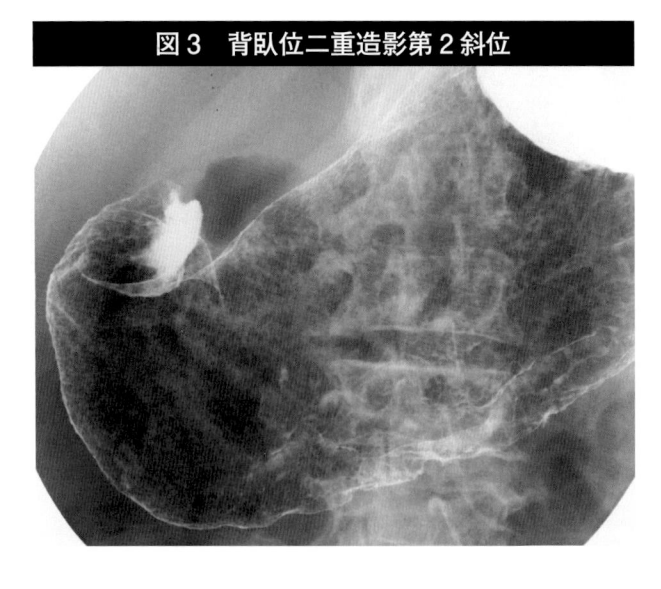

図4　背臥位二重造影第2斜位（ふりわけ）

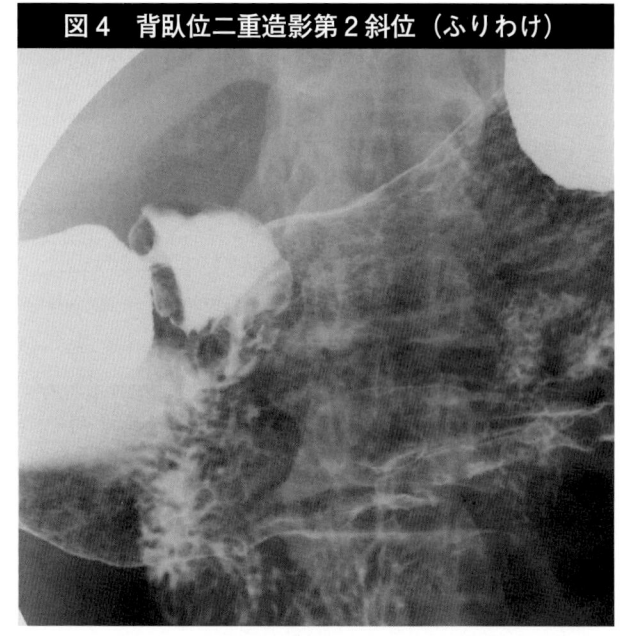

図5 追加撮影

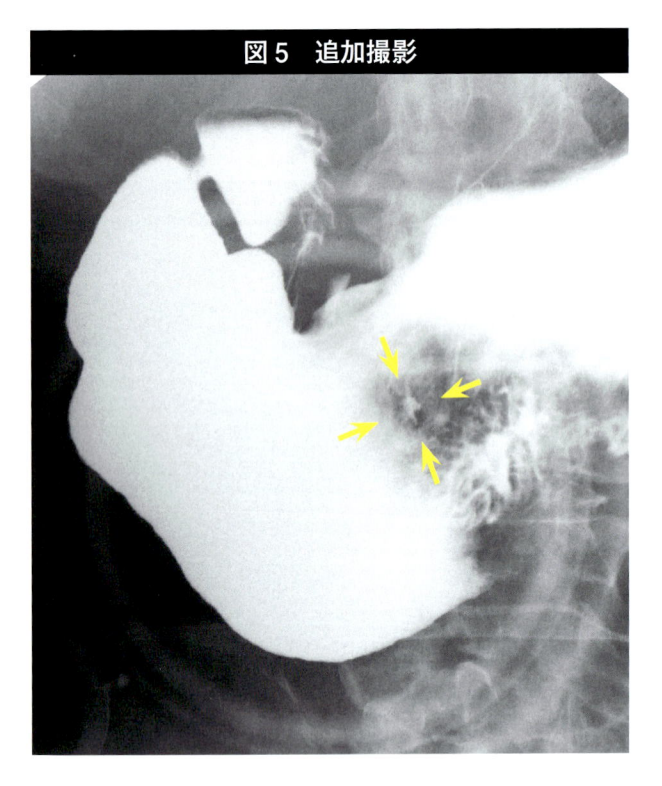

精密X線

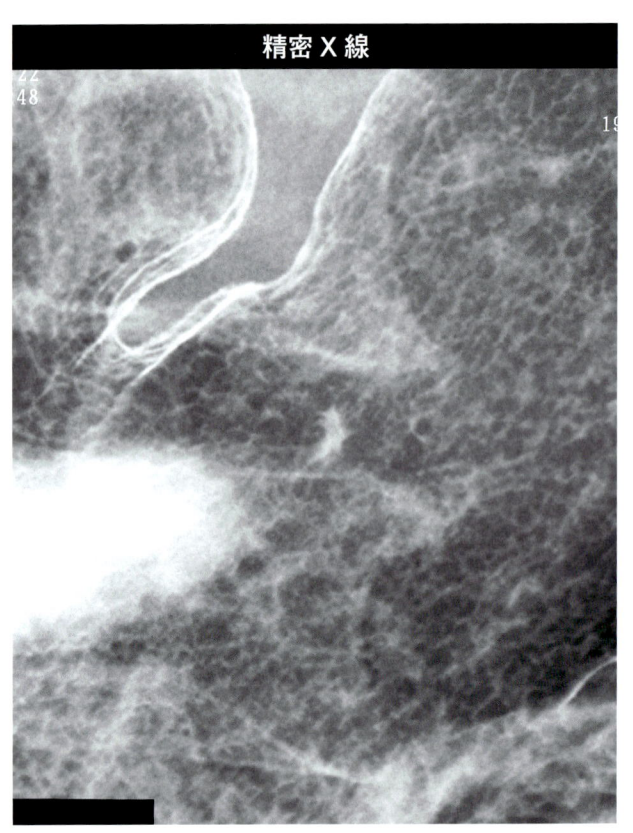

内視鏡検査

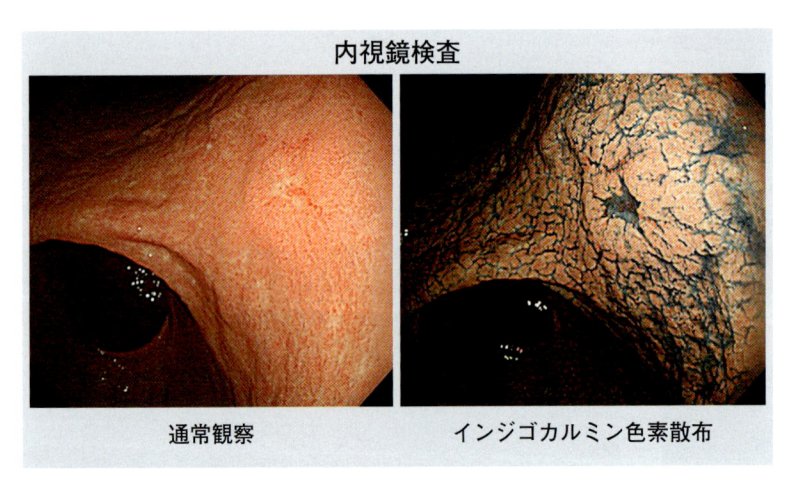

通常観察　　　インジゴカルミン色素散布

病理組織学的所見

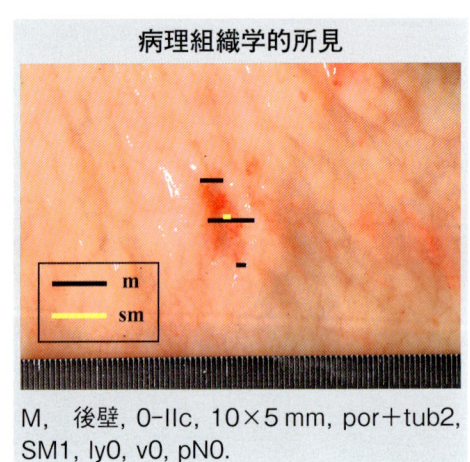

m
sm

M, 後壁, 0-IIc, 10×5mm, por+tub2, SM1, ly0, v0, pN0.

読影のポイント

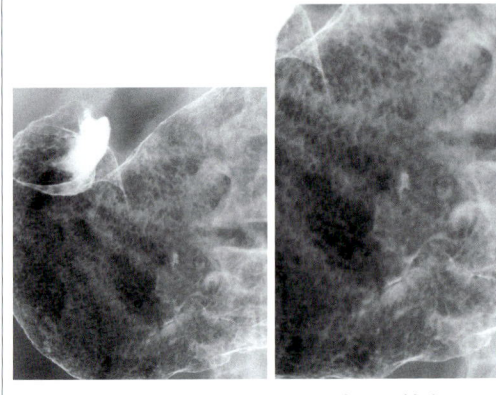

図2, 3に所見はわずかに現れている。図3では胃体下部後壁に，椎体の右側に10mmほどの淡い陰影斑が認められる。図2では椎体の左側に同様の陰影が現れている。所見は小さいが境界明瞭な不整形の陰影斑であり，鋸歯状輪郭を呈しておりカテゴリー3〜4とする所見である。図5の圧迫による追加撮影では鋸歯状の陰影斑として描出されている。精密検査でも同様の陰影斑が描出されており，未分化型の0-IIcに矛盾しない所見と思われる。

図3　　　左図の拡大

③ 上級編

症例 24

図1　背臥位二重造影正面位

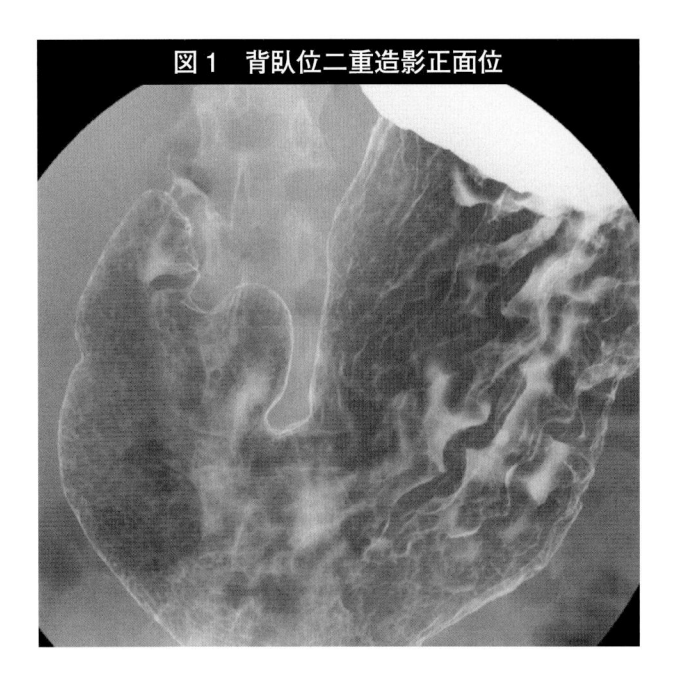

図2　背臥位二重造影第1斜位

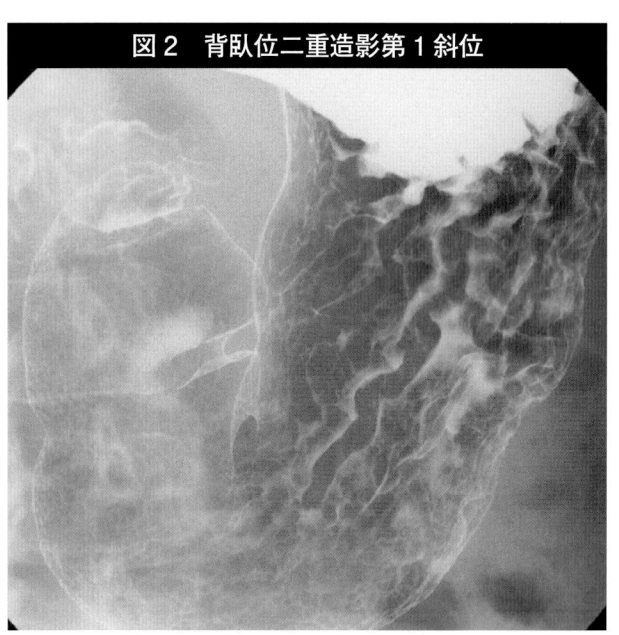

図3　背臥位二重造影第2斜位

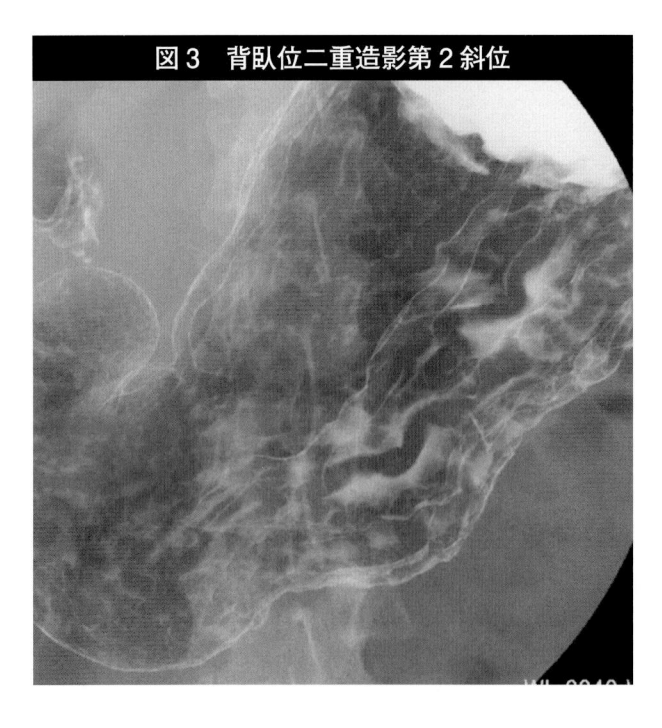

図4　背臥位二重造影第2斜位

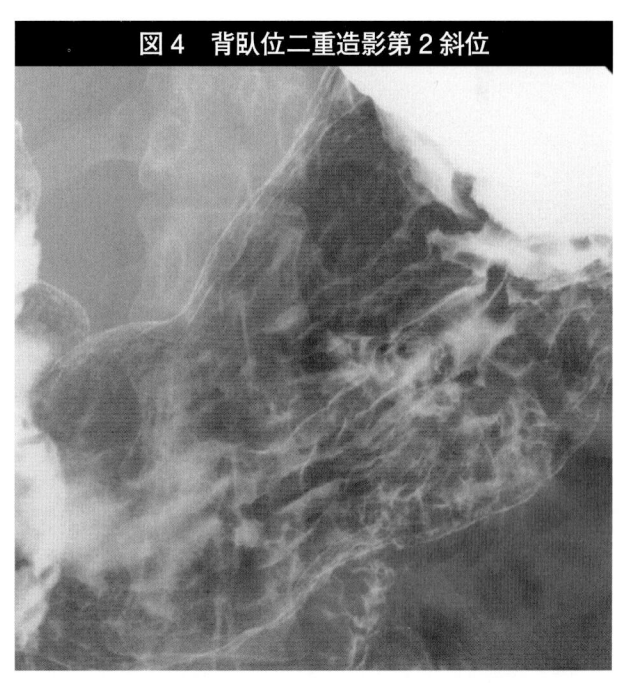

| 図5　追加撮影 | 精密X線 |

内視鏡検査	病理組織学的所見
通常観察 ／ インジゴカルミン色素散布	M, 後壁, 0-IIc, 20×8 mm, sig+por, M, ly0, v0, pN0.

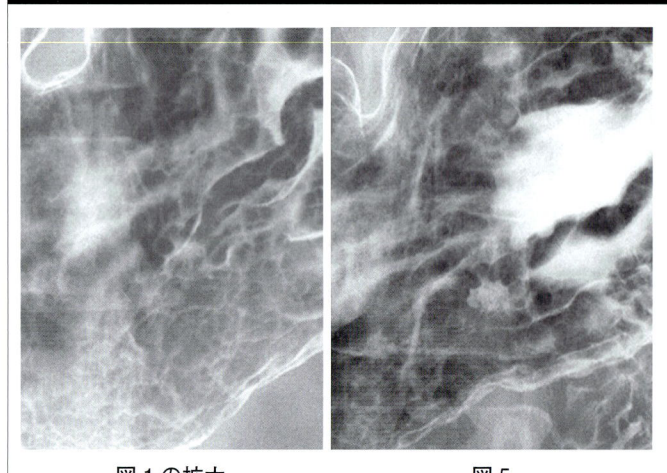

読影のポイント

| 図1の拡大 | 図5 |

　図1〜4のすべてに所見は現れている。体部後壁の皺襞が体下部で消失するあたりに10 mmほどの境界明瞭かつ不整な淡い陰影斑を認めている。図3, 4では椎体に重なっており，不明瞭ながらも同様の陰影が現れている。所見は小さいが，鋸歯状の境界明瞭な陰影斑であり，カテゴリー4〜5とする所見である。図5の追加撮影でも同様である。精密検査では同部位に境界明瞭な鋸歯状の不整形陰影斑として描出されており，未分化型の0-IIc病変として描出されている。

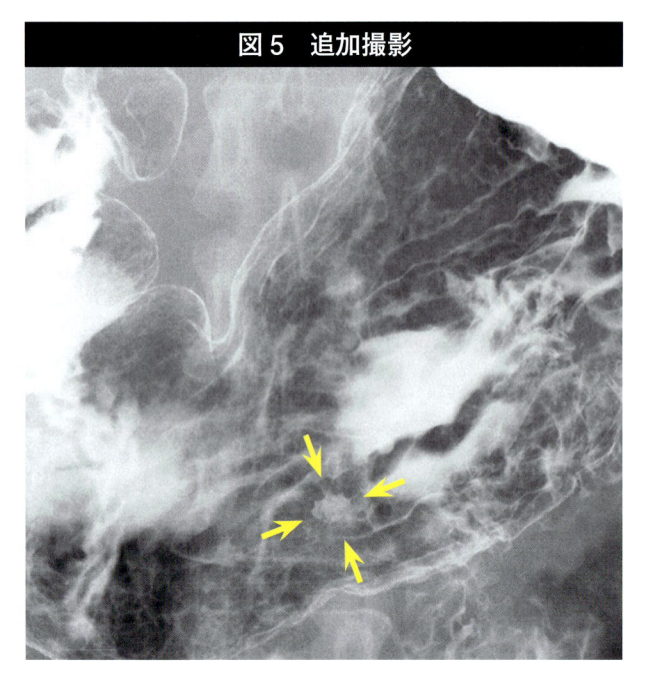

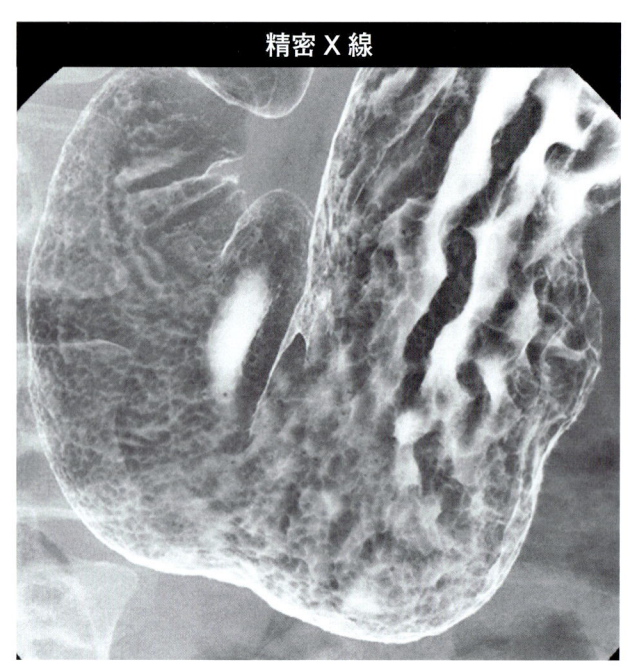

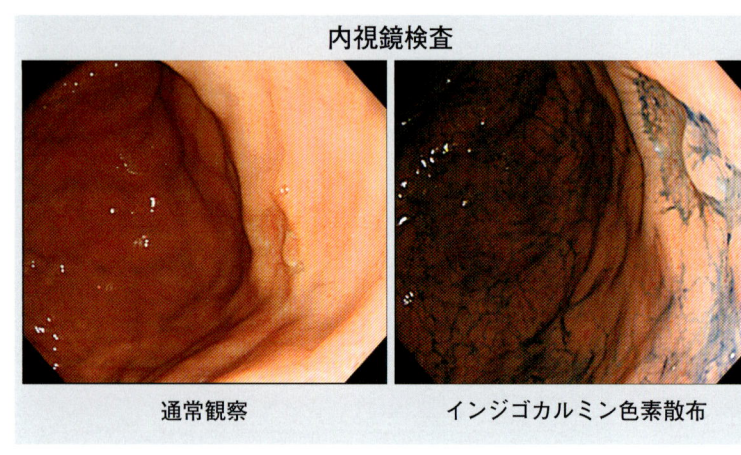

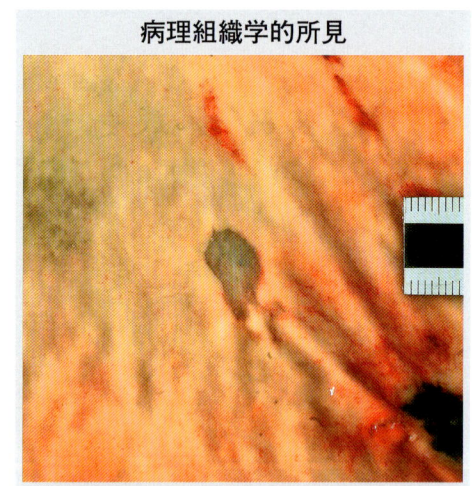

③ 上級編

症例 25

図1　背臥位二重造影正面位

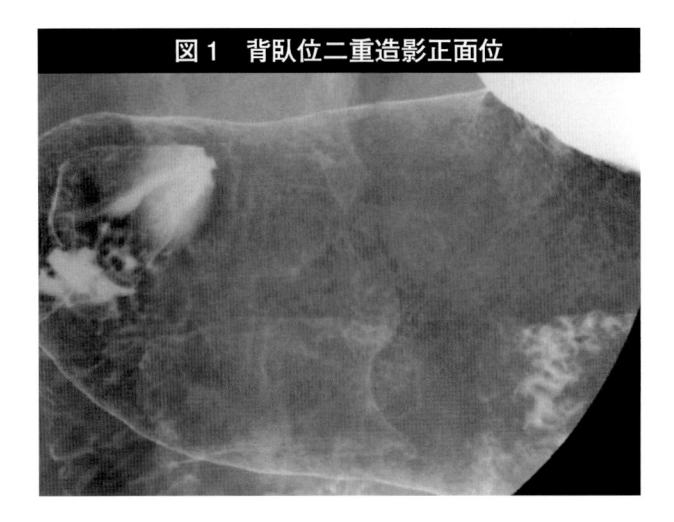

図2　背臥位二重造影第1斜位

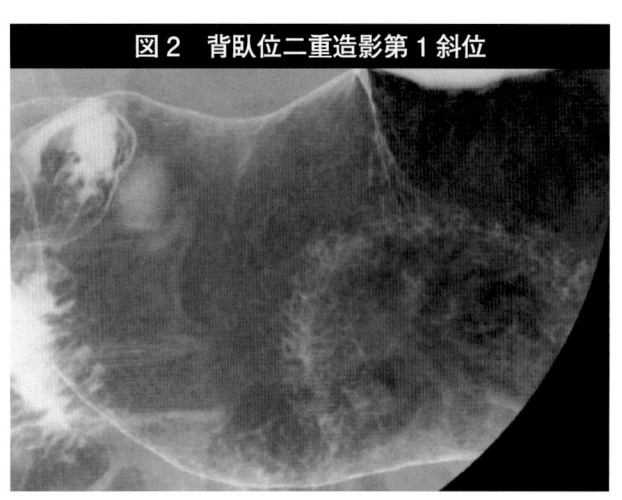

図3　背臥位二重造影第2斜位

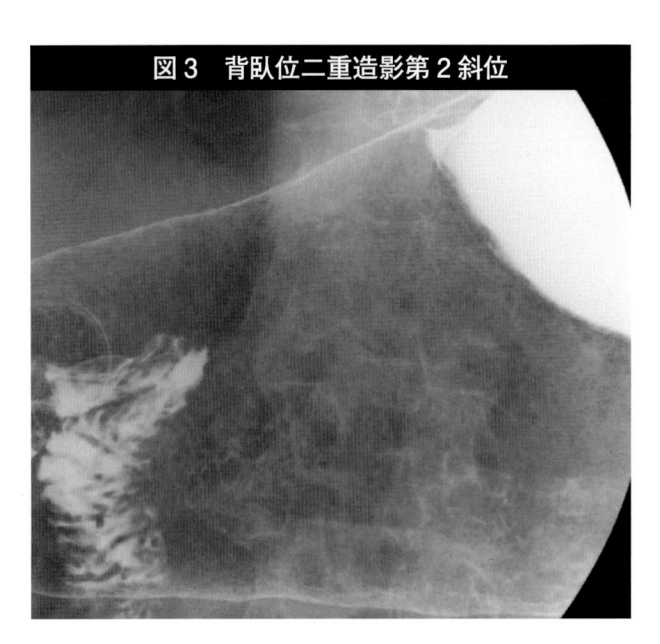

図4　背臥位二重造影第2斜位

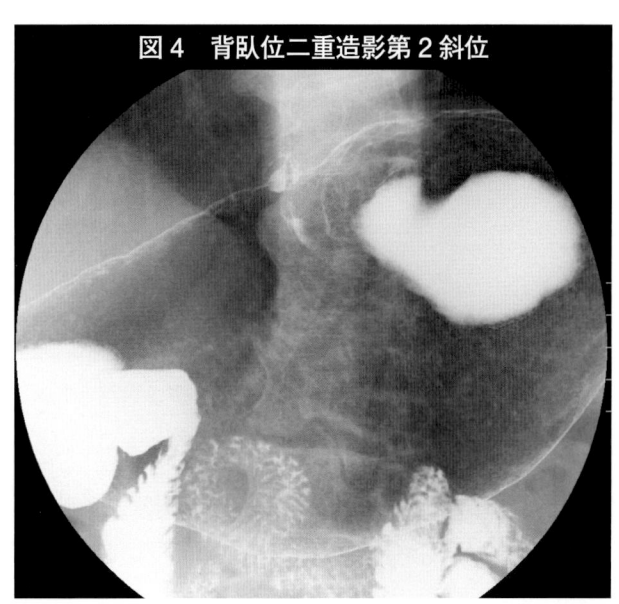

| 図5 追加撮影 | 精密X線 |

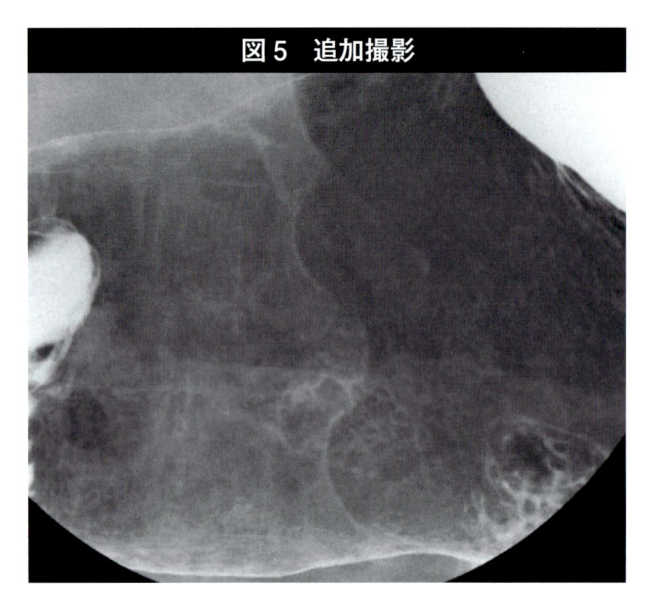

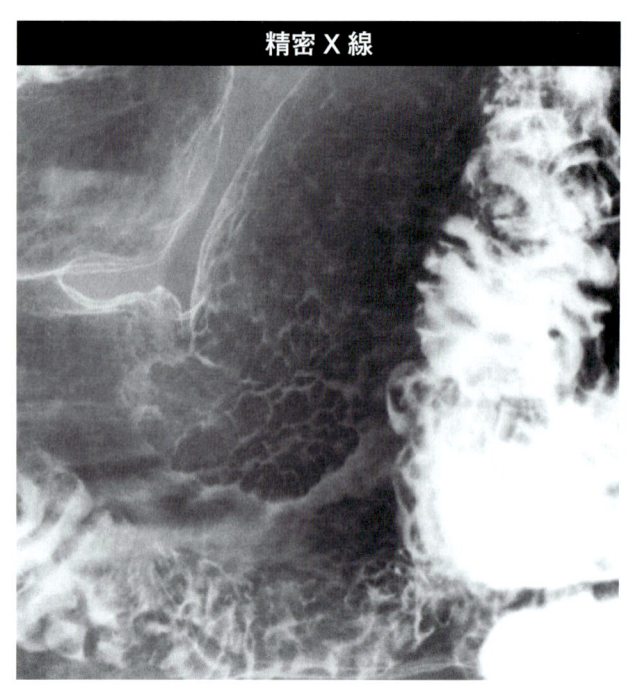

内視鏡検査	病理組織学的所見
通常観察／インジゴカルミン色素散布	M，後壁，0-IIa，35×22 mm，tub1，M，ly0，v0.

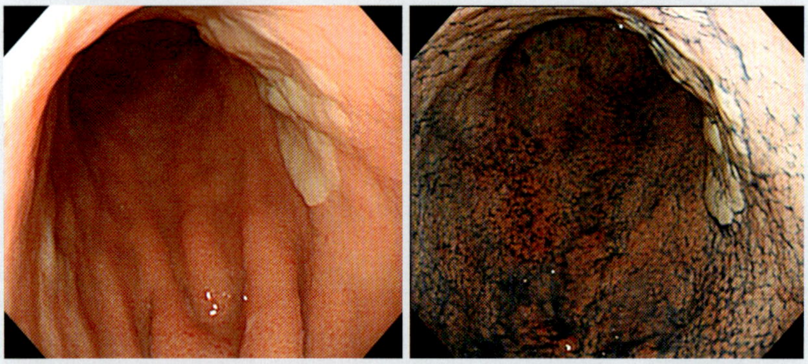

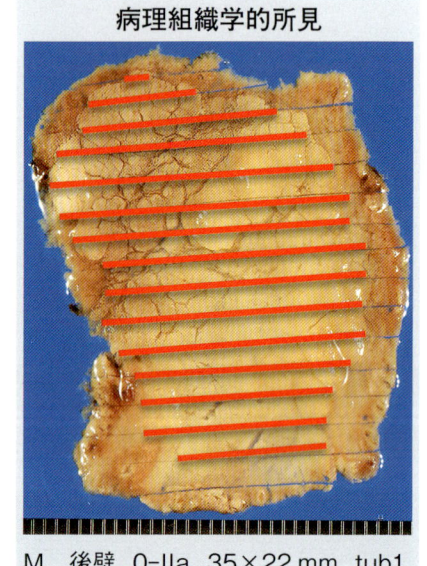

読影のポイント

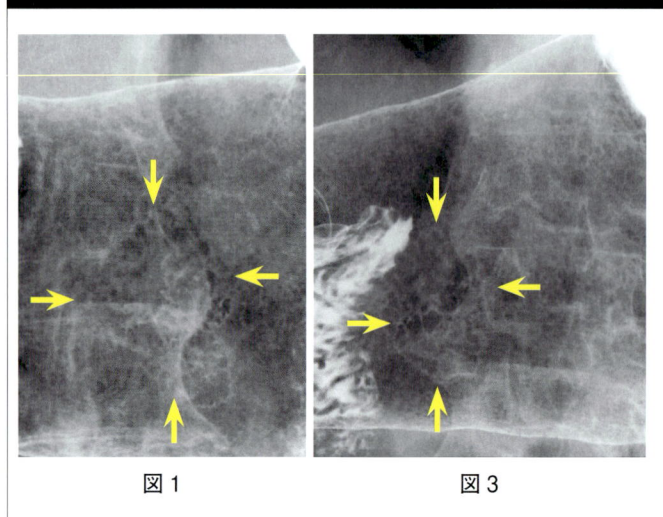

図1　図3

　図1では椎体と重なるため不明瞭であるが，体下部後壁にかすかにバリウムをはじくような粘膜異常を認める。図3も椎体の右側に約3cmほどのわずかに顆粒状の透亮像が認められる。しかし図2，4では異常所見として認識するのは困難である。図1，3はカテゴリーは3として拾い上げておくべき所見である。図5の追加撮影では椎体の右側に重なるように現れており，一部に粗大化した限局性の顆粒状粘膜を認め，上皮性の平盤状隆起性病変の存在が疑われカテゴリーは4である。精密検査では境界明瞭な35mm程度の平盤状隆起性病変として描出されており，大きさが20mm以上であるから腺腫というより0-IIa型の分化型がんと診断するほうがよい。

③ 上級編

症例 26

図1　右側臥位二重造影（1年前）

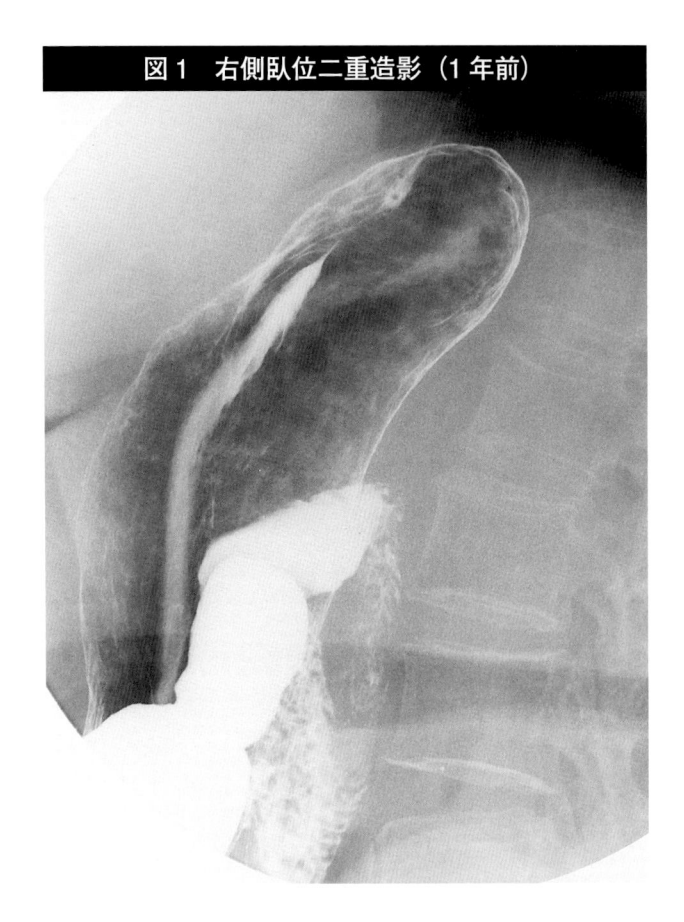

図2　背臥位二重造影第2斜位（ふりわけ）（1年前）

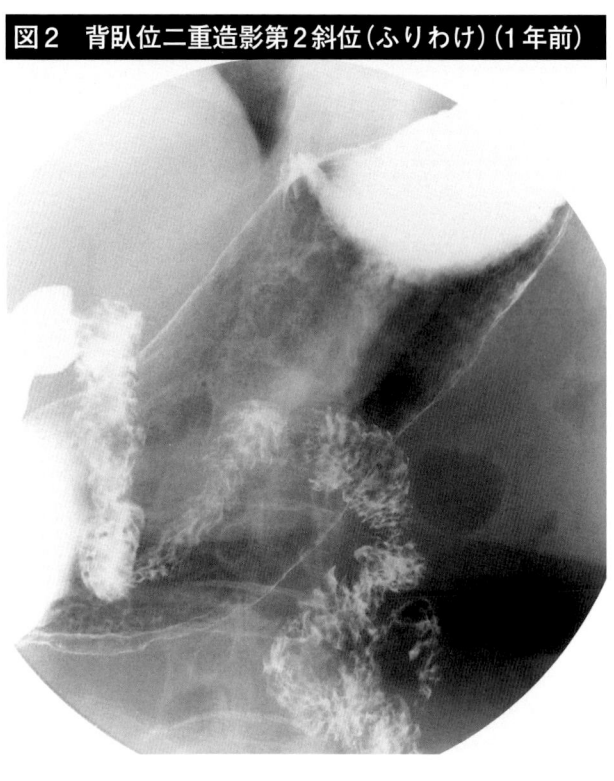

図3　右側臥位二重造影（発見時）

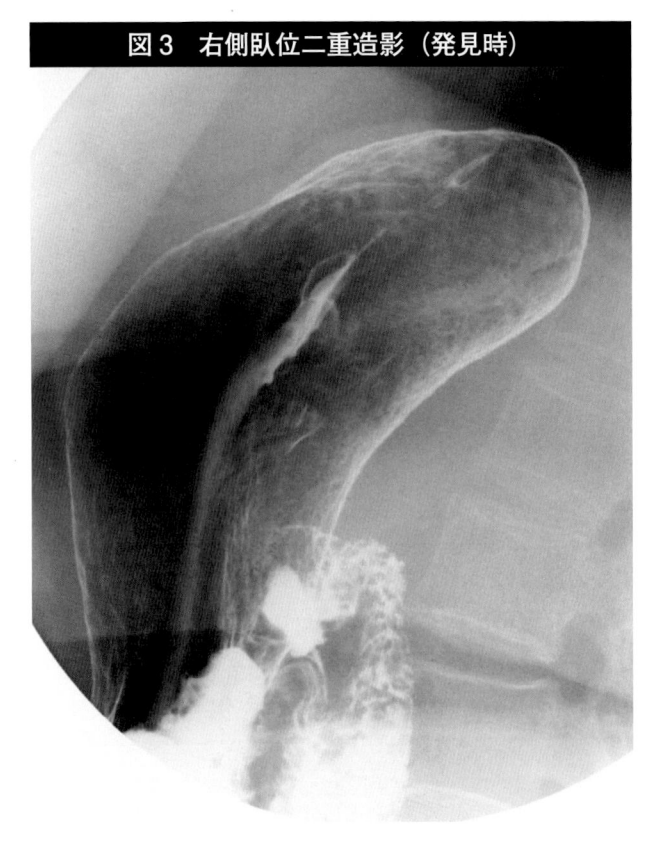

図4　背臥位二重造影第2斜位（発見時）

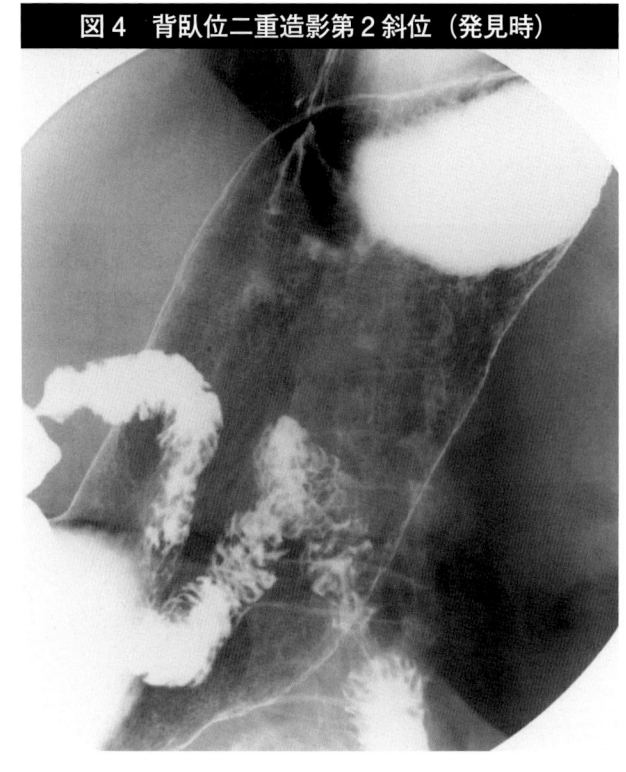

精密X線	精密X線

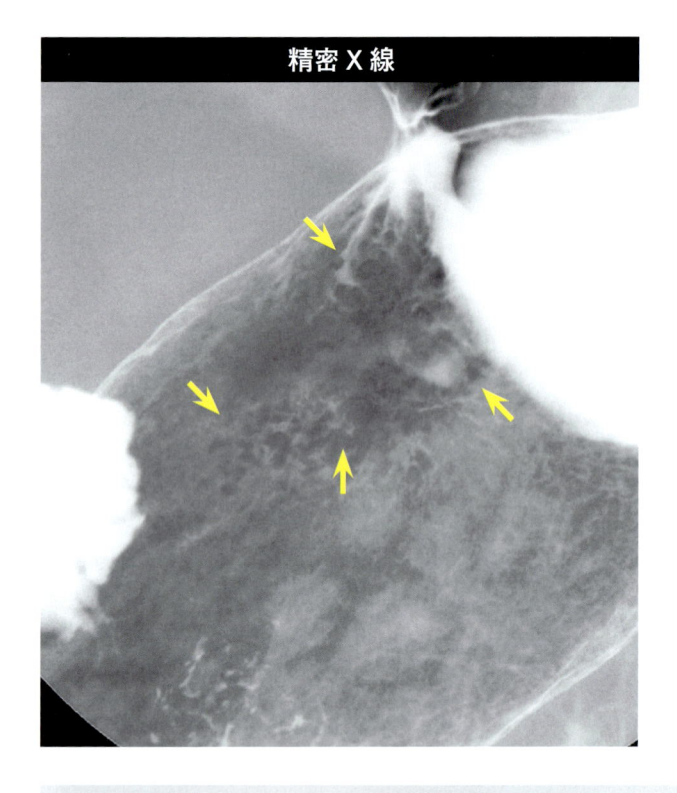

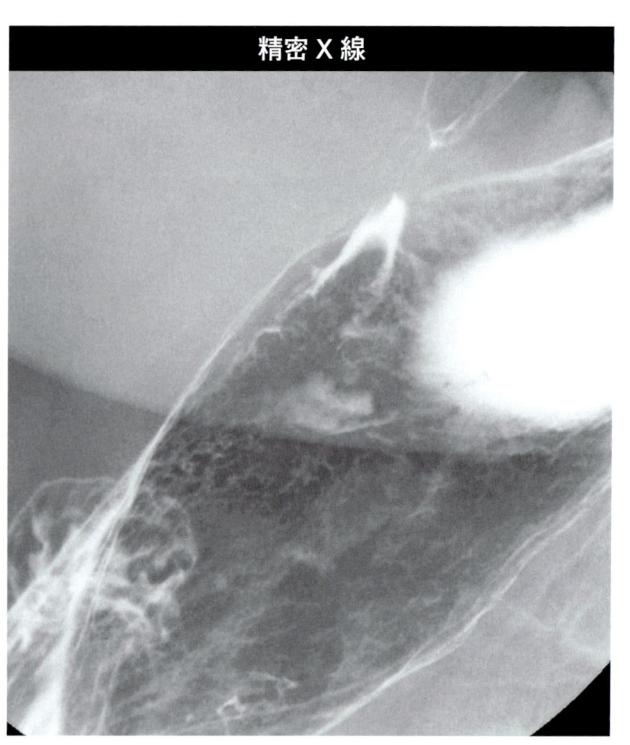

内視鏡検査	病理組織学的所見
通常観察　インジゴカルミン色素散布	

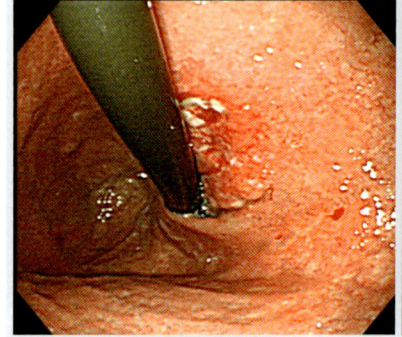

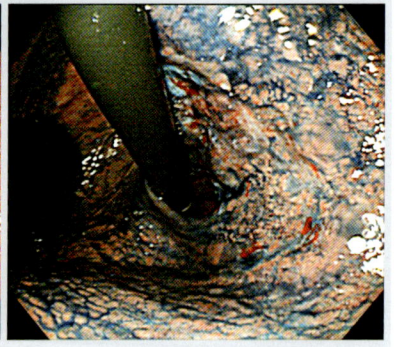

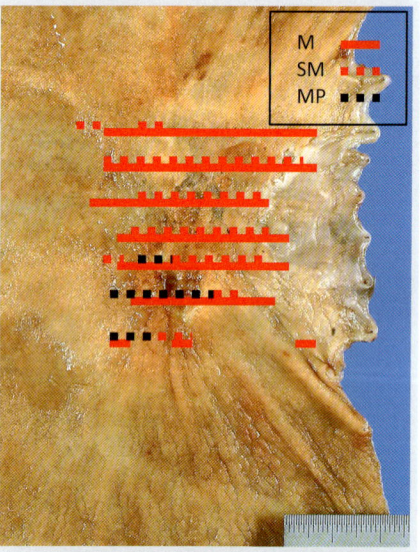

UE, 小彎後壁, type 3+0-IIc, 65×55 mm, MP, ly3, v1, pN2.

読影のポイント

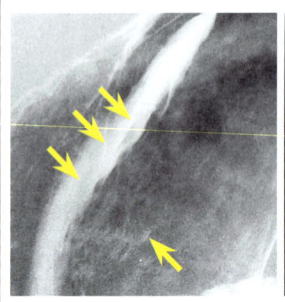

図1の拡大 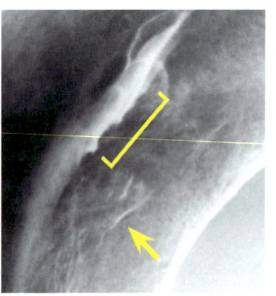　　図3の拡大

前年度の**図1**にわずかながら異常所見が現れている。胃入口部から胃上部小彎を流れるバリウムにわずかにギザギザとした不整を認め，その後壁側に淡い陰影斑が認められる。カテゴリー3とすべき所見であったが，拾い上げできなかった。1年後の発見時の**図3**ではその所見がよりはっきりと現れており，噴門部小彎に不整形の濃い陰影斑と，体上部後壁に淡い陰影斑が現れている。また**図4**では胃入口部の線状分離像の乱れとその内側の粘膜不整像が認められる。カテゴリー4の所見である。精密検査で，その部位を狙ってバリウムを厚めに流して撮影してみると周囲に周堤様の透亮帯を伴う広範な陰影斑であることがわかり，IIc類似型進行がんが疑われる所見である。

3 上級編

症例 27

図1　背臥位二重造影正面位

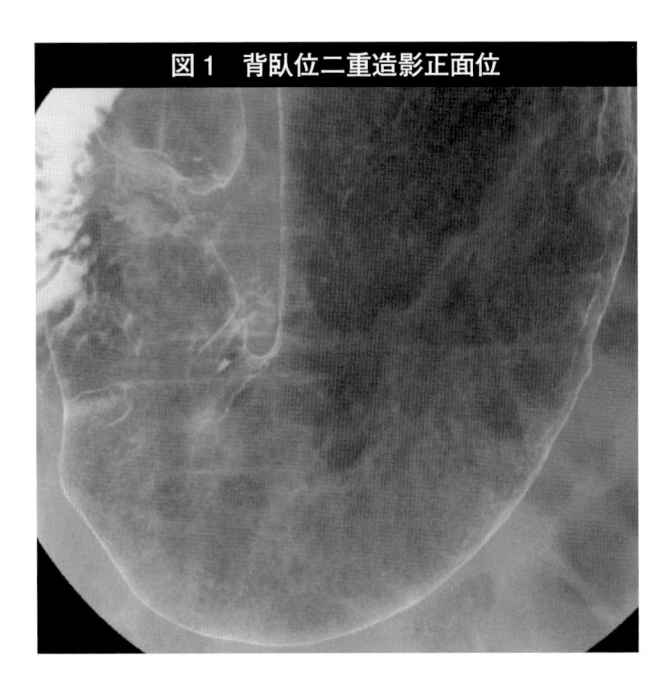

図2　背臥位二重造影第1斜位

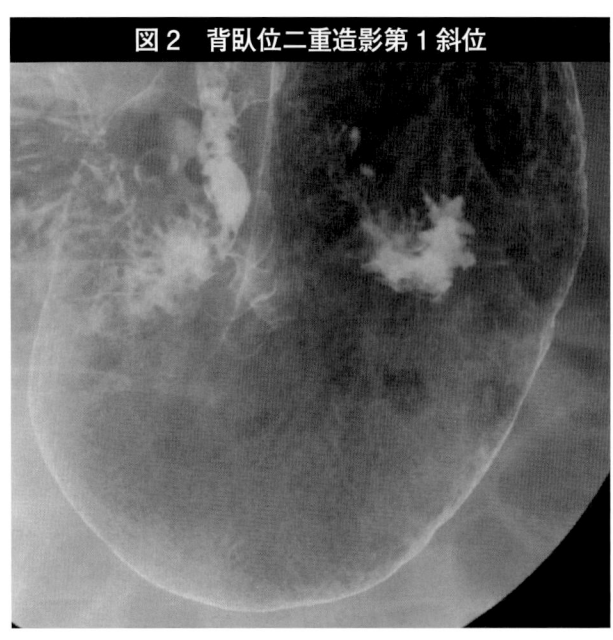

図3　背臥位二重造影第2斜位

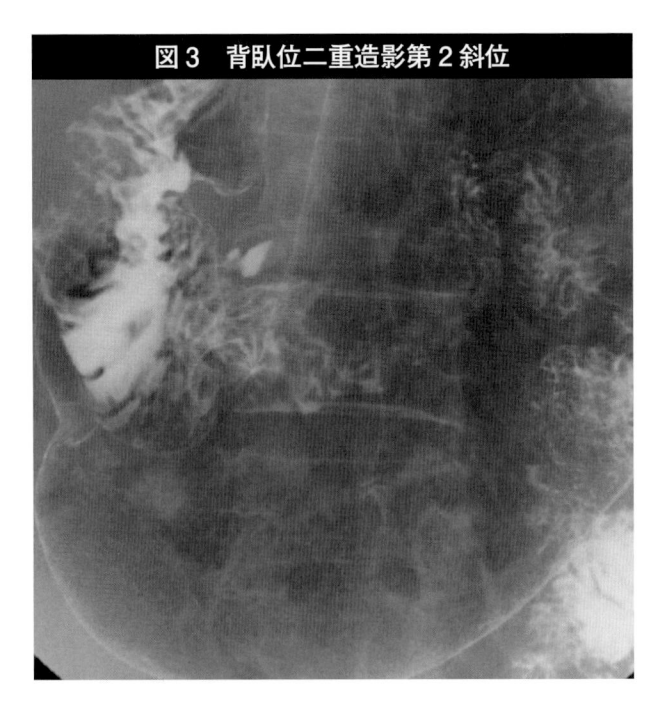

図4　腹臥位頭低位二重造影

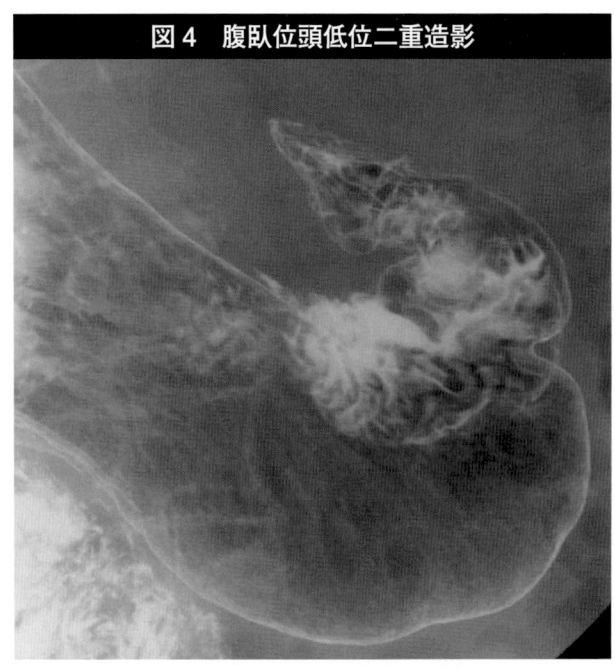

図5 追加撮影

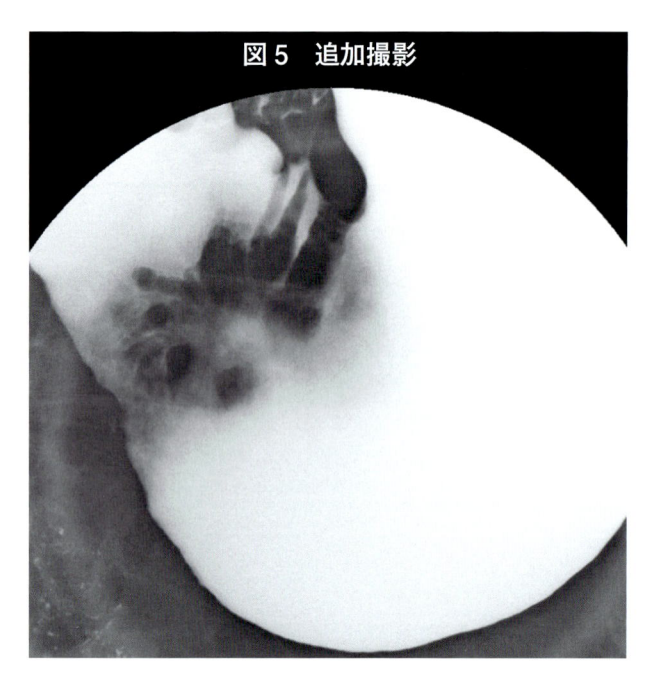

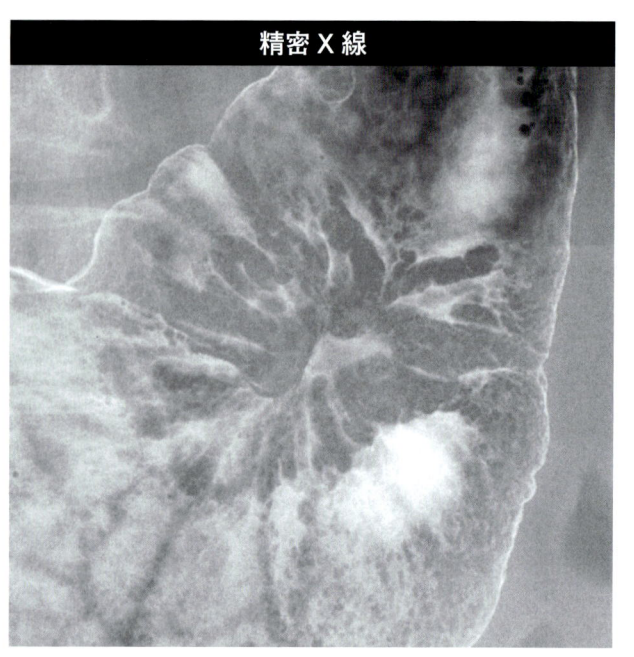

精密X線

内視鏡検査

通常観察　　　インジゴカルミン色素散布

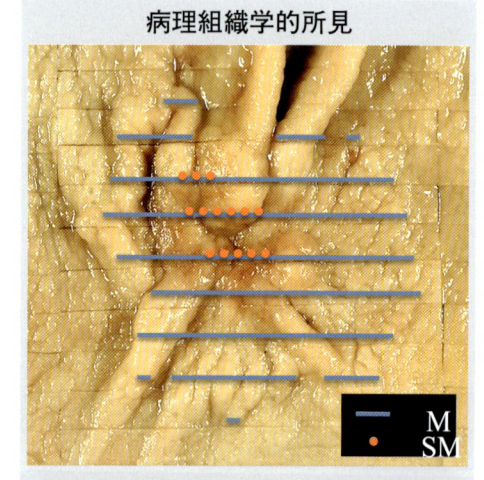

病理組織学的所見

L，前壁，0-IIa+IIc, 42×39 mm, tub1, SM2, ly0, v0, pN0.

読影のポイント

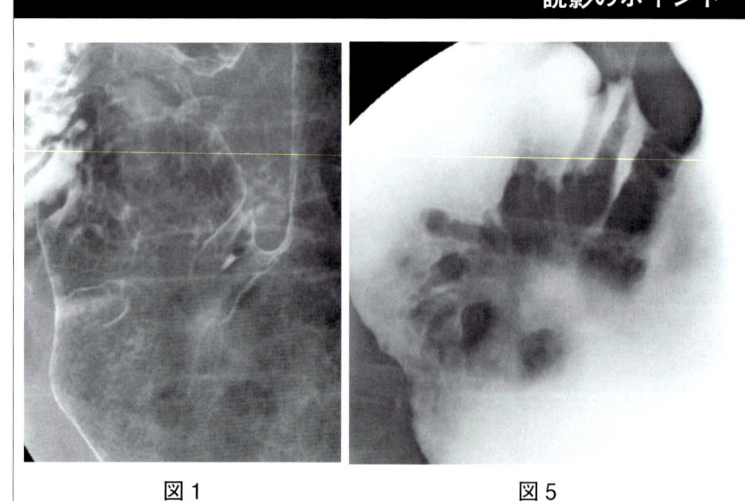

図1　　　図5

図1のみに所見は現れている。前庭部小彎側に2本とその対側の大彎に1本のひだが前壁の写絵として現れている。これらのひだが前壁の写絵と読めるか否かがポイントになる。前壁のひだの陰影とわかればひだ集中を伴う前壁の陥凹性病変を疑わなければならない。したがってカテゴリーは3である。撮影者は検査中に異常に気付き，圧迫撮影を追加している。それにより周囲に結節状の隆起を伴い，中心に陥凹を有する病変として描出されており，カテゴリー5として拾い上げが可能となった。実際には前壁の病変であり，精密検査のように描出されることが望ましいが，バリウムが早期に十二指腸に流出し，ブラインドが存在する場合には任意撮影，追加撮影で補う努力が重要である。

3 上級編

症例 28

図1 背臥位二重造影正面位（1年前）

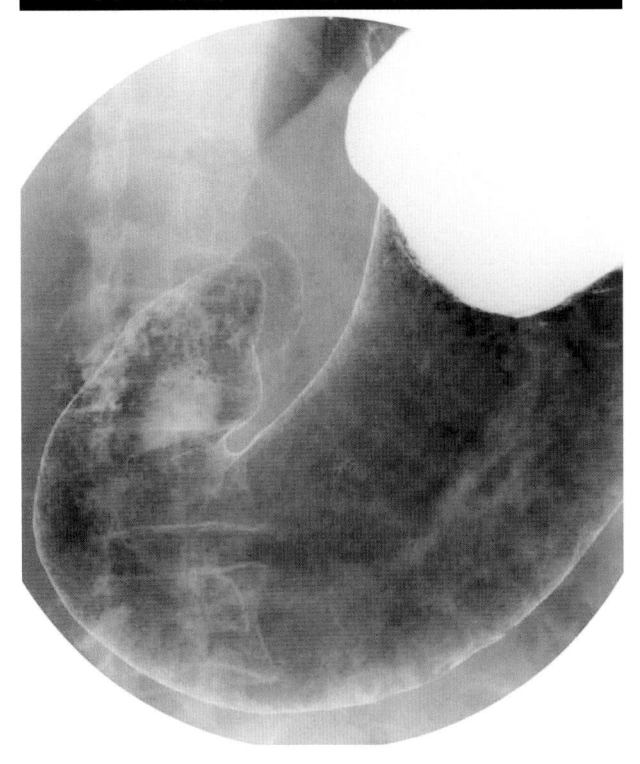

図2 背臥位二重造影第2斜位（1年前）

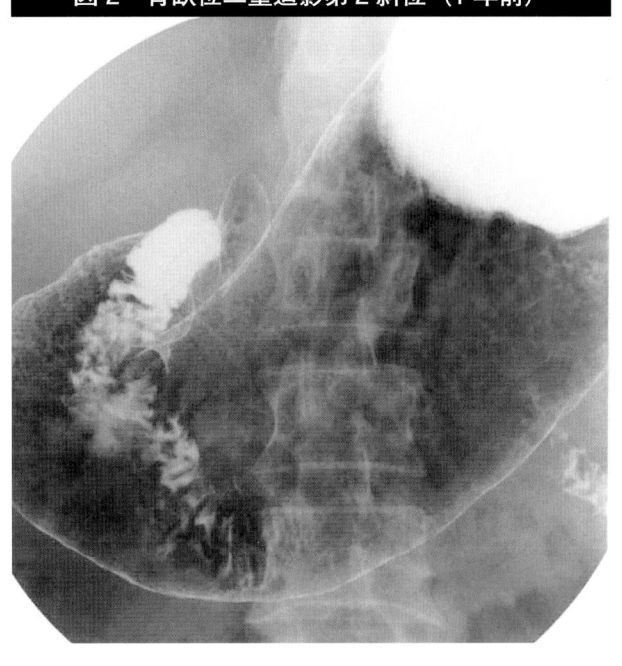

図3 背臥位二重造影正面位（発見時）

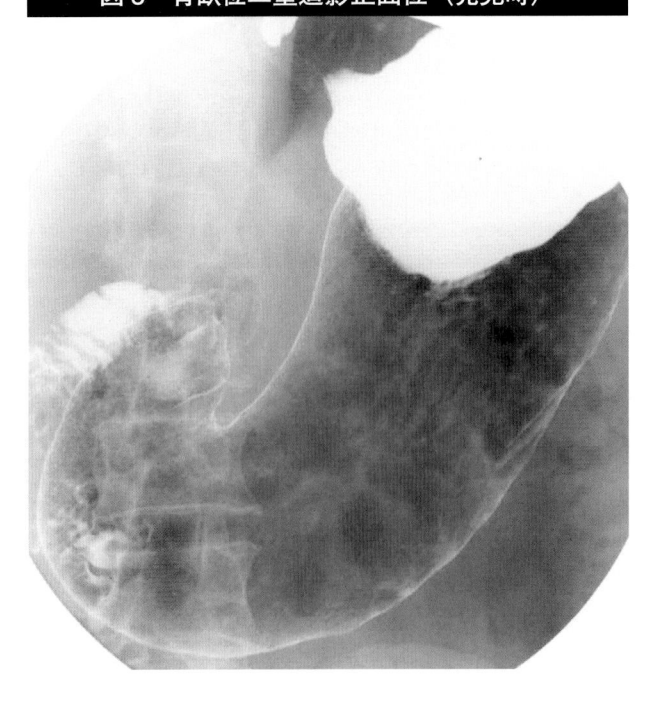

図4 背臥位二重造影第2斜位（発見時）

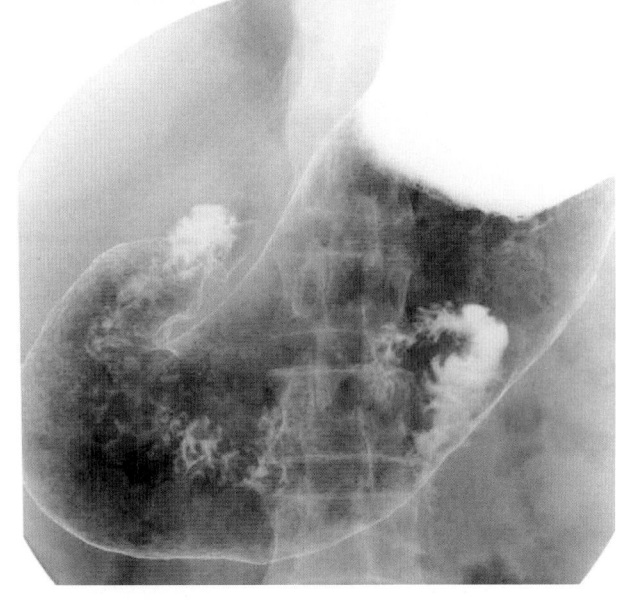

図5　追加撮影

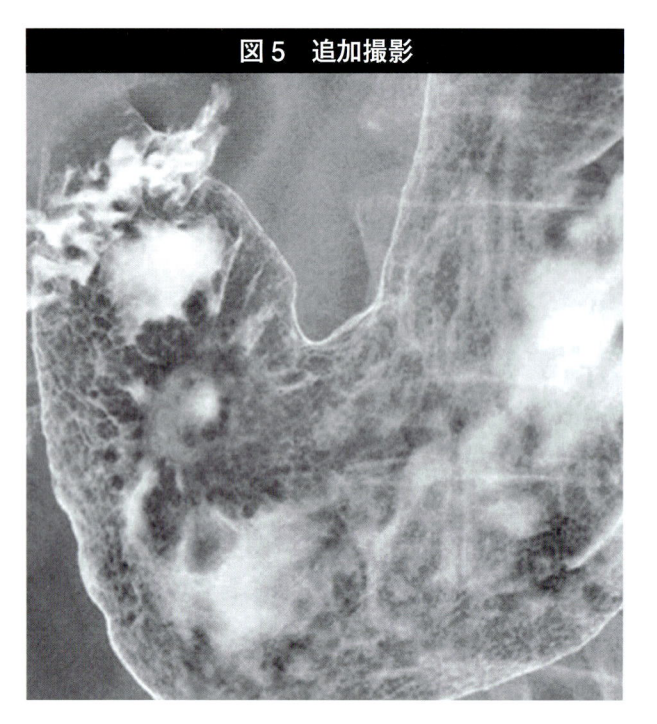

精密X線

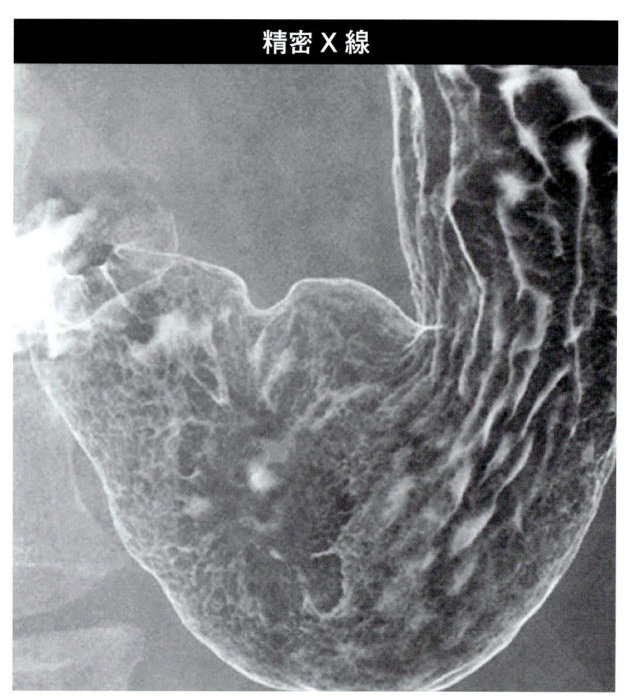

内視鏡検査

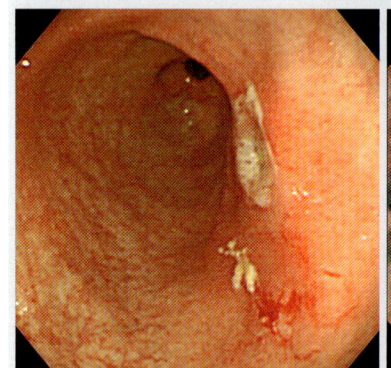

通常観察 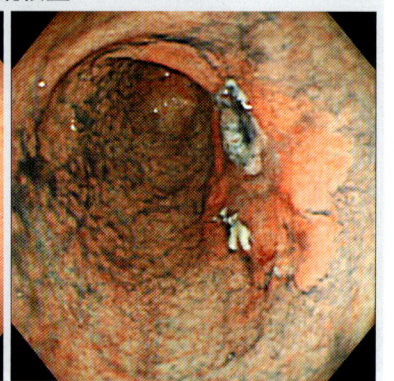　　　インジゴカルミン色素散布

病理組織学的所見

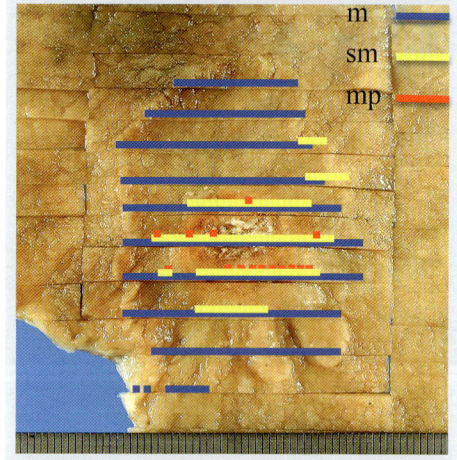

L, 後壁小彎, 0-IIc+IIa+III, 60×40 mm, tub2+por1＞tub1, MP, ly2, v3, pN1.

読影のポイント

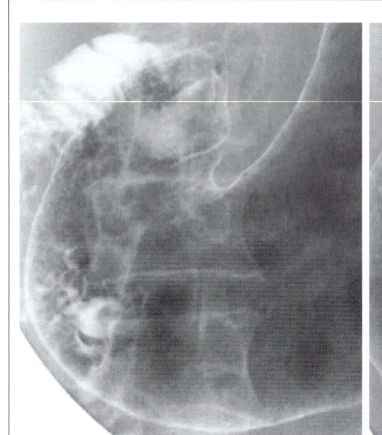

図3の拡大 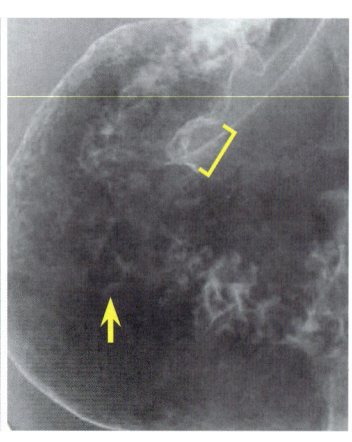　　　図4の拡大

　1年前の図1および発見時の図3ではすぐにわかる異常としては認識困難であるが，図1では胃角のわずかな変形と前庭部にせき止められたような異常なバリウムの溜まりが認められる。カテゴリー3の所見であるが，指摘は困難であろうか。発見時の図3では椎体の重なりで読影しづらいものの，図4では前庭部小彎側の弧状の変形と十二指腸の重なりのすぐ大彎寄りに不整形の透亮が認められ，よく見ると内部に不整形の淡い陰影斑を伴っていることからカテゴリー4の所見である。精密検査では空気量をやや少なめにして，障害陰影（椎体および十二指腸の重なり）を外して撮影しているため，病変の全体像が容易に把握できる。

3 上級編

症例 29

図1　背臥位二重造影第1斜位（2年前）

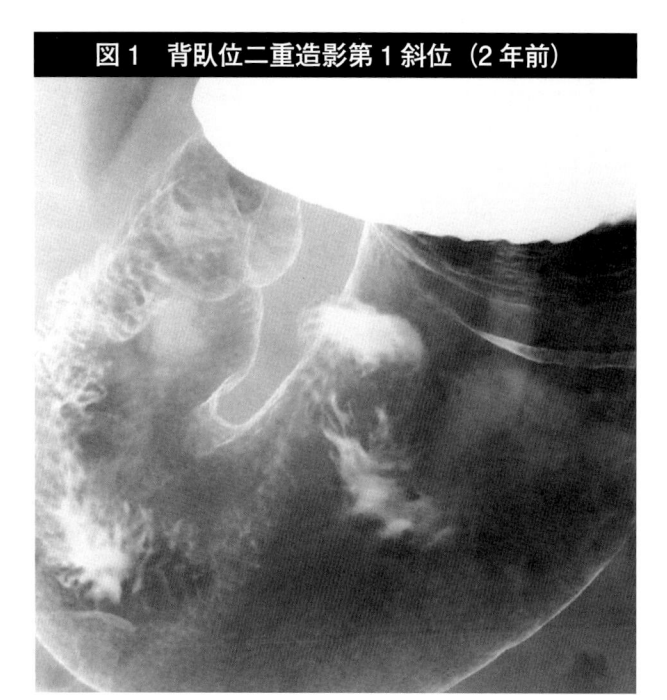

図2　背臥位二重造影第1斜位（1年前）

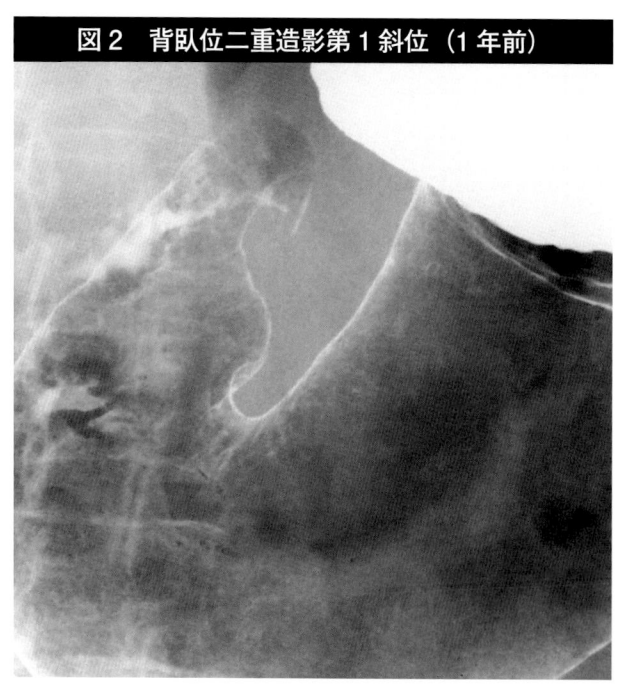

図3　背臥位二重造影正面位（発見時）

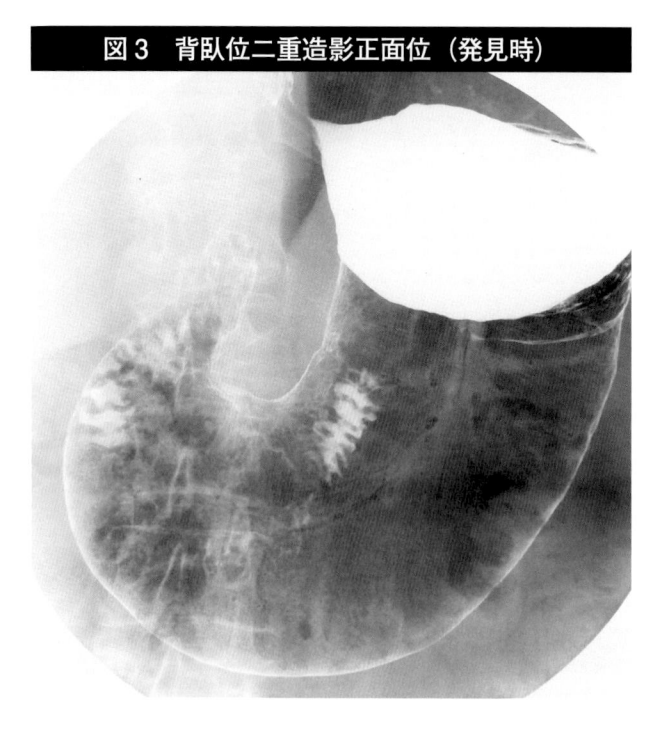

図4　腹臥位頭低位二重造影（発見時）

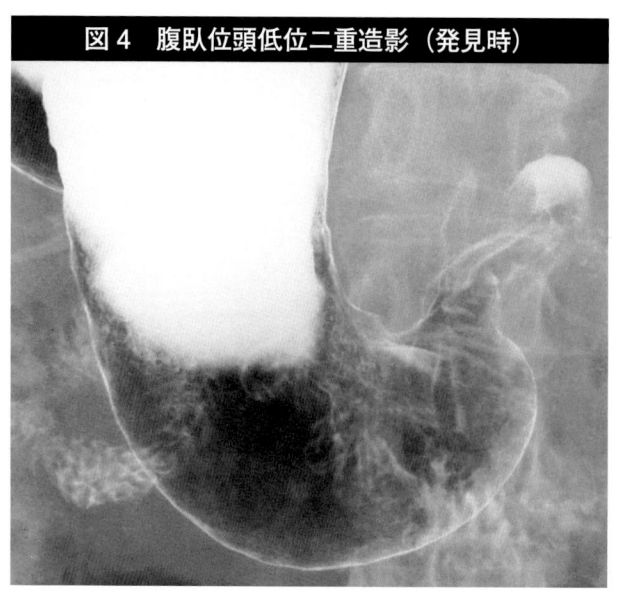

図5 追加撮影	精密X線

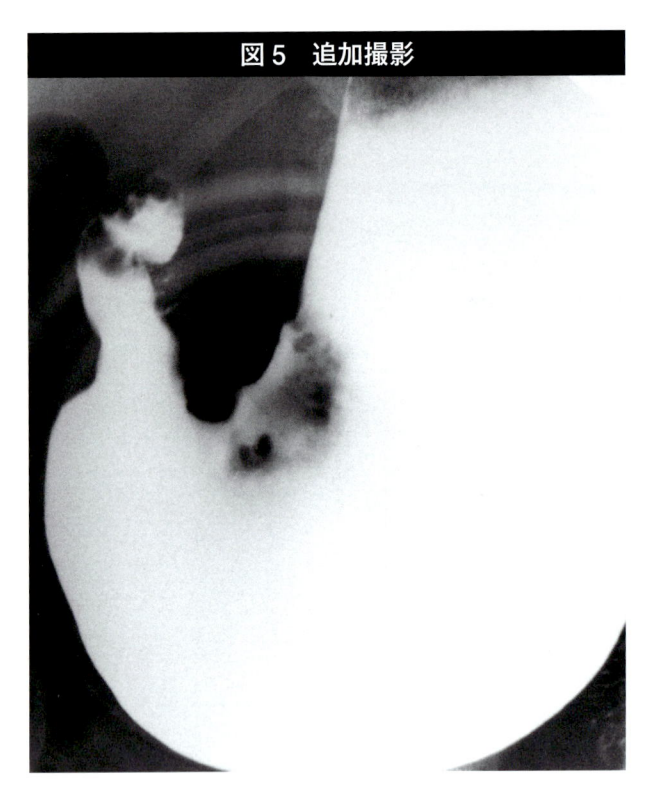

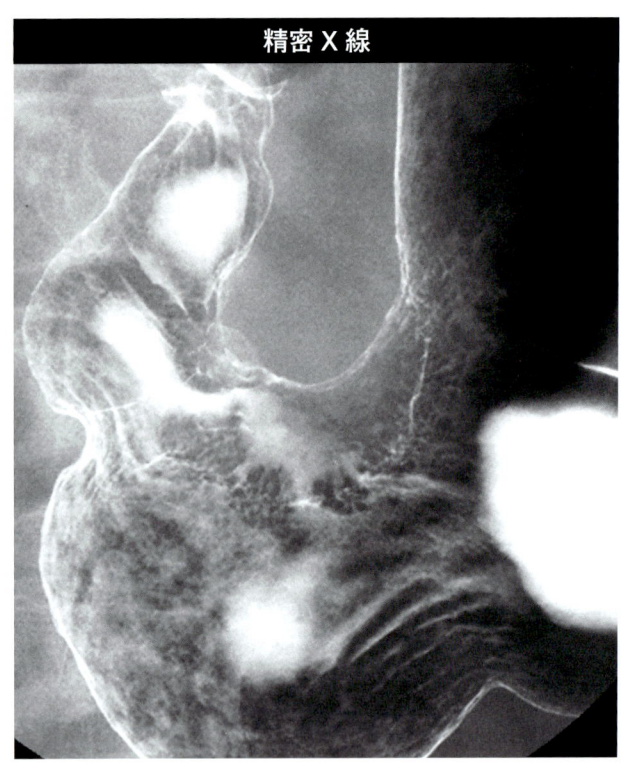

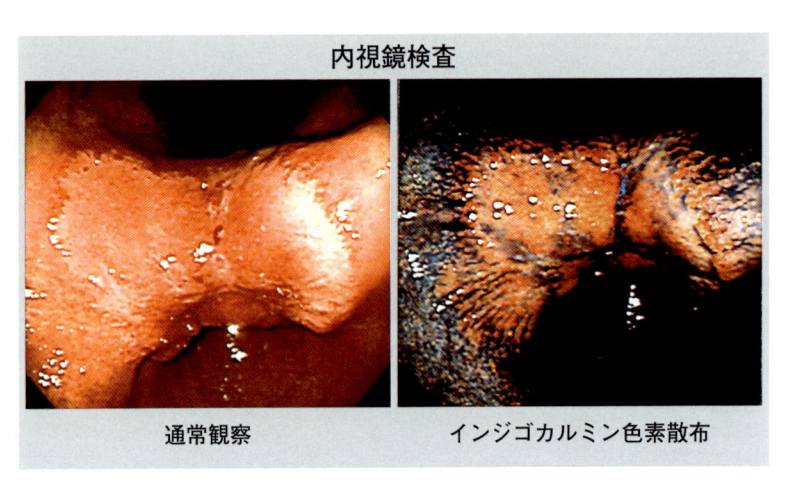

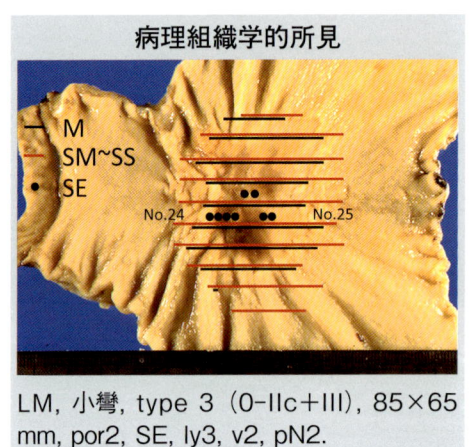

内視鏡検査	病理組織学的所見
通常観察 / インジゴカルミン色素散布	LM, 小彎, type 3（0-IIc+III）, 85×65 mm, por2, SE, ly3, v2, pN2.

読影のポイント

　2年前の図1では辺縁不整を伴う胃角開大を認め，この時点でカテゴリー3とすべきであった。1年前の図2では胃角開大と粘膜集中様の所見が認められ，やはりカテゴリー3の所見である。発見時の図3，4では胃角の開大はさらに著明となり，小彎側に周堤を伴うがん性潰瘍が側面像として捉えられており，カテゴリー5とすべき所見である。基準撮影では胃角の正面像は必須ではないために，粘膜所見に乏しく，変形が唯一の拾い上げのきっかけとなる症例が存在することを承知しておく必要がある。

③ 上級編

症例 30

図1　背臥位二重造影正面位

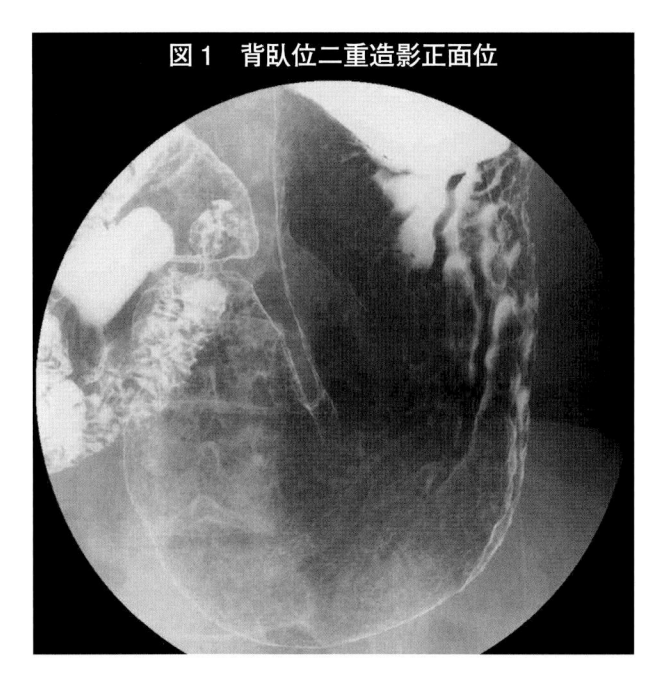

図2　背臥位二重造影第2斜位

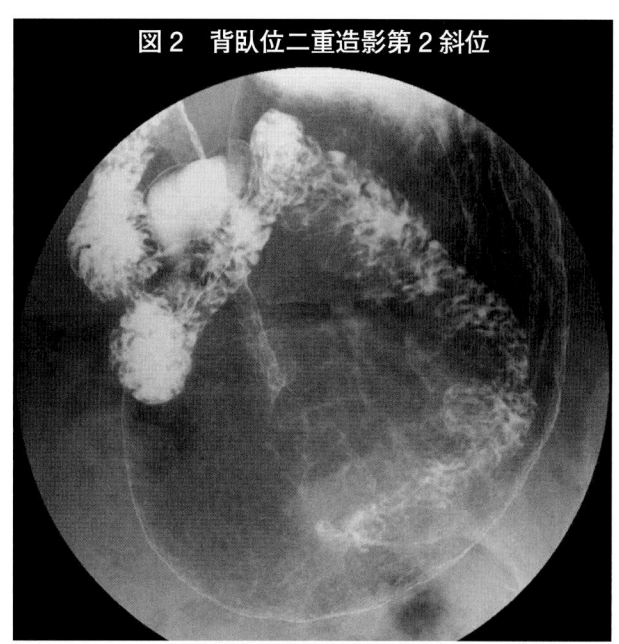

図3　背臥位二重造影第2斜位

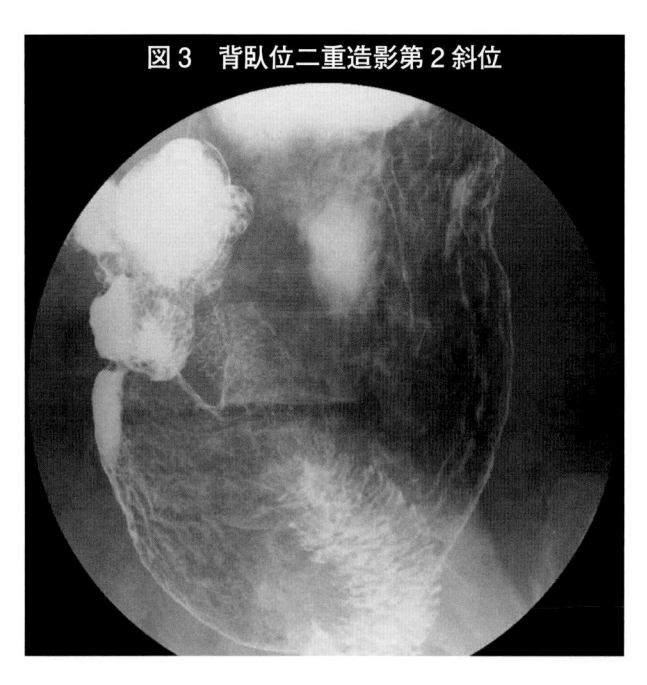

図4　腹臥位二重造影正面位

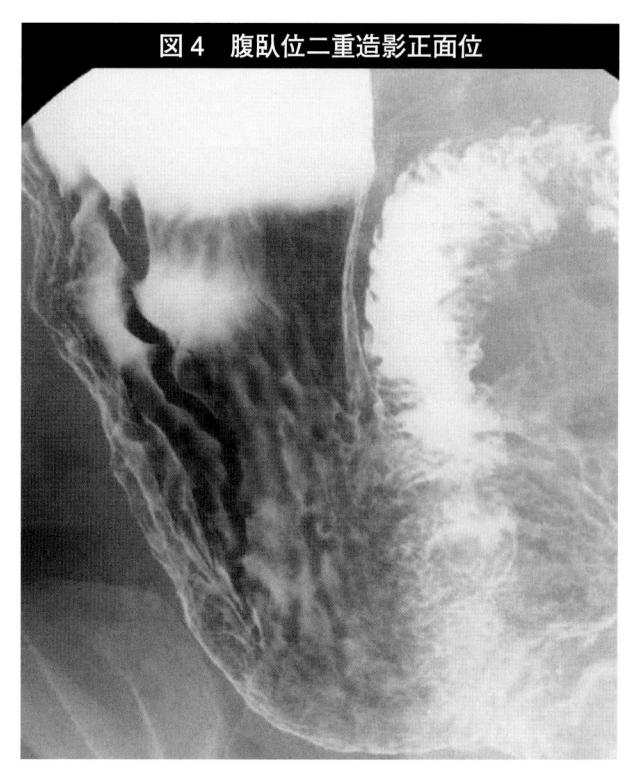

精密X線

精密X線

内視鏡検査

通常観察　　インジゴカルミン色素散布

病理組織学的所見

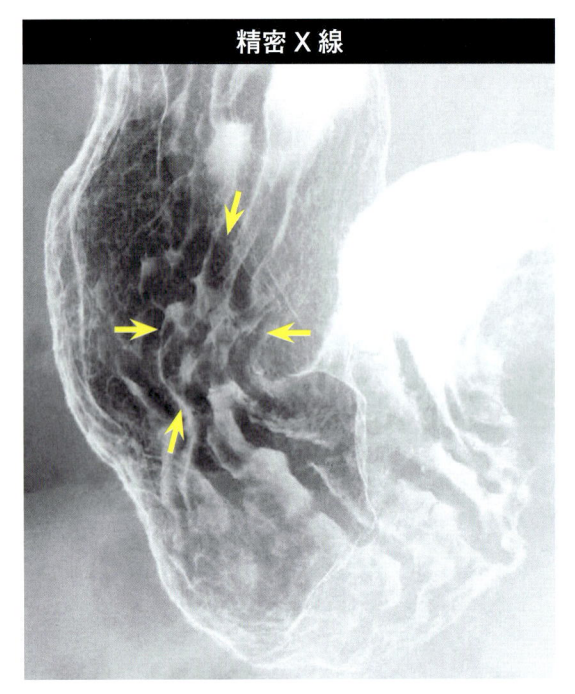

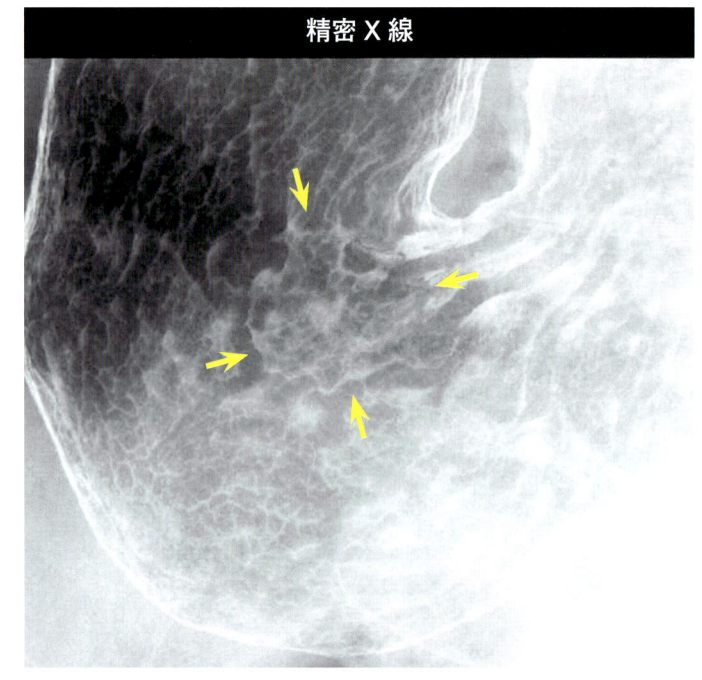

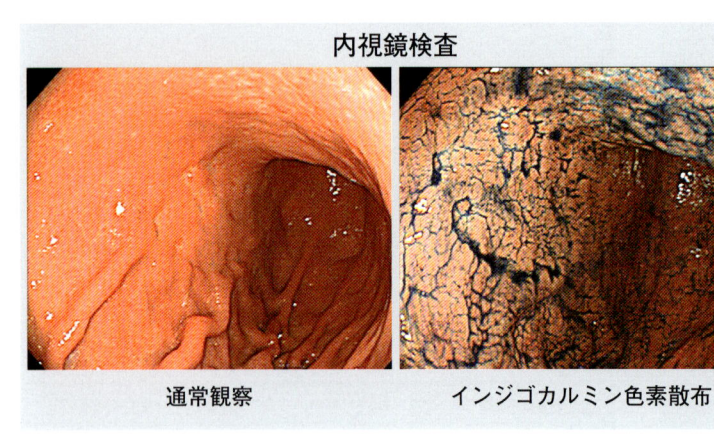

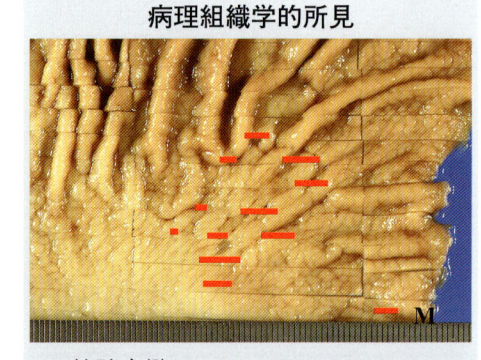

M, 前壁小彎, 0-IIc＋IIb, 34×15 mm, sig, M, ly0, v0, pN0.

図4の拡大

読影のポイント

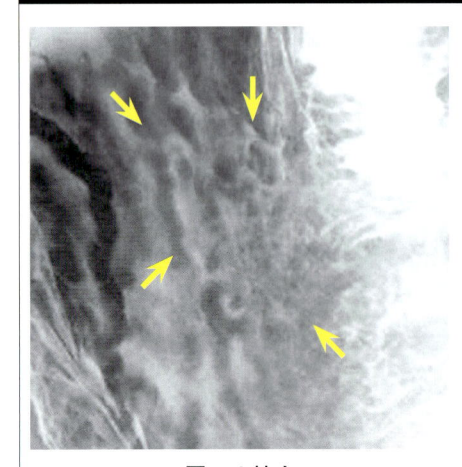

図1～3では所見は指摘できない。図4では胃体下部小彎寄りの前壁，十二指腸陰影の向かって左側に不整形の極く淡い陰影斑が認められる。境界は比較的明瞭で，陥凹内部に顆粒状陰影を認め，未分化型IIc病変が疑われることからカテゴリー4の所見である。精密検査のように鋸歯状の陥凹辺縁が鮮明に描出されていればカテゴリー5になる。すなわち粘膜面およびひだの所見がより明瞭となり，微細な所見が読影できる写真であれば自ずと質的診断に貢献できることになる。

④ 応用編

　本編では逐年検診群のうち，所見は示現されていたにもかかわらず，前年度は未チェックで当年度に初めてチェックされた症例を選んだ。前年度の写真でどこまで所見をチェックできるか，実力を試していただきたい。

④ 応用編

症例 31　前年度未チェック，当年度両医ともチェック症例

発見前年

図1　背臥位二重造影正面位

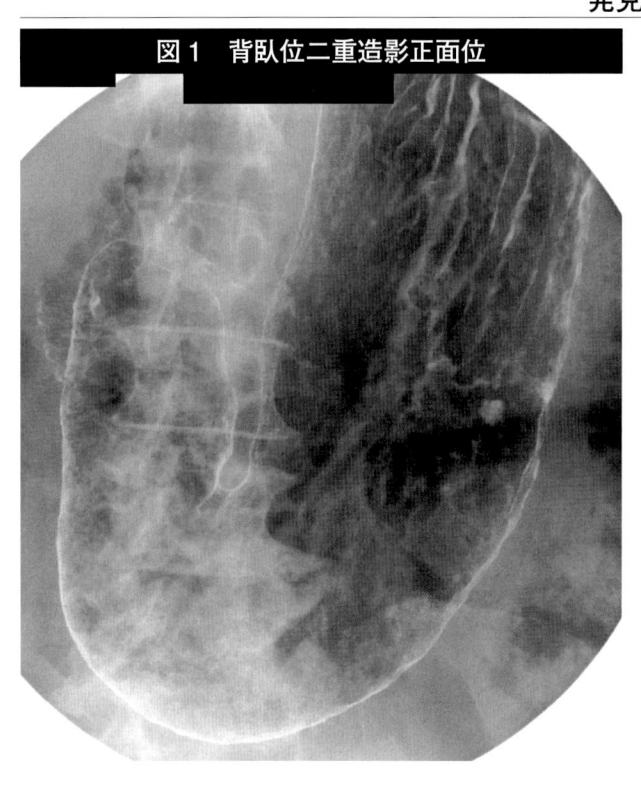

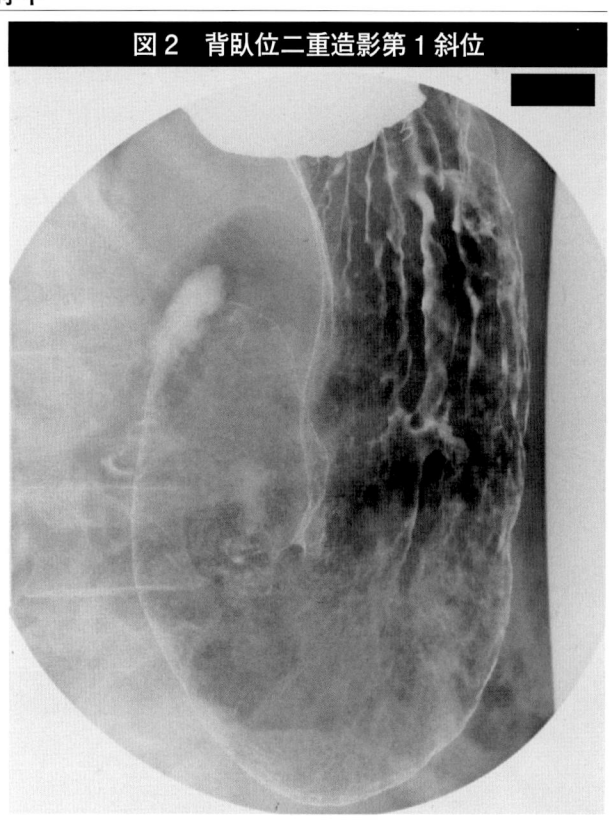

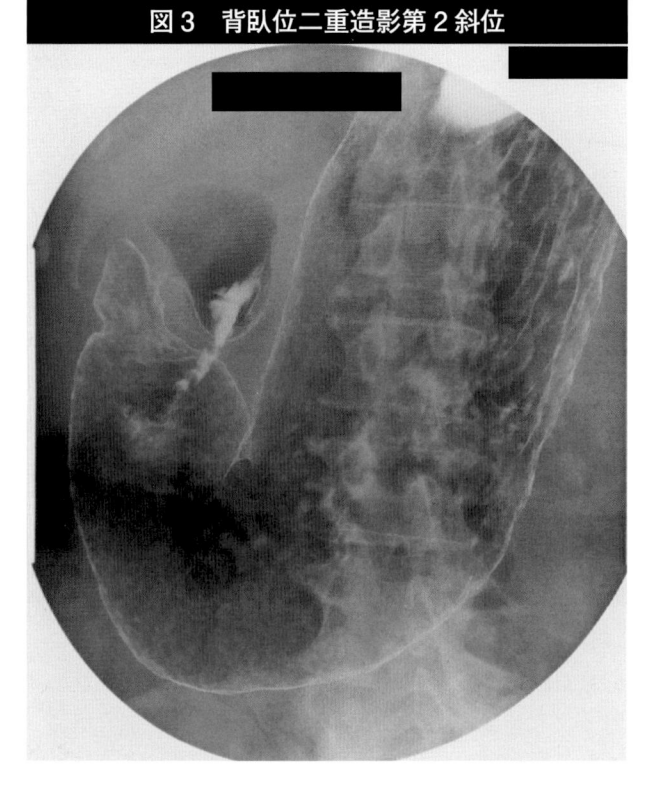

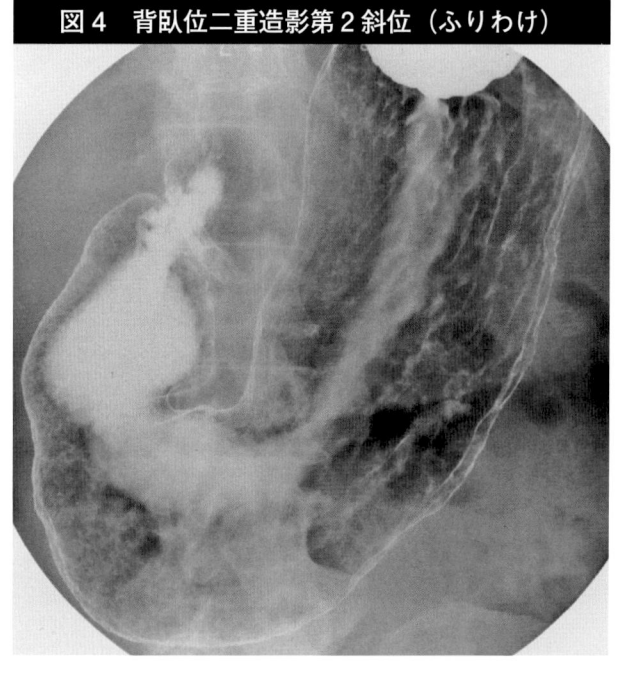

図2　背臥位二重造影第1斜位

図3　背臥位二重造影第2斜位

図4　背臥位二重造影第2斜位（ふりわけ）

発見時

図5　背臥位二重造影正面位

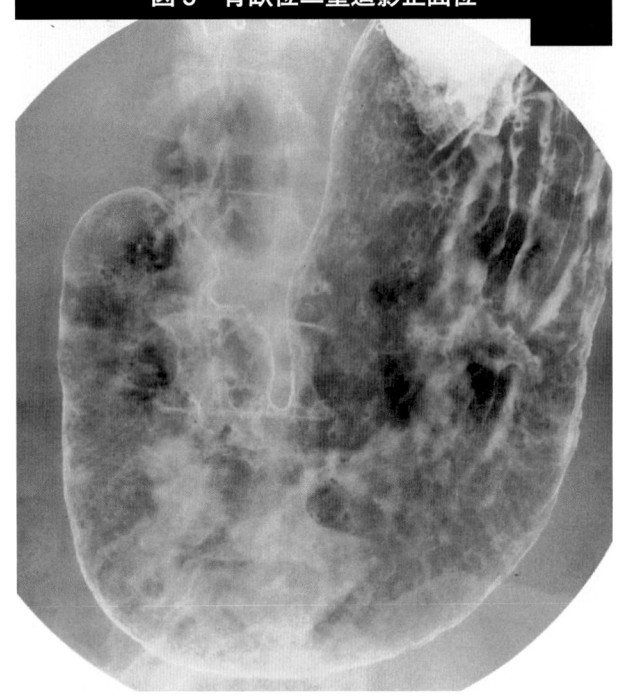

図6　背臥位二重造影第1斜位

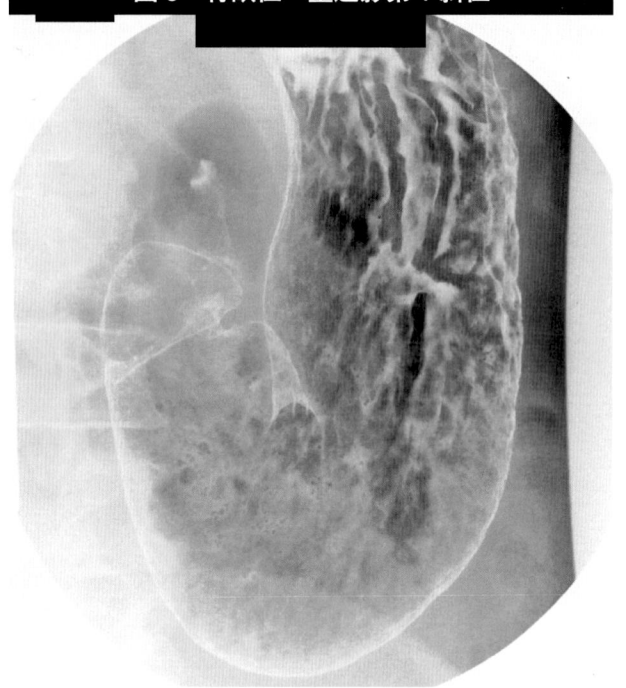

追加撮影

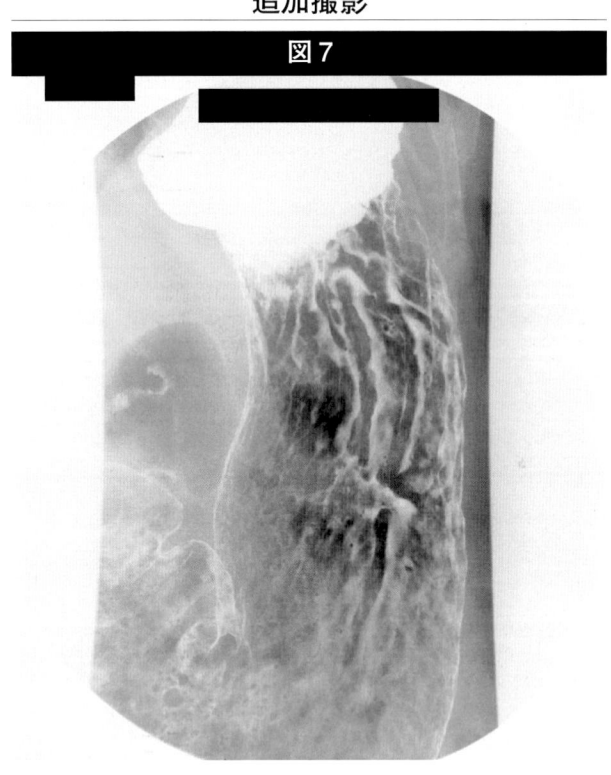

図7

●最終診断：M 後壁 30×20 mm, type 0-IIc, 未分化, M.

読影のポイント

　前年度では図1，2，4に病変は示現されている。図2では体下部大彎寄りに，大彎の皺襞を中断するように横長のジグザグ状の不整形の陰影斑が認められる。所見が胃底腺領域に存在することから良性疾患より未分化型のIIcを疑うべきで，カテゴリーは4である。発見年度では，すべてに所見は明瞭に示現されている。体下部大彎に皺襞の中断を伴った境界明瞭な不整形の陰影斑として認められ，これは未分化型のIIc病変に特徴的な所見であるからカテゴリーは当然5である。

4 応用編

症例 32 前年度未チェック，当年度両医ともチェック症例

発見前年

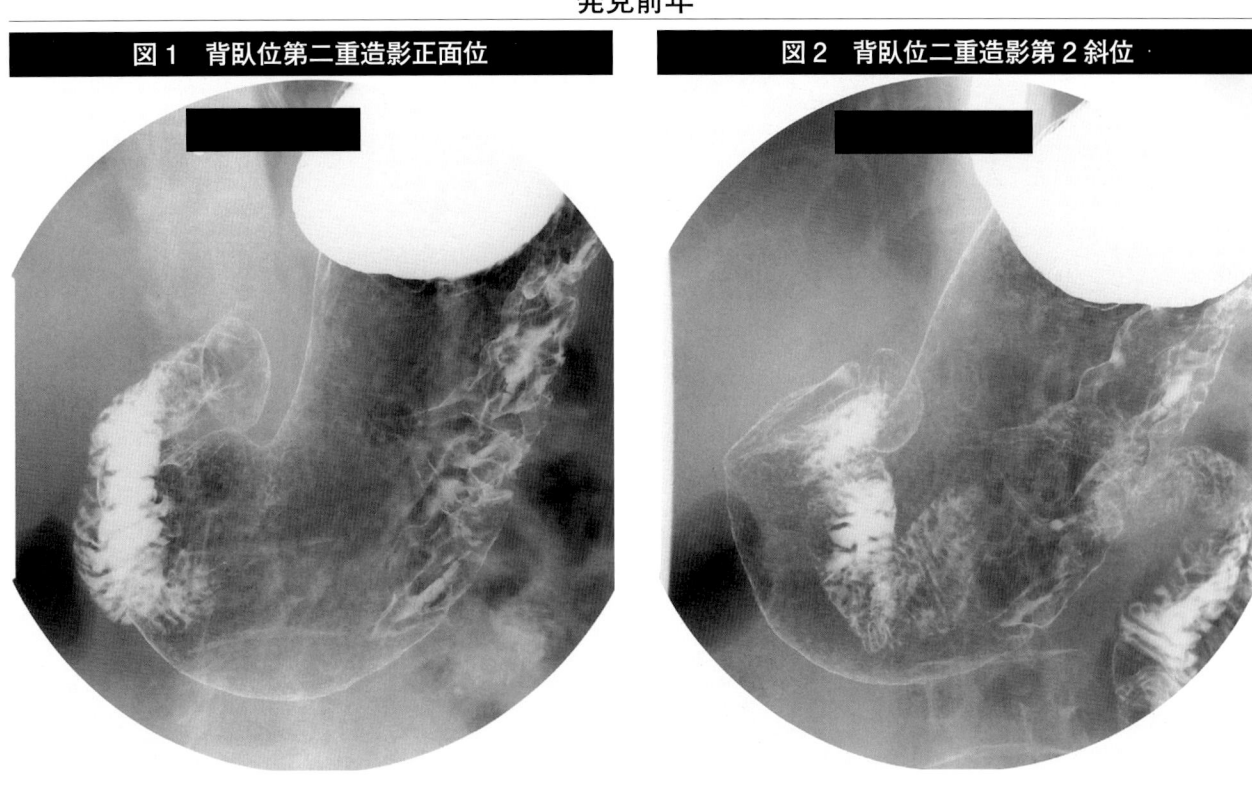

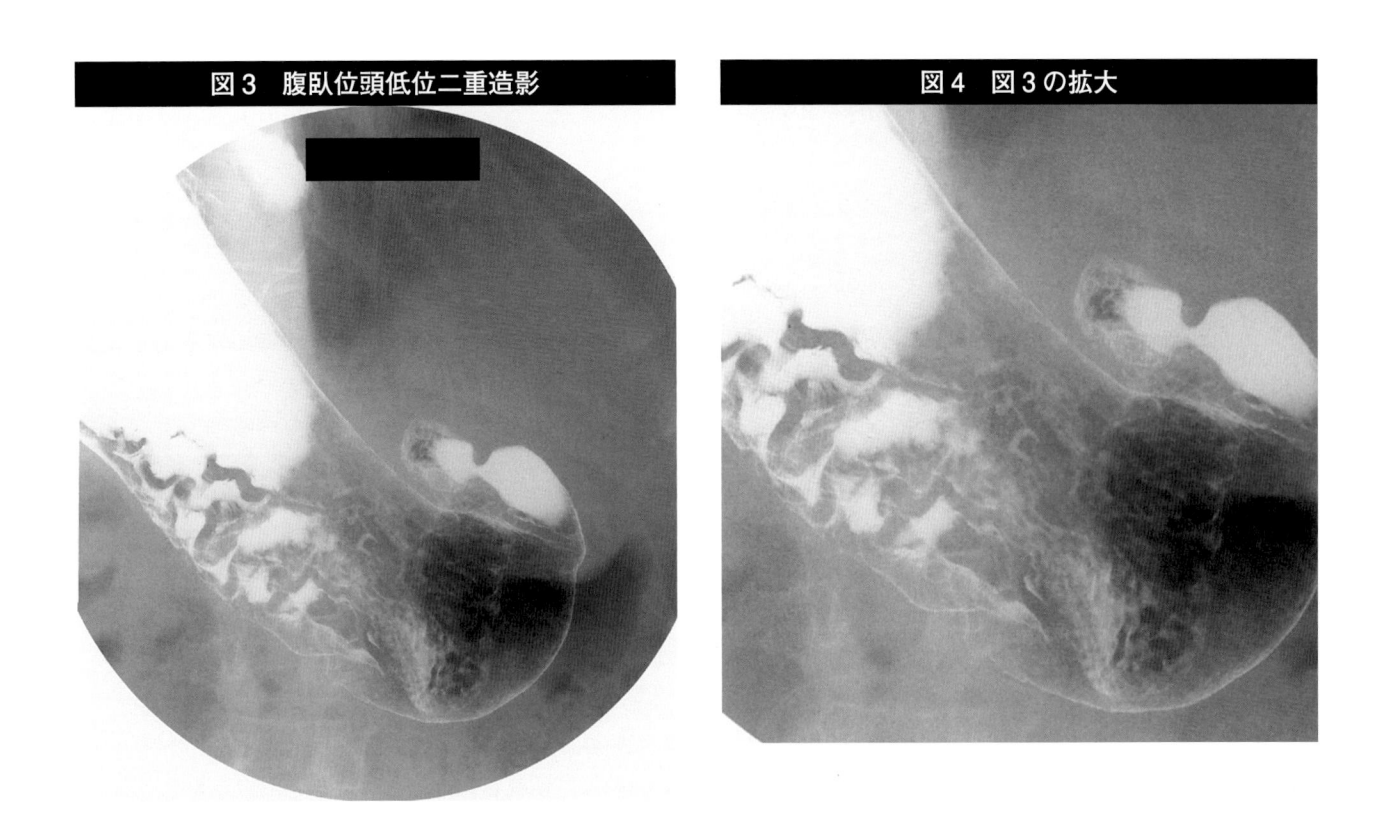

図1 背臥位第二重造影正面位

図2 背臥位二重造影第2斜位

図3 腹臥位頭低位二重造影

図4 図3の拡大

発見時

図5 背側臥位二重造影正面位

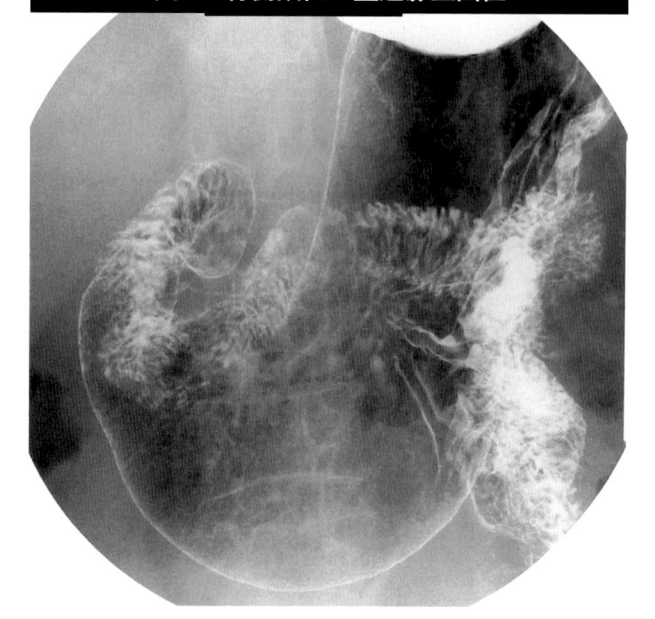

図6 背側臥位二重造影第2斜位

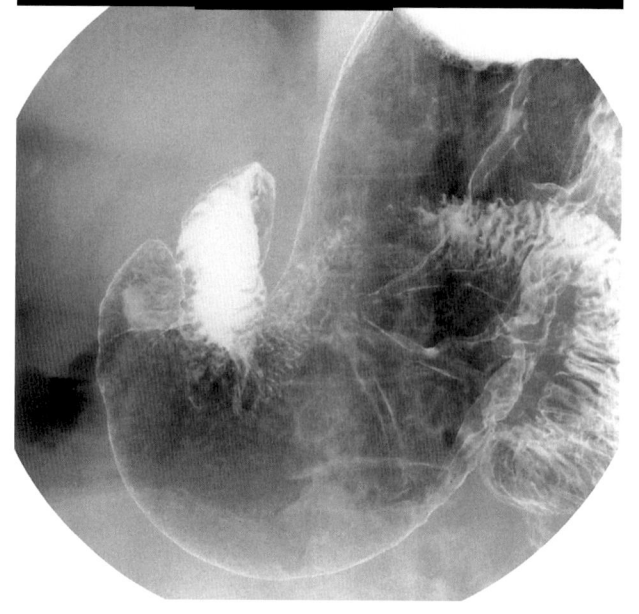

図7 腹臥位頭低位二重造影

追加撮影

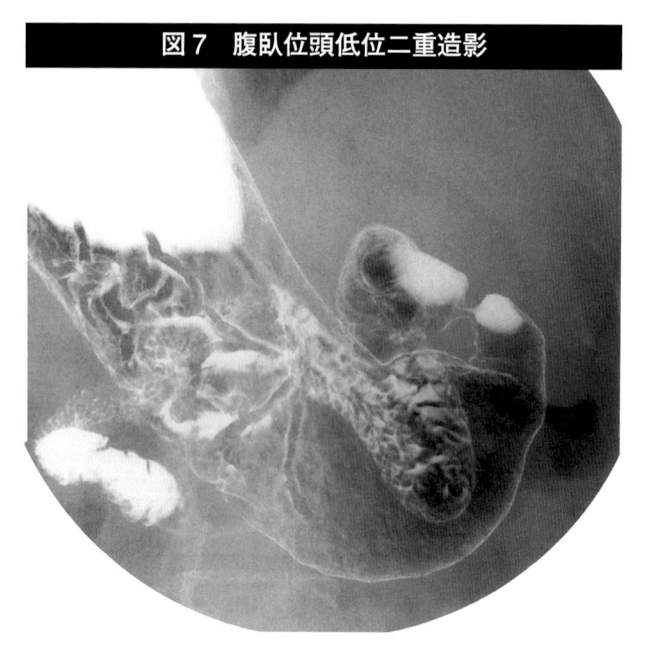

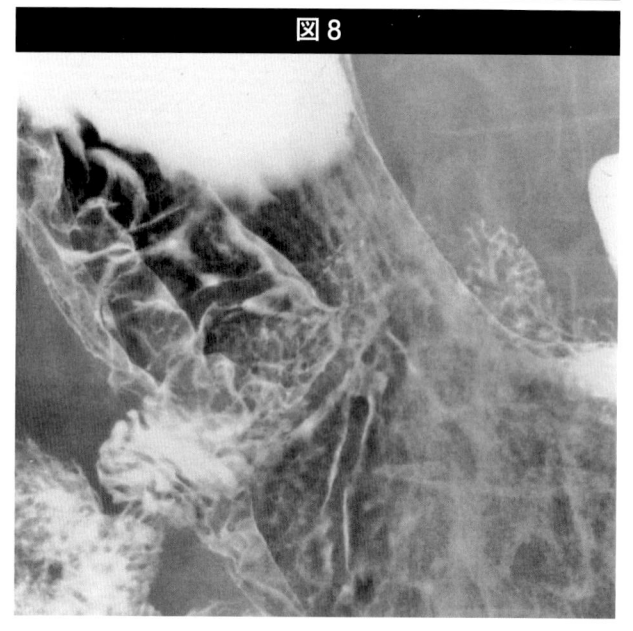

図8

●最終診断：M 前壁 27×15 mm, type 0-IIc, 未分化, SM2.

読影のポイント

　前年度の図1，2では，体下部に大彎側から2本の皺襞集中様の所見が認められる。しかし集中像の先には明らかな異常所見は認められないことから前壁病変が疑われる。また集中様の2本の皺襞も後壁の皺襞と交差しており，前壁の皺襞を疑わなければならない。図3の前壁撮影を見ると，体下部前壁に2本の皺襞集中像とその先端に顆粒状陰影と不整形の淡い陰影斑が認められる。病変の存在は確実ではないが，陥凹を主体とする病変が疑われるのでカテゴリーは3である。発見年度の図5，6には体下部に3本の明らかな皺襞集中像が認められるが，これらの皺襞はバリウムで縁取りされて浮き上がるように現れている。これは前壁の皺襞に特有の現れ方であることを覚えておきたい。図7の前壁撮影では十二指腸陰影との重なりで所見は読みにくいが，3本の皺襞集中像の先端にバリウム斑が認められる。図8の追加撮影像で皺襞集中の先に境界明瞭な不整形の陰影斑が現れており，未分化型のIIc型病変の特徴を示す所見であり，カテゴリーは5としなければならない。

4 応用編

症例 33　前年度未チェック，当年度両医とも異所チェック症例

発見前年

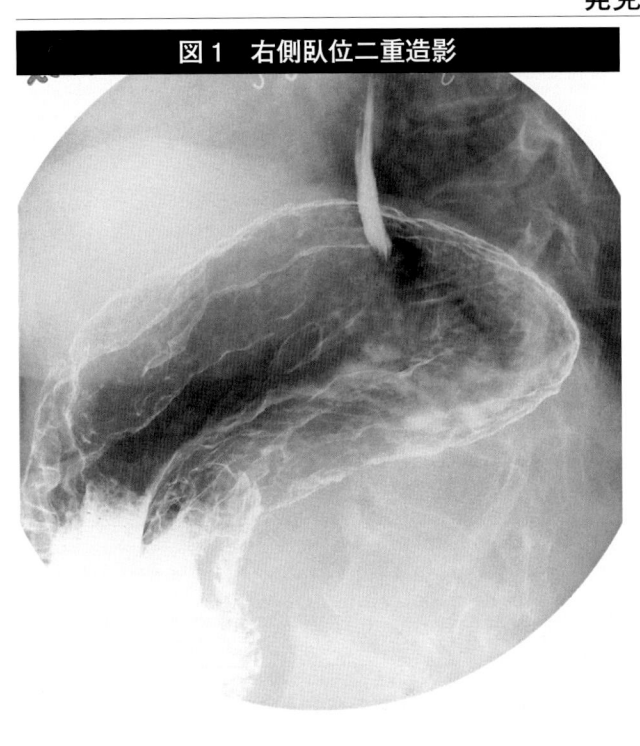

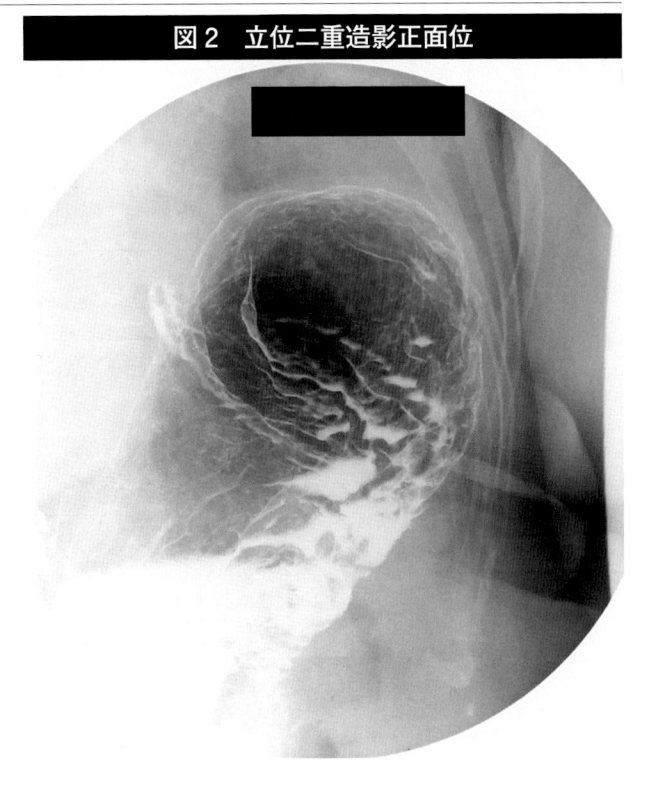

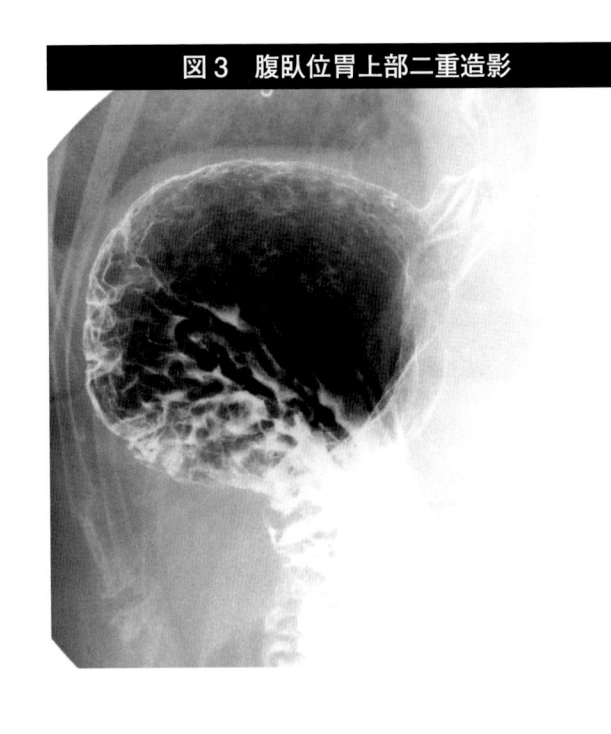

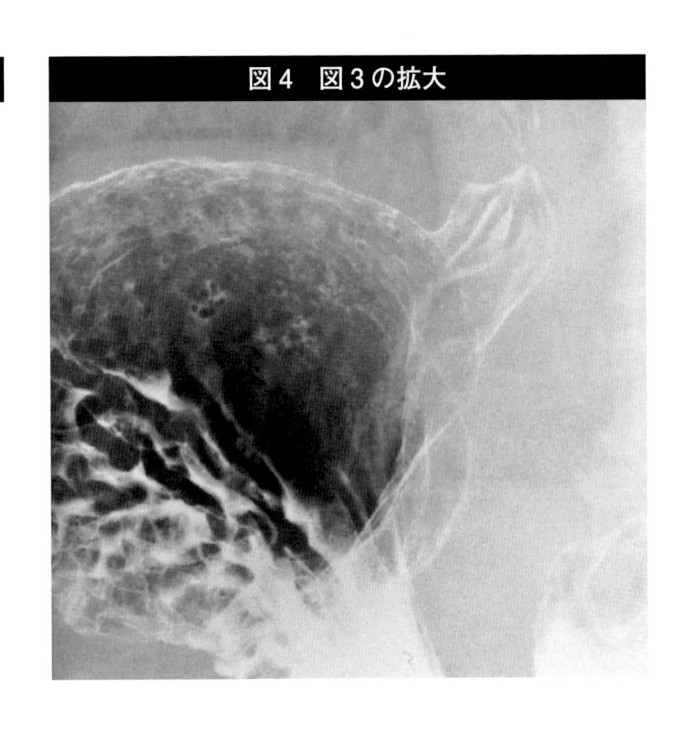

図1　右側臥位二重造影

図2　立位二重造影正面位

図3　腹臥位胃上部二重造影

図4　図3の拡大

発見時

図5　右側臥位二重造影

図6　立位二重造影正面位

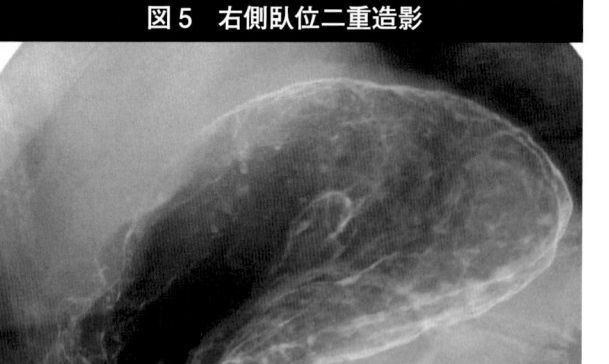

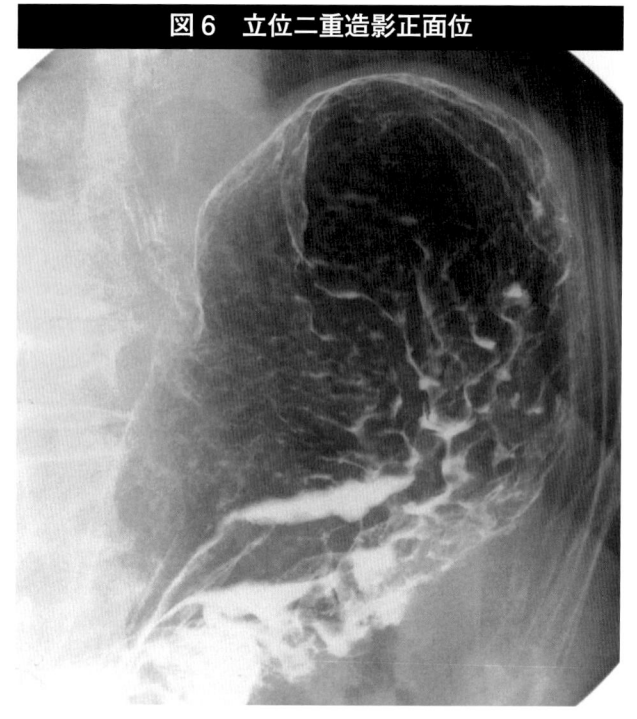

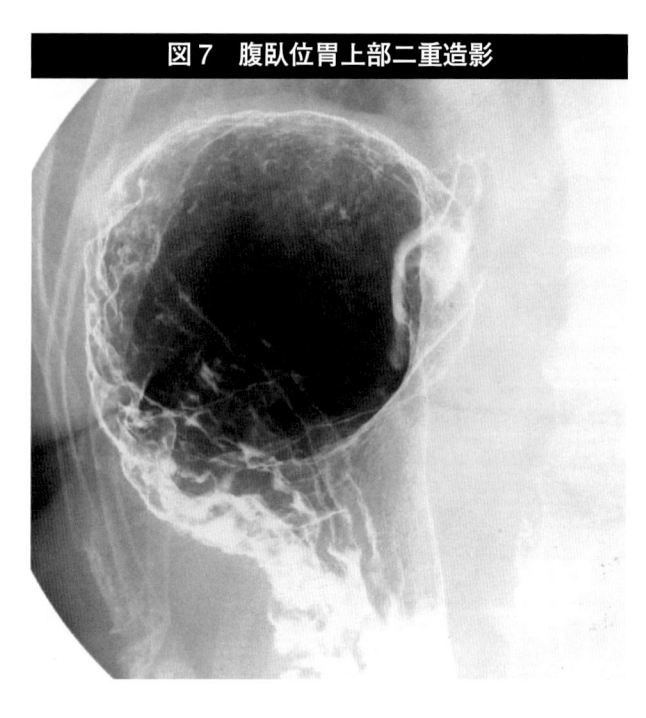

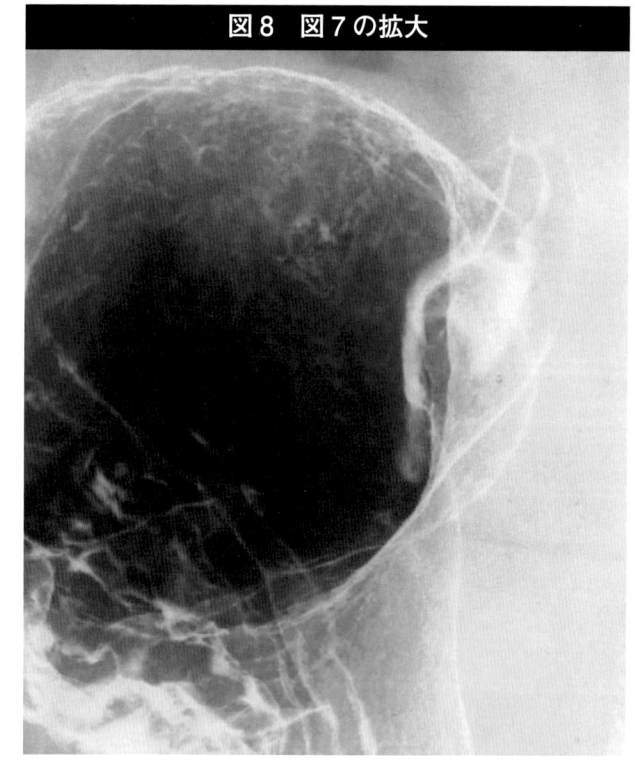

図7　腹臥位胃上部二重造影

図8　図7の拡大

●最終診断：U 小彎 20×20 mm, type 0-IIa＋IIc, 分化, SM.

読影のポイント

　所見は前年度の図1, 3, 4に現れている。図1の噴門部の輪状陰影は隆起性病変を疑わなければならない所見である。図3の腹臥位では噴門部小彎前壁寄りに隆起を示唆する透亮像がわずかに認められる。病変の良悪性は不明なのでカテゴリーは3である。発見年度も同じ体位の図5, 7, 8に所見は示現されている。図5の噴門部の馬蹄形の陰影は正常の胃入口部の像と異なり、隆起性病変の輪郭を表している。図7, 8は噴門部小彎にバリウムをはじく隆起性病変が存在し、しかも隆起の内部には浅い陥凹を伴っていることを示している。IIa＋IIc型病変が強く疑われ、カテゴリーは4〜5とすべきであろう。

④ 応用編

症例 34　前年度未チェック，当年度両医ともチェック症例

発見前年

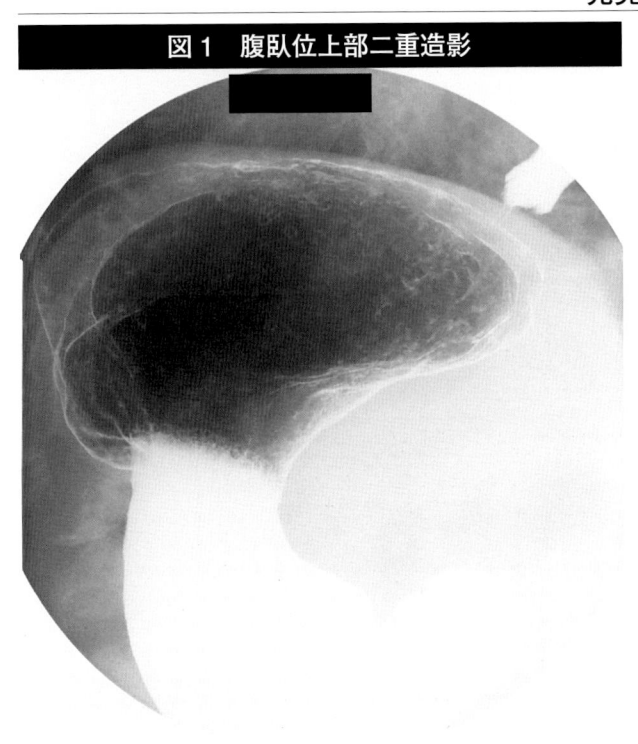

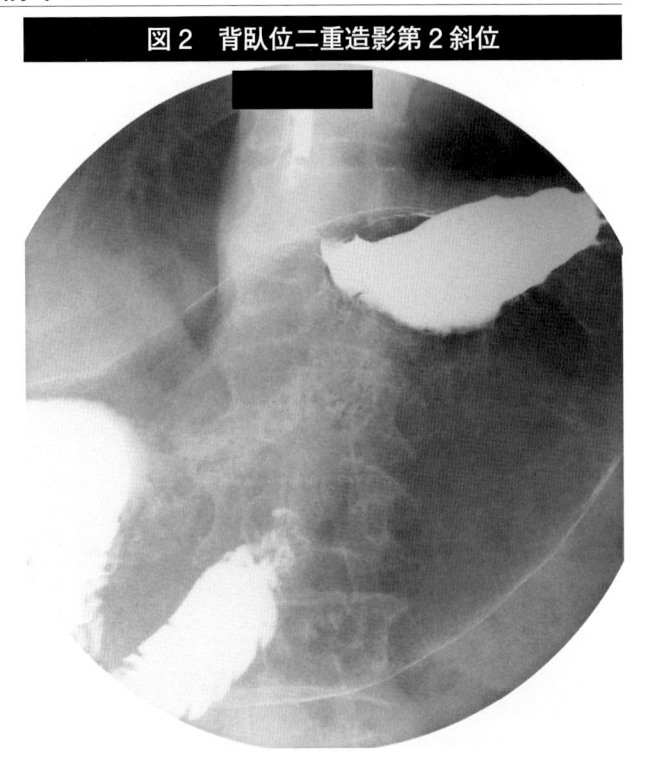

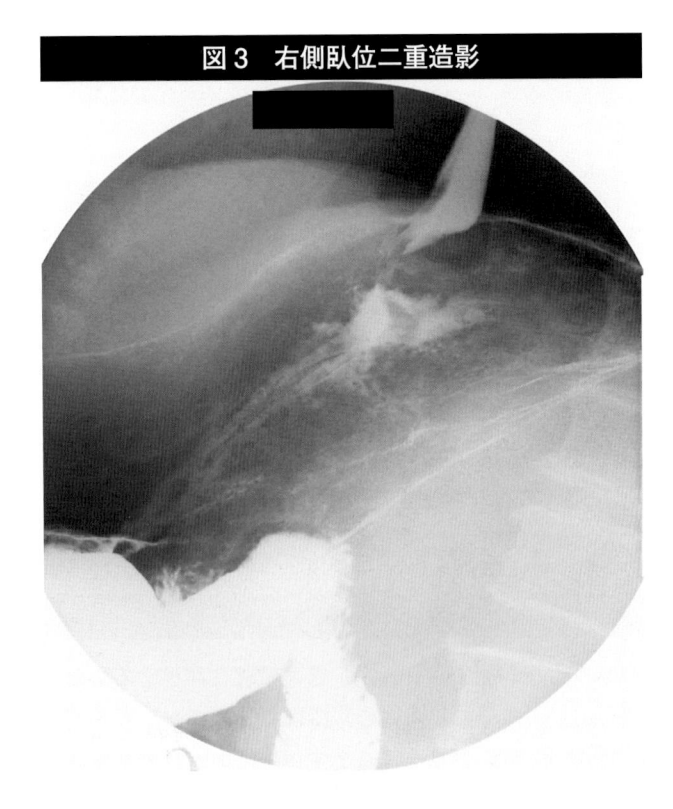

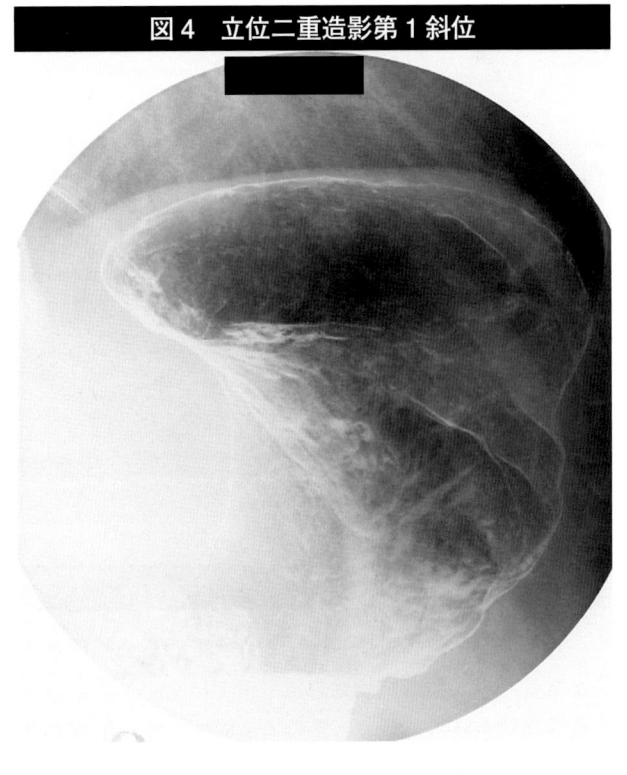

図1　腹臥位上部二重造影

図2　背臥位二重造影第2斜位

図3　右側臥位二重造影

図4　立位二重造影第1斜位

発見時

図5　腹臥位上部二重造影

図6　右側臥位二重造影

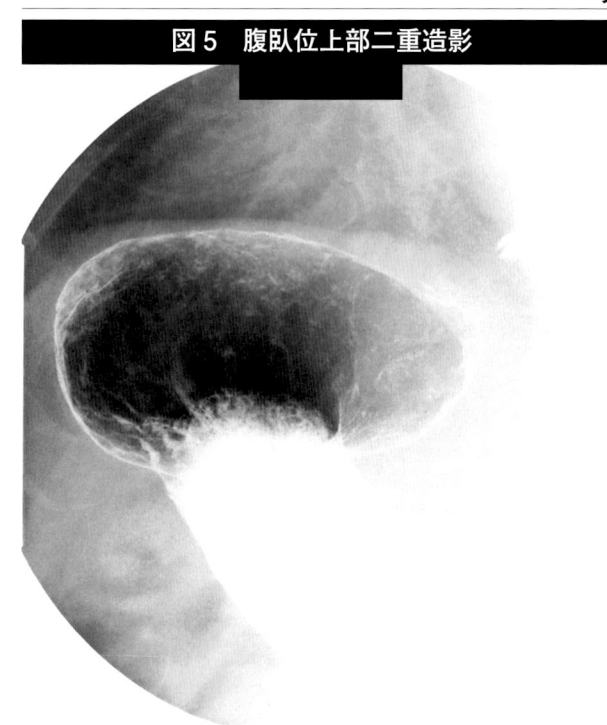

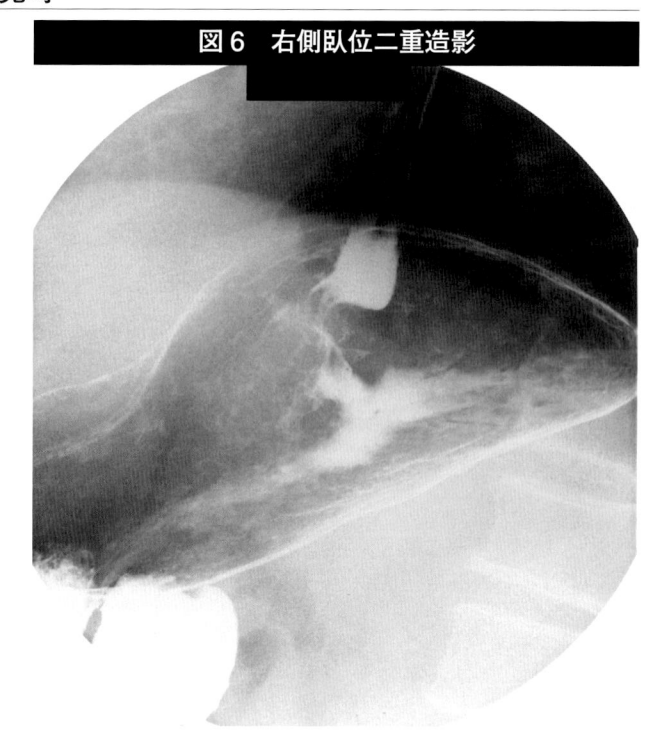

追加撮影

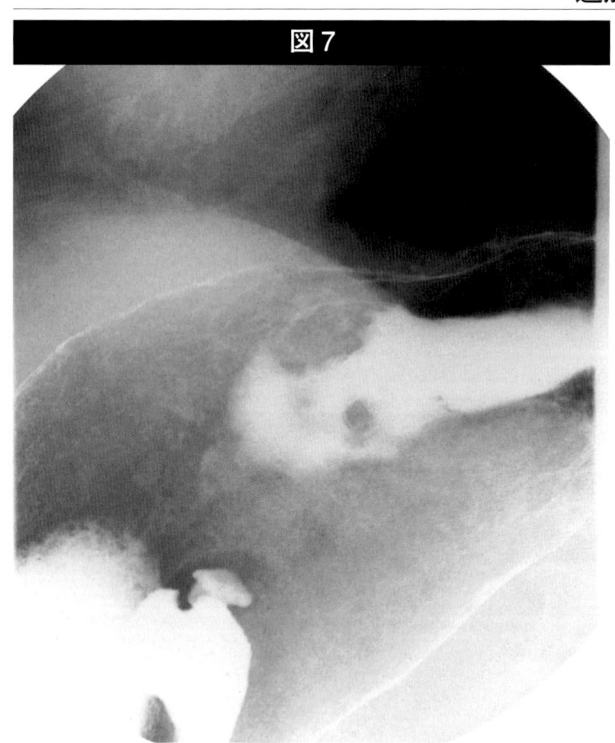

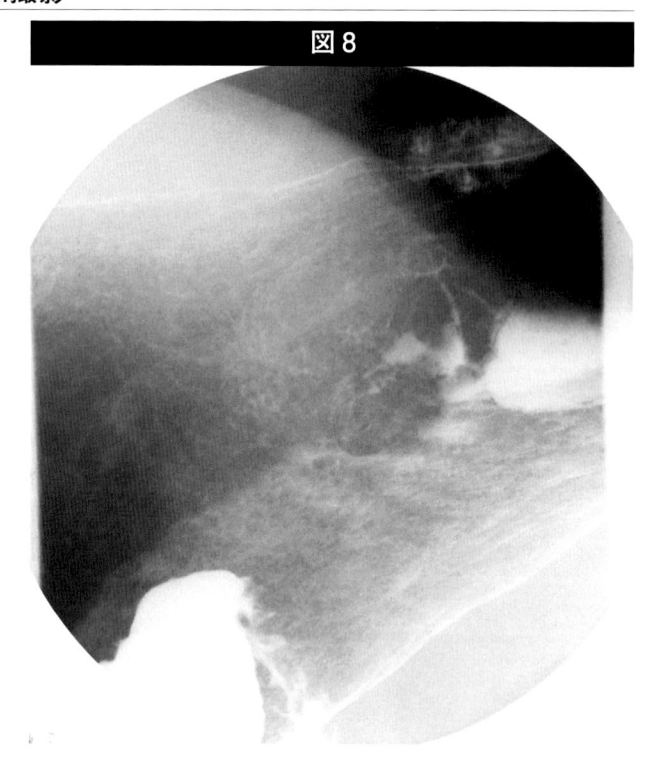

図7

図8

●最終診断：U 小彎 40×40 mm, type 2, 分化, SS.

読影のポイント

　前年度では図3に所見は示現されている。噴門部に濃いバリウム斑が認められるが，その輪郭に注目する必要がある。バリウム斑の輪郭は平滑ではなく，細かい棘状を呈していて，その後壁側の辺縁部に辺縁隆起を疑わせる透亮帯が認められる。悪性を否定できない所見である。したがってカテゴリーは3とすべきである。発見年度では図7に辺縁隆起に囲まれたクラーテル状の深い陥凹からなる2型病変の像が示現されており，カテゴリーは4〜5となる。

④ 応用編

症例 35　前年度未チェック，当年度両医ともチェック症例

発見前年

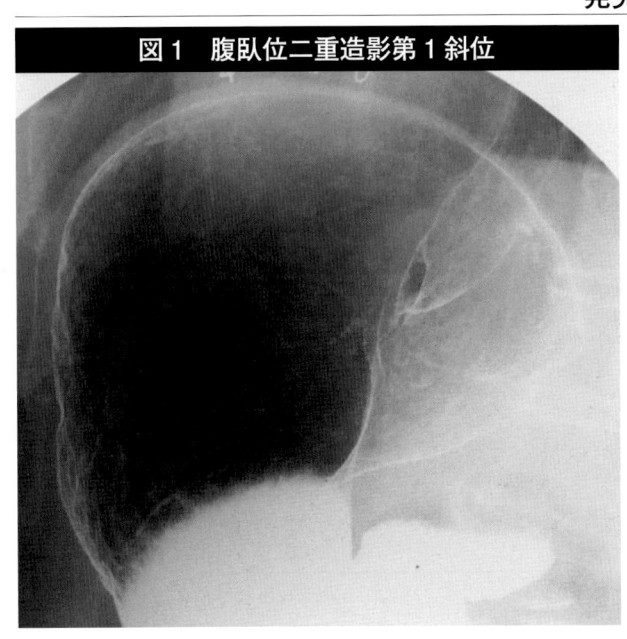

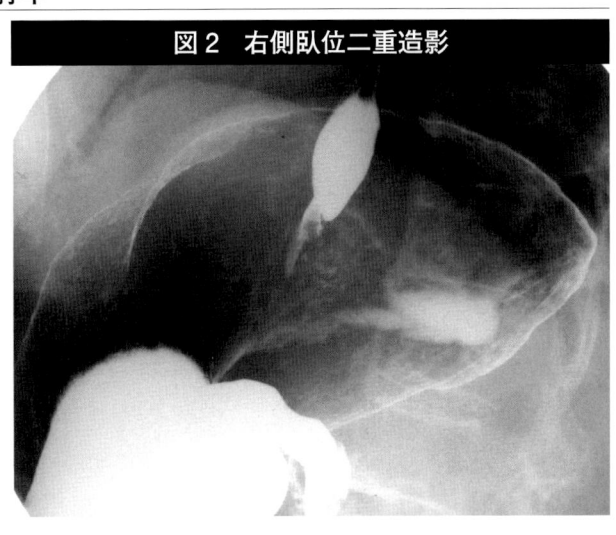

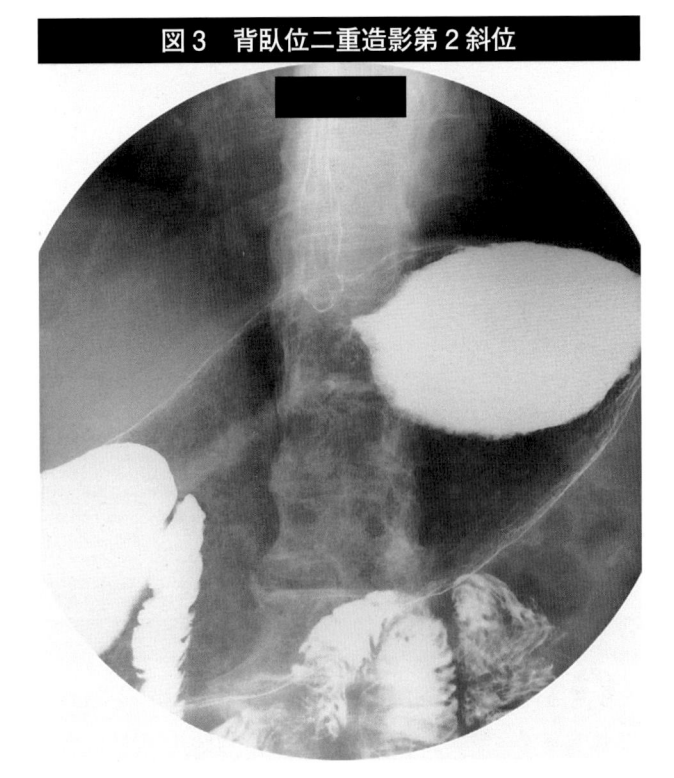

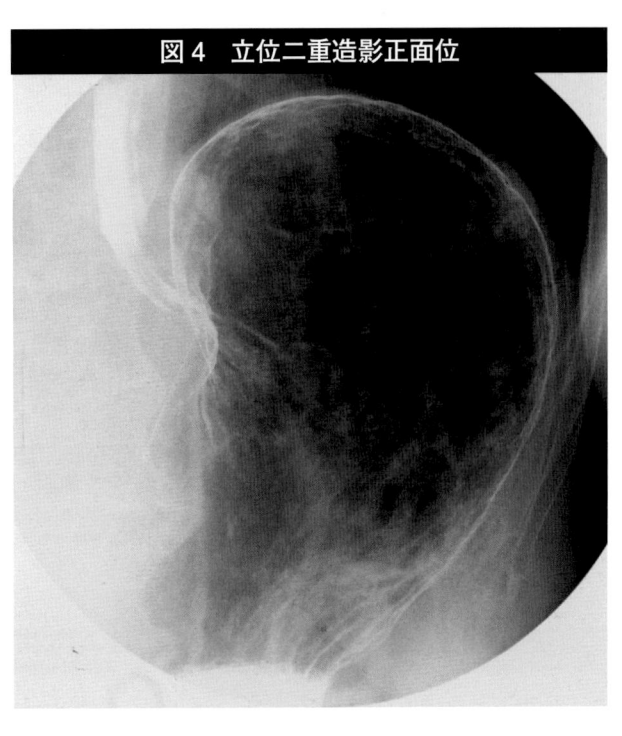

図1　腹臥位二重造影第1斜位

図2　右側臥位二重造影

図3　背臥位二重造影第2斜位

図4　立位二重造影正面位

発見時

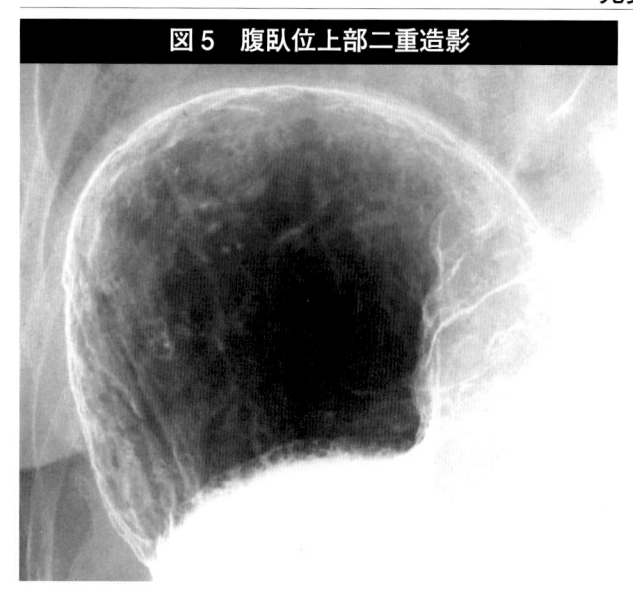

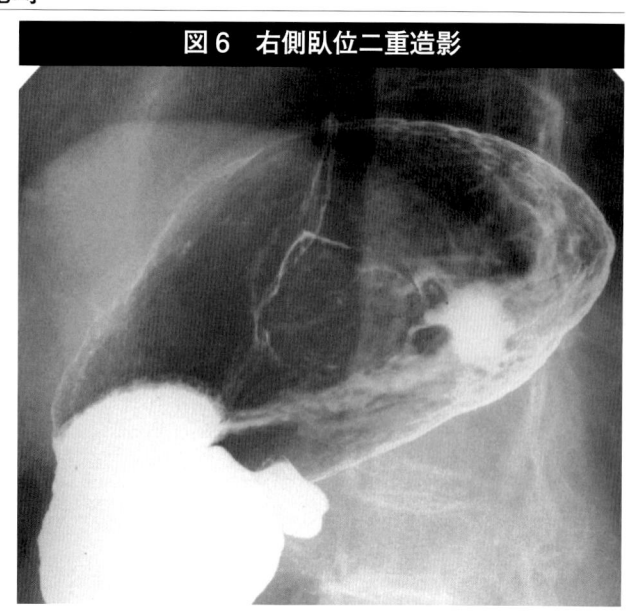

図5　腹臥位上部二重造影

図6　右側臥位二重造影

追加撮影

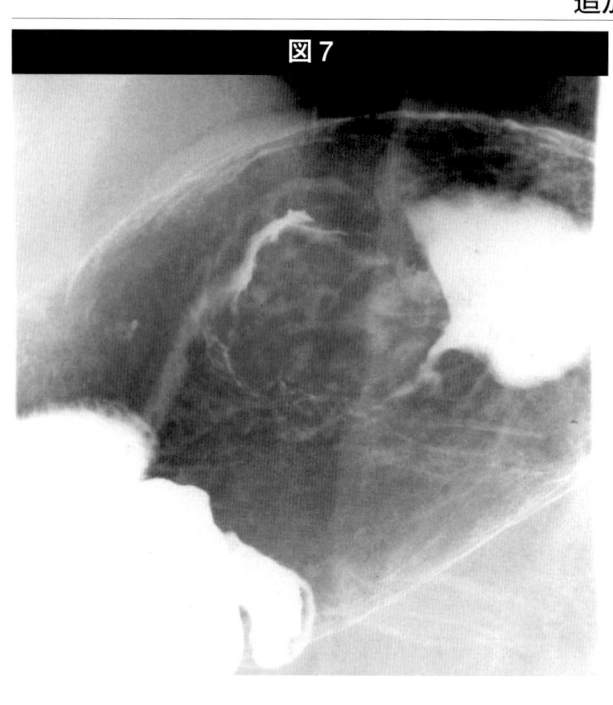

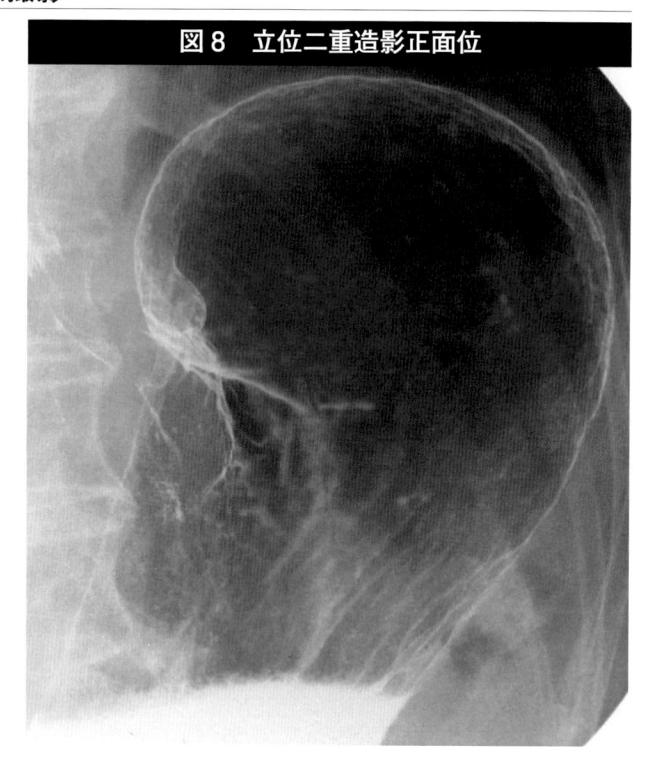

図7

図8　立位二重造影正面位

●最終診断：U 小彎 75×45 mm, type 2, 未分化, SS.

読影のポイント

　前年度では図2，4に所見が現れている。図2では噴門部後壁にわずかなバリウムのはじき像とその中央部の淡い陰影斑を見逃さないようにしなければならない。図4では噴門部小彎の胃入口部直下に丈の低い隆起性病変の辺縁像を示唆する小規模な辺縁陥凹像が認められる。図2，4からカテゴリーは3が妥当。発見年度では図6，7に病変の正面像，図8に側面像が現れている。病変は2型進行がんと診断可能であり，カテゴリーは5である。

4 応用編

症例 36 前年度未チェック，当年度両医ともチェック症例

発見前年

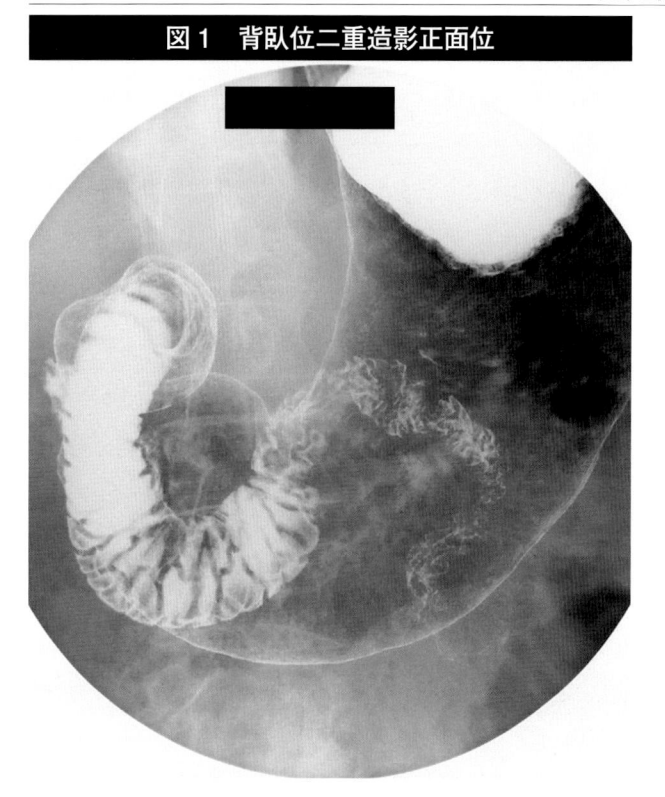

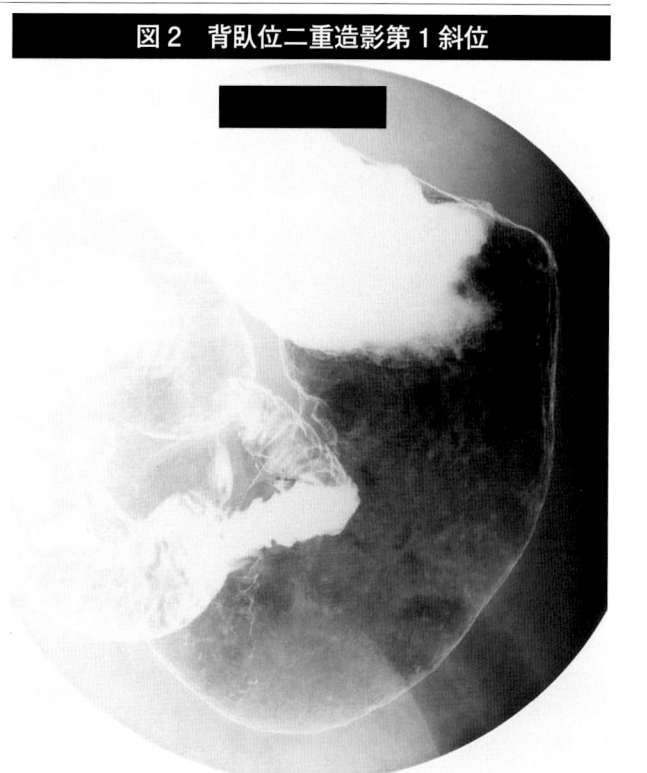

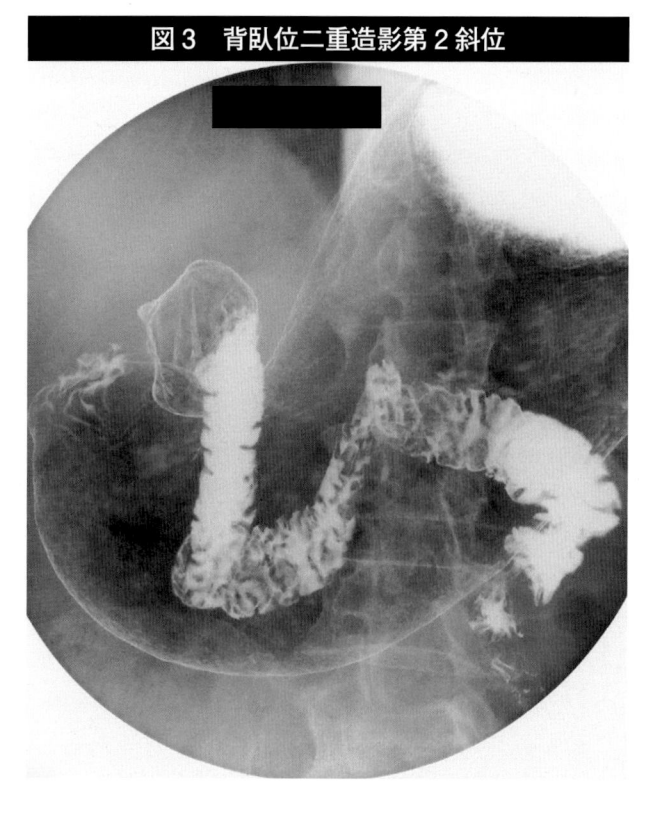

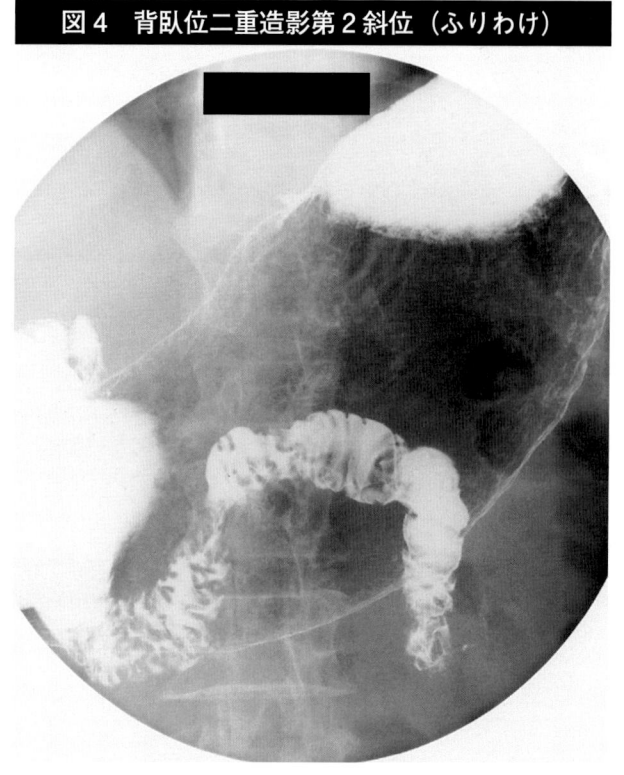

図1　背臥位二重造影正面位

図2　背臥位二重造影第1斜位

図3　背臥位二重造影第2斜位

図4　背臥位二重造影第2斜位（ふりわけ）

113

発見時

図5 背臥位二重造影正面位

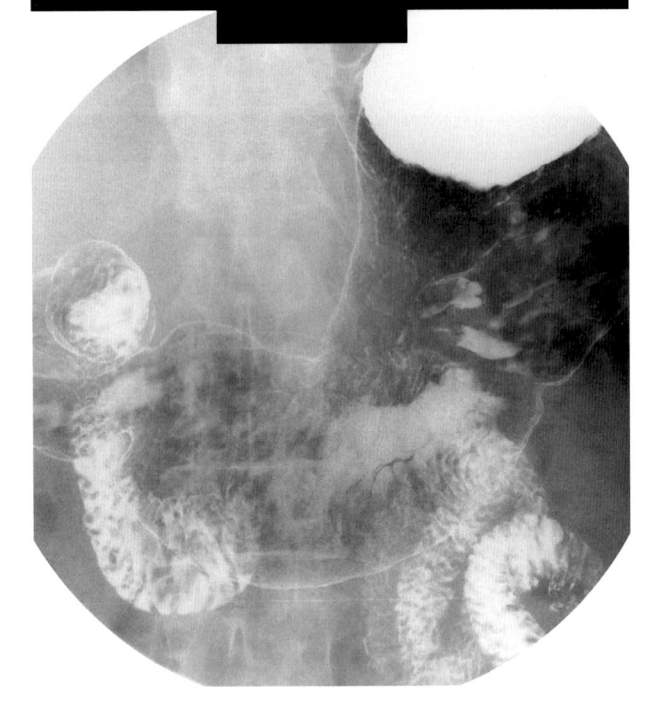

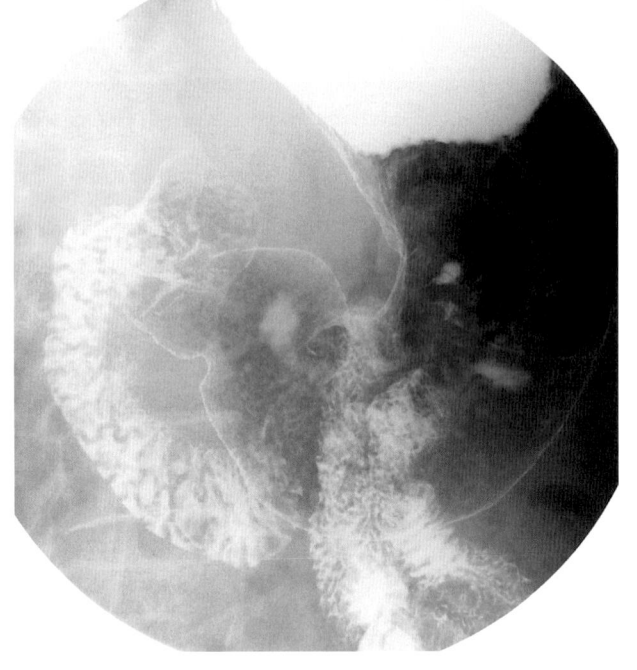

図6 背臥位二重造影第1斜位

追加撮影

図7 背臥位二重造影第2斜位

図8 背臥位二重造影第2斜位（ふりわけ）

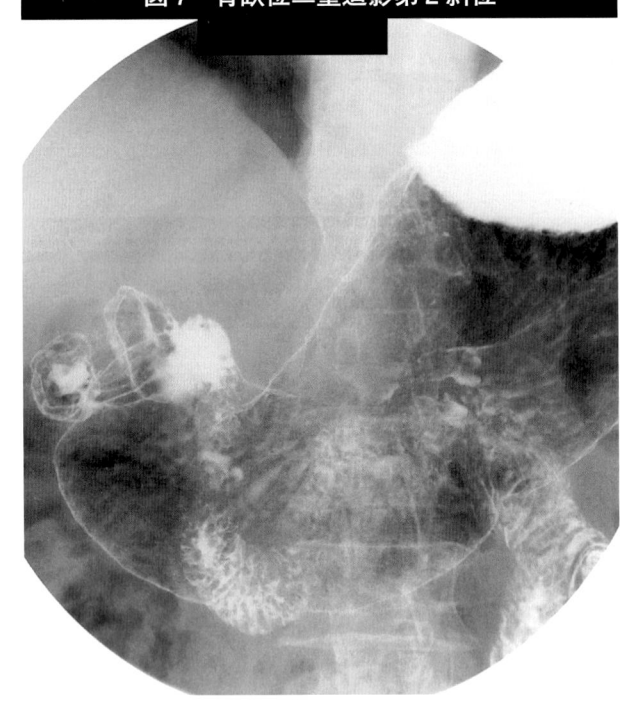

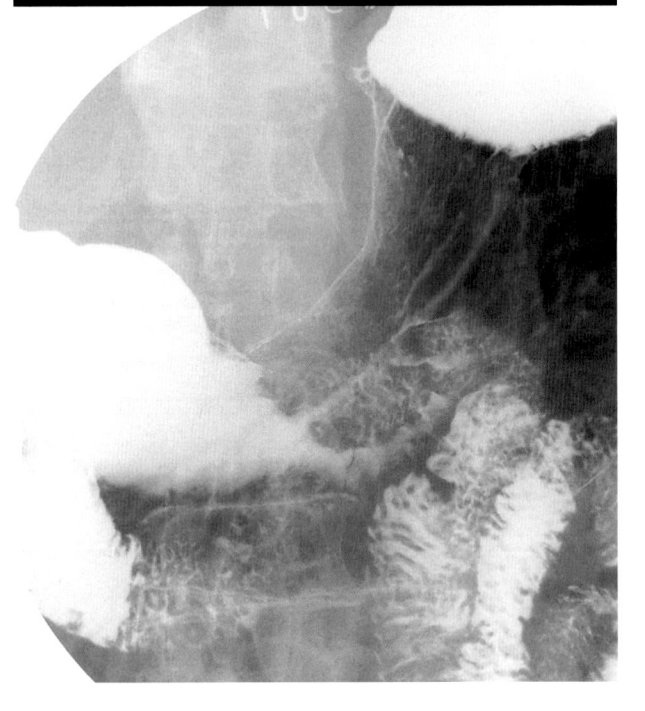

●最終診断：MU 小彎 83×81 mm, type 3, 分化, SE.

読影のポイント

　前年度は図1, 4に異常所見を捉えることができる。特に図1では体下部小彎寄りの後壁に広い範囲にバリウムのはじき像が認められ，口側には後壁寄りから集中する皺襞の一部が現れている。十二指腸陰影との重なりが読影を困難にしているが，注意深く読影していればこのバリウムのはじき像と口側の皺襞の異常はチェックできたはずである。カテゴリーは3〜4である。発見年度ではすべての写真に所見は示現されており，中央部に巨大潰瘍（クラーテル）形成を伴う3型進行がんと容易に診断可能であり，カテゴリーは5である。

4 応用編

症例 37 前年度未チェック，当年片医のみチェック症例

発見前年

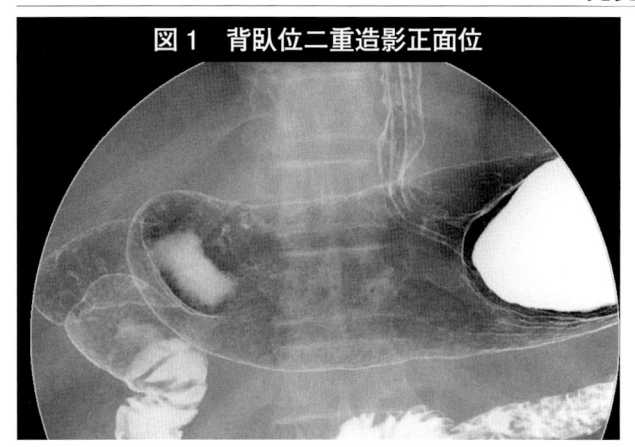

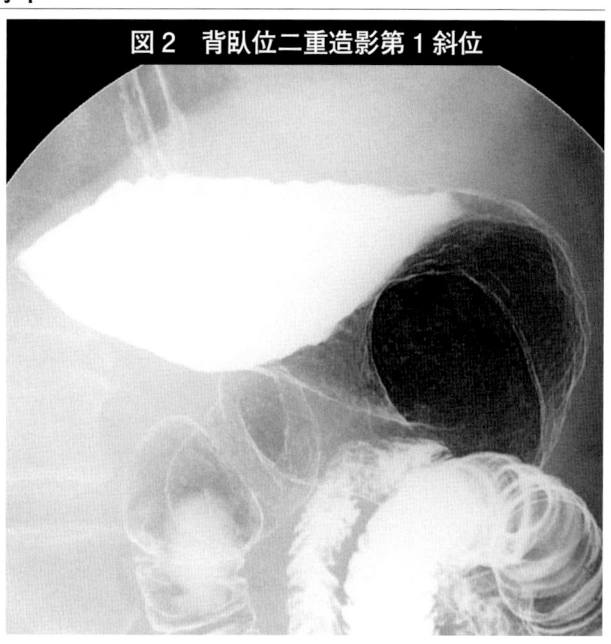

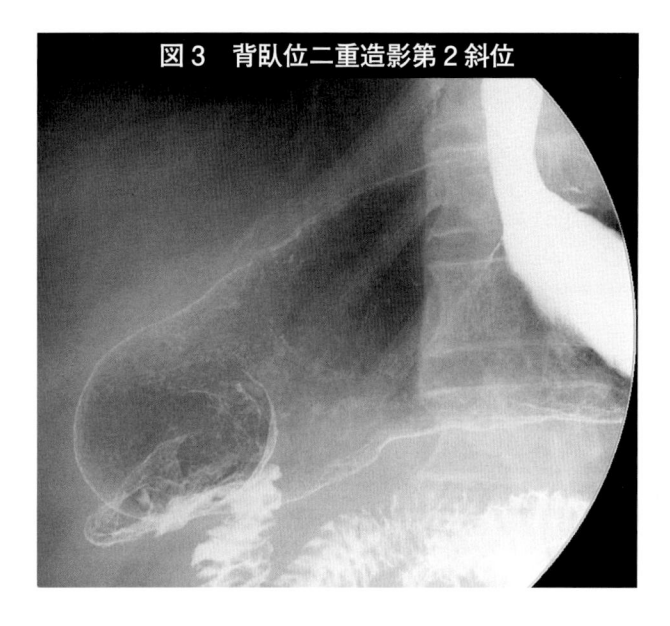

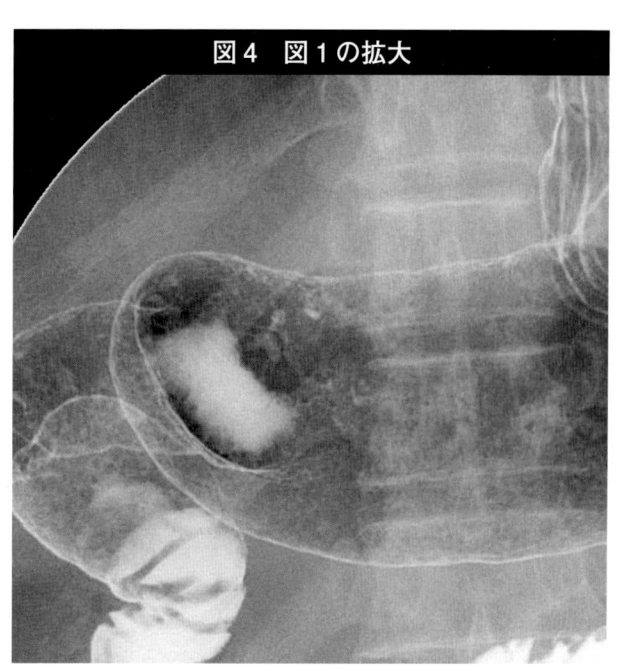

図1　背臥位二重造影正面位

図2　背臥位二重造影第1斜位

図3　背臥位二重造影第2斜位

図4　図1の拡大

発見時

図5 背臥位二重造影正面位

図6 背臥位二重造影第1斜位

図7 背臥位二重造影第2斜位

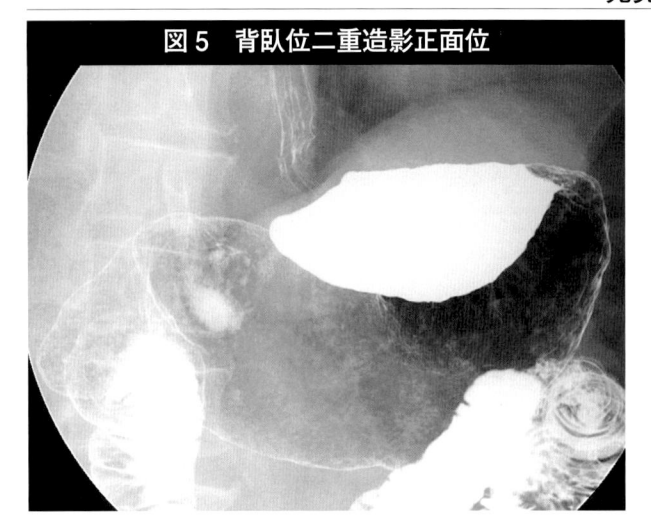

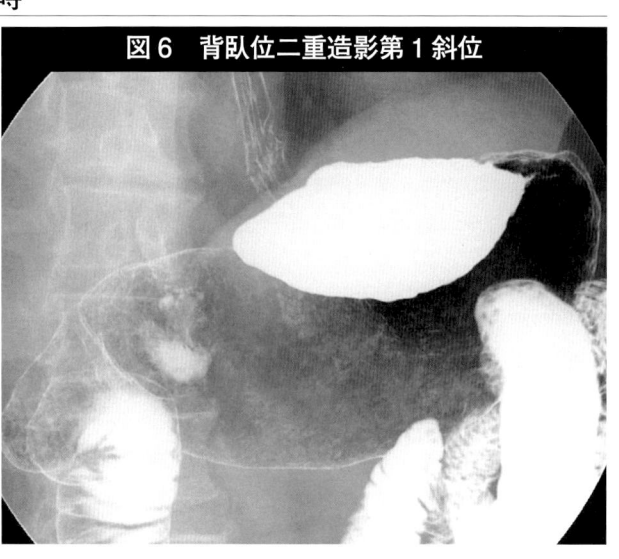

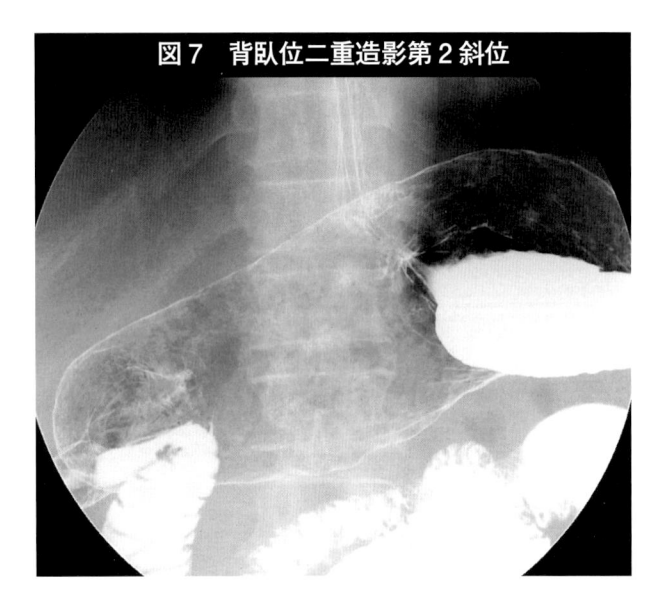

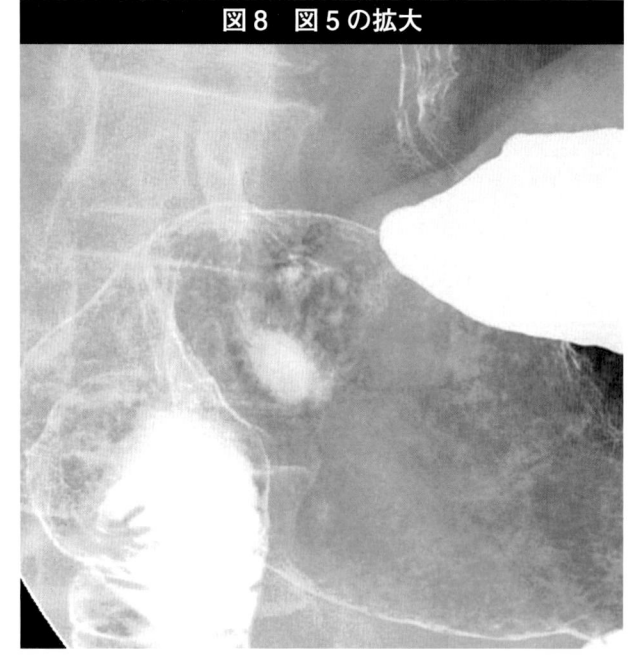

図8 図5の拡大

●最終診断：L 小彎 30×30 mm, type 3, 分化, MP.

読影のポイント

　図2,3には所見は現れていない。図1およびその拡大像の図4には，前庭部小彎寄りの後壁に不整なバリウム斑が認められる。この所見のみではチェックすべき否か迷うが，その肛門側に明らかに広くバリウムをはじく像が存在することに注目する必要がある。この所見に気が付けば，辺縁隆起を伴う陥凹性病変となり，悪性を疑わなければならない。カテゴリーは3〜4が妥当である。発見年度では図5〜8のすべてに所見は現れている。図5とその拡大像の図8では，図4と同じ部位に，境界が比較的明瞭なバリウム斑とその周囲のバリウムのはじき像が認められる。IIc型病変の進行型と読影すべきであるが，所見の表れ方がやや不明瞭なため，カテゴリー4とするのが妥当であろう。

4 応用編

症例 38　前年度未チェック，当年度片医のみチェック症例

発見前年

図1　腹臥位二重造影第1斜位

図2　右側臥位二重造影

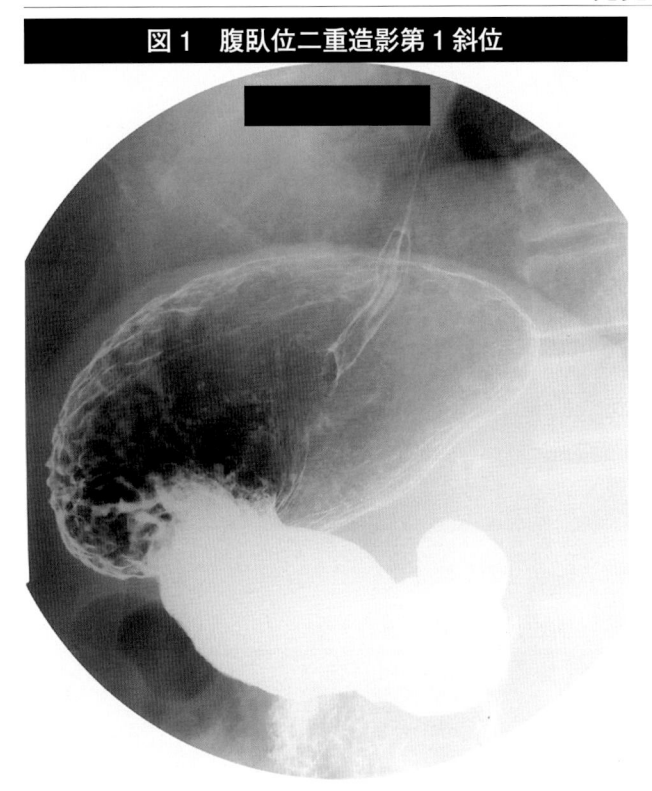

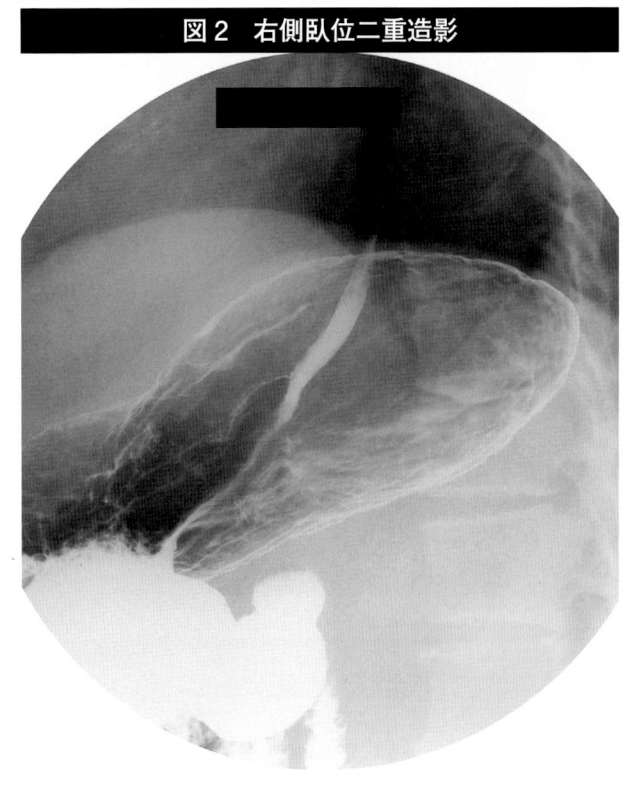

図3　背臥位二重造影第2斜位

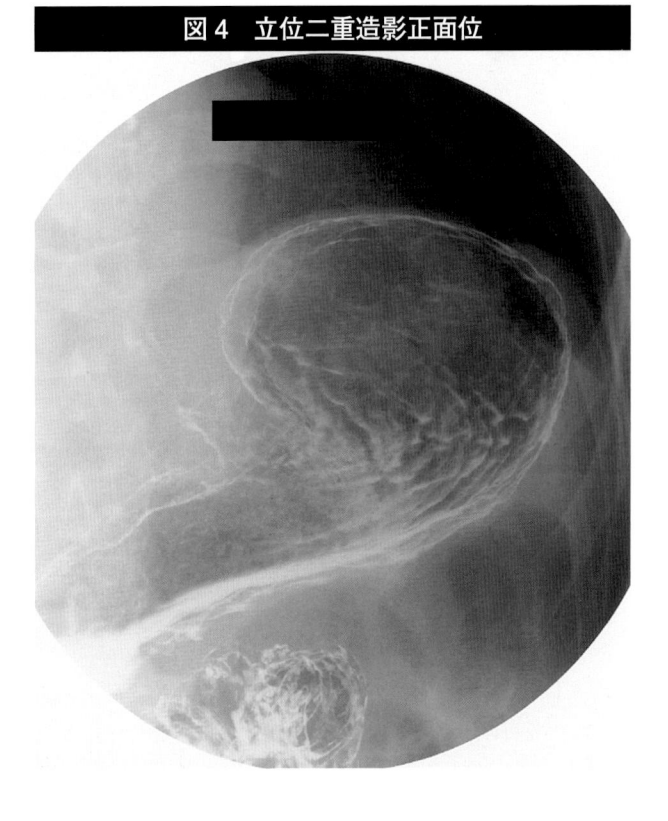

図4　立位二重造影正面位

発見時

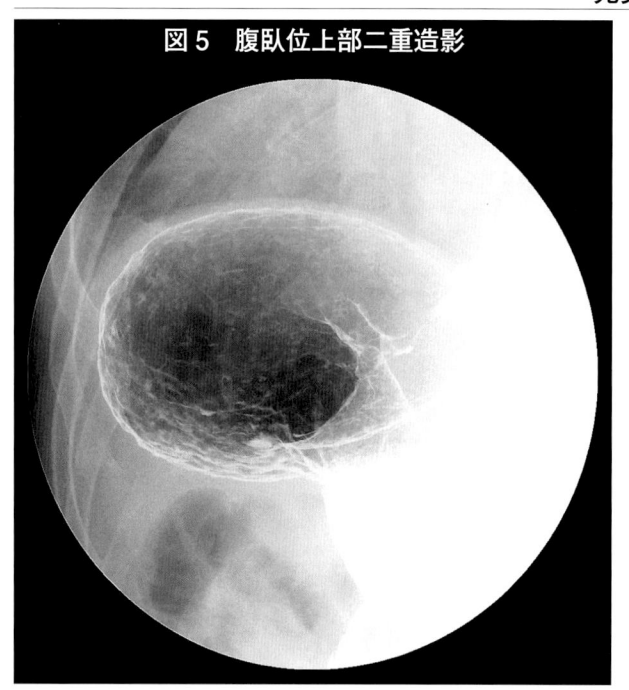

図5　腹臥位上部二重造影

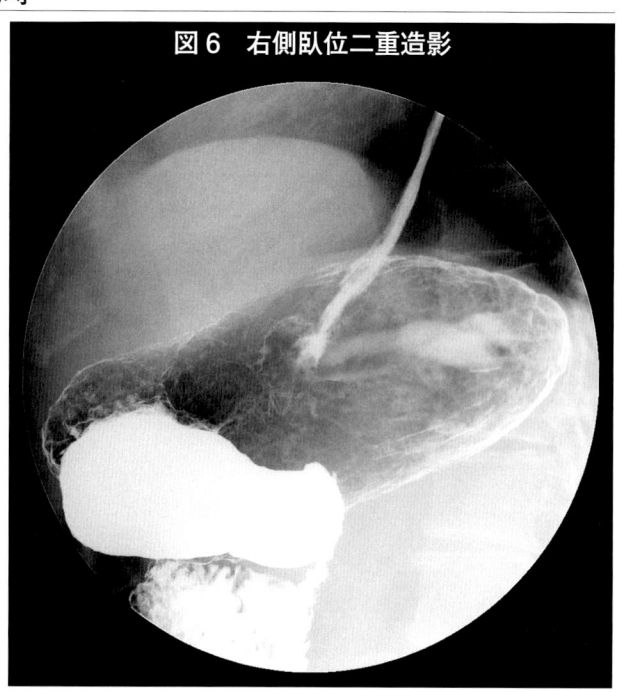

図6　右側臥位二重造影

追加撮影

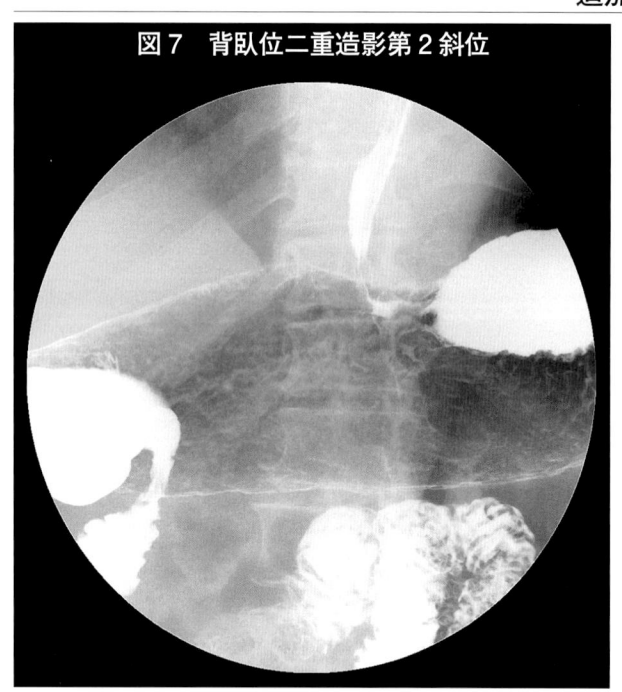

図7　背臥位二重造影第2斜位

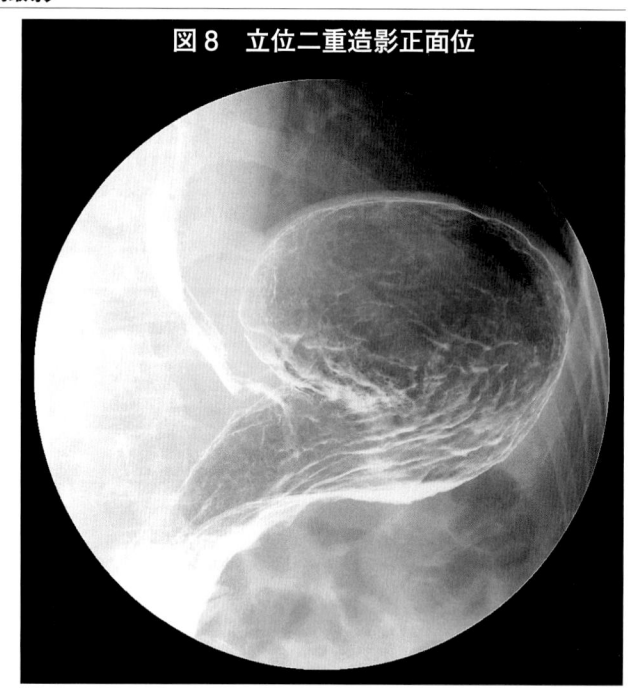

図8　立位二重造影正面位

●最終診断：U 小彎 70×45 mm, type 3, 分化, SS.

読影のポイント

　所見は図1, 2に現れている。図1では噴門直下の後壁にギザギザした境界を示す，極く淡い陰影斑が認められる。図2では噴門部後壁に粘膜集中を伴う不整形のバリウム斑が認められる。境界が不明瞭なため，良悪性の診断は困難であるが，悪性の陥凹性病変を除外できない所見であり，カテゴリーは3である。発見年度では図5, 6, 8に所見は現れている。特に図6では噴門部を中心にして陥凹性病変の存在を示唆する不整な粘膜領域が認められ，図8では病変の側面像が捉えられている。噴門部に陰影欠損様の辺縁の変形と胃入口部のバリウムの流れの異常が現れており，陥凹性の進行型病変を疑い，カテゴリーは4～5とすべきである。

4 応用編

症例 39　前年度未チェック，当年度両医ともチェック症例

発見前年

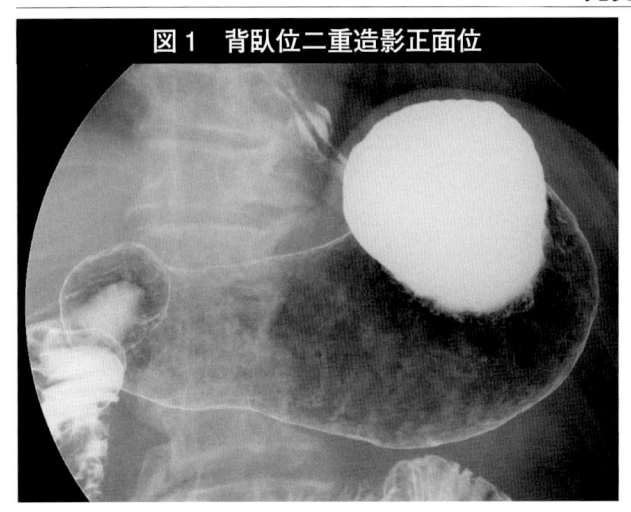

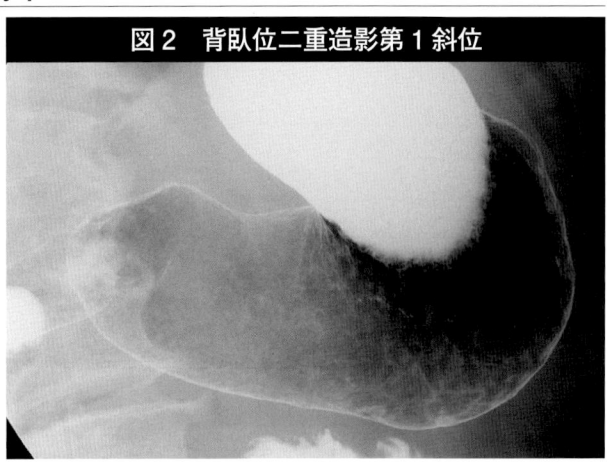

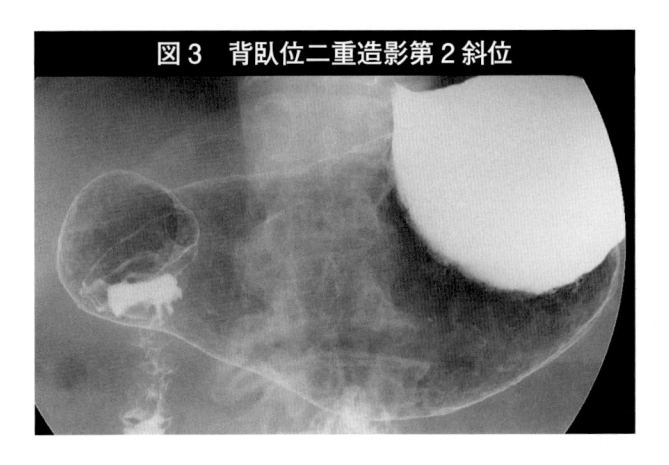

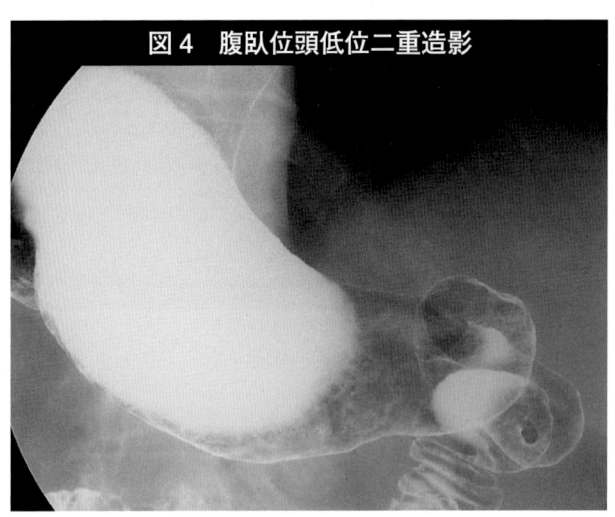

図1　背臥位二重造影正面位

図2　背臥位二重造影第1斜位

図3　背臥位二重造影第2斜位

図4　腹臥位頭低位二重造影

発見時

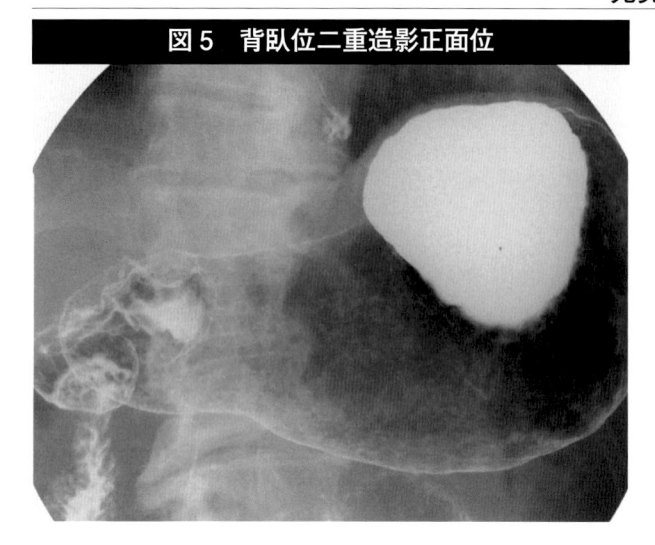

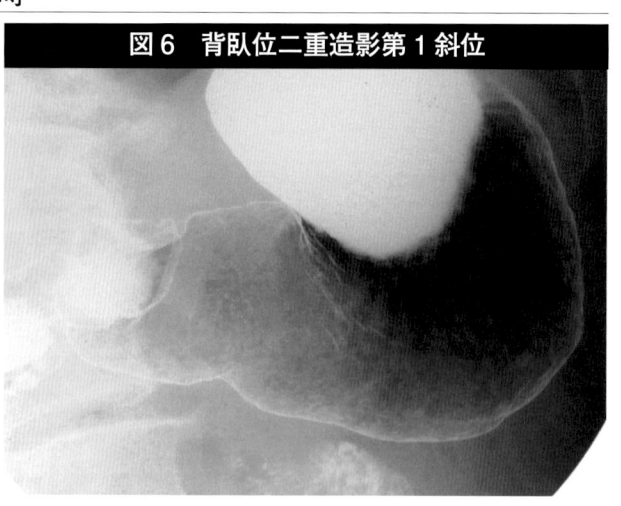

図5　背臥位二重造影正面位

図6　背臥位二重造影第1斜位

追加撮影

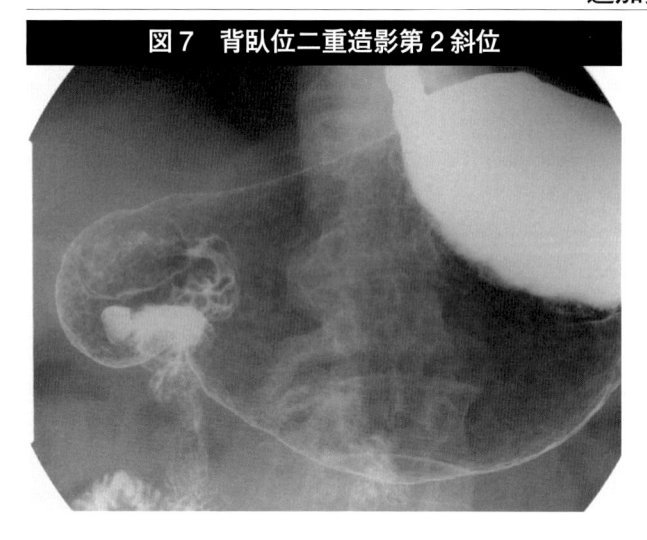

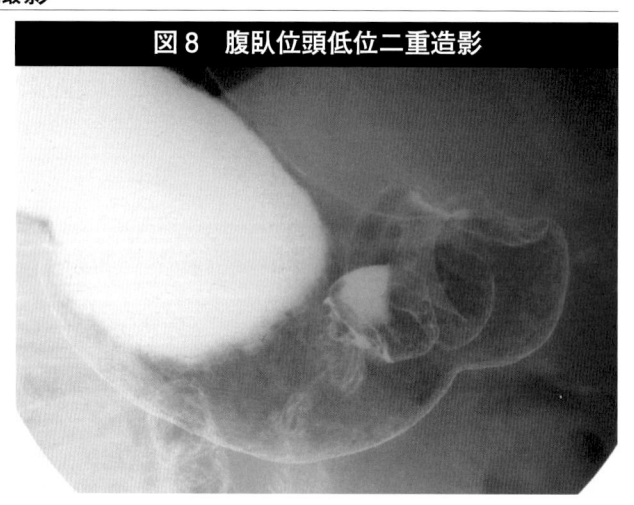

図7　背臥位二重造影第2斜位

図8　腹臥位頭低位二重造影

●最終診断：L 前壁 60×50 mm, type 2, 未分化, SS．

読影のポイント

　所見は図2，4に現れている。図2では前庭部の小彎が外から圧排されたように直線化した辺縁異常が認められる。図4では同じ部位に壁不整を伴った硬化像が認められる。図4からカテゴリーは3が妥当である。発見時ではすべての画像に所見は示現されている。図7ではほぼ正面像として現れており，境界明瞭な周堤に囲まれた陰影斑と読影することができ，2型の進行がんを示す像である。図8は病変の側面像が現れており，2型病変の側面像と矛盾しない像である。カテゴリーは5となる。

4 応用編

症例 40　前年度未チェック，当年度両医ともチェック症例

発見前年

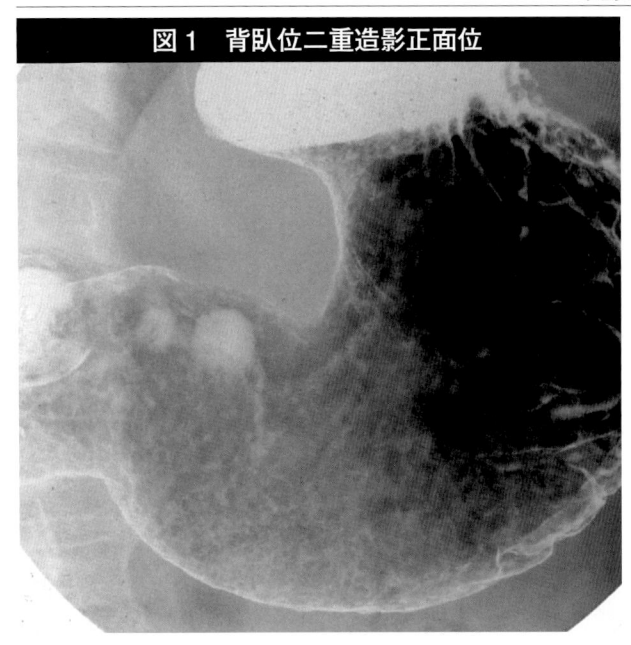

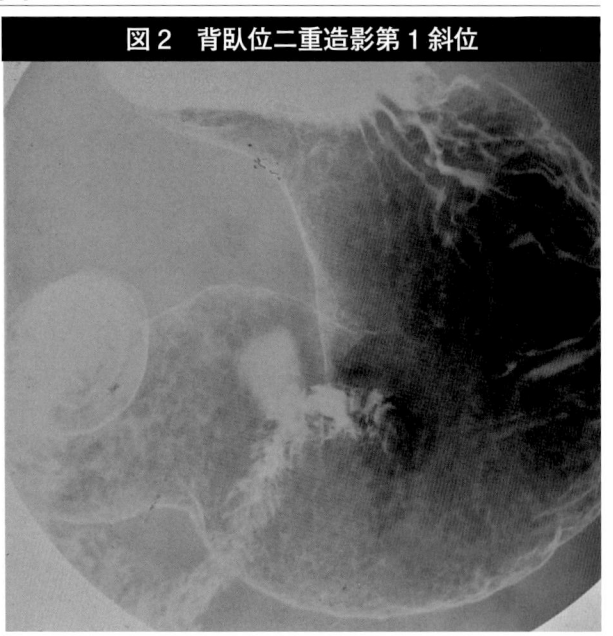

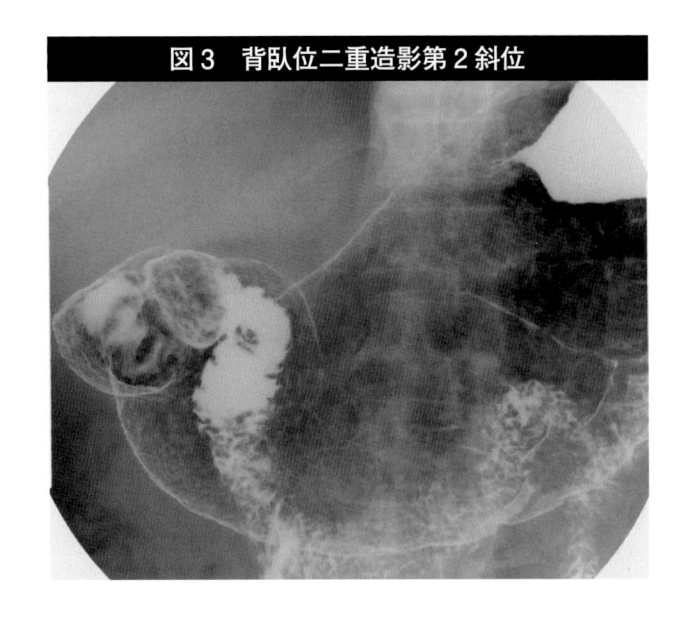

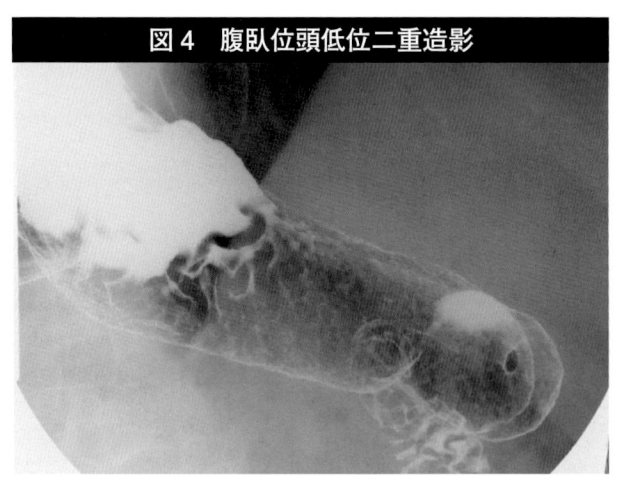

図1　背臥位二重造影正面位

図2　背臥位二重造影第1斜位

図3　背臥位二重造影第2斜位

図4　腹臥位頭低位二重造影

発見時

図5　背臥位二重造影正面位

図6　背臥位二重造影第1斜位

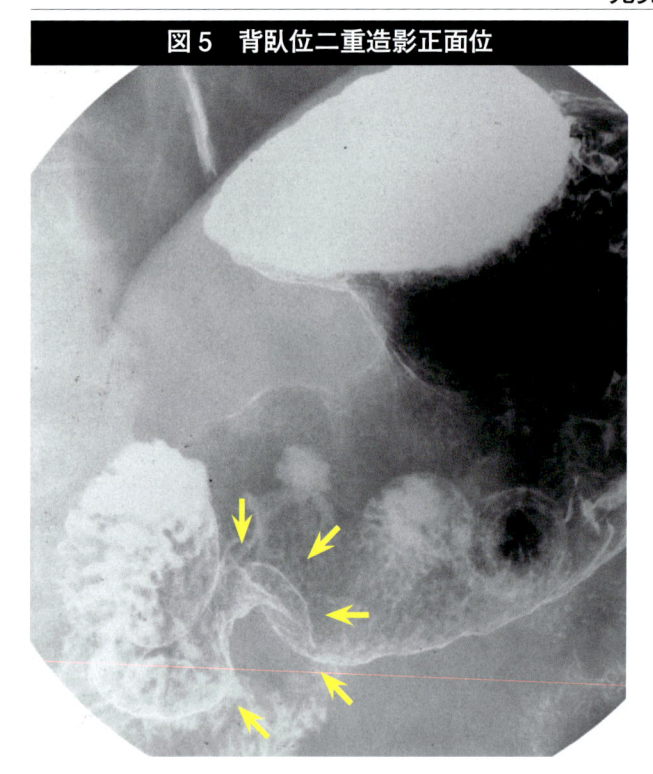

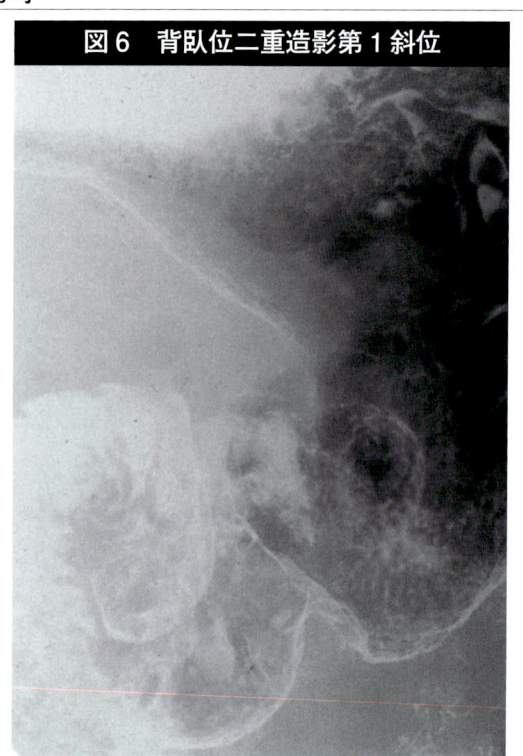

追加撮影

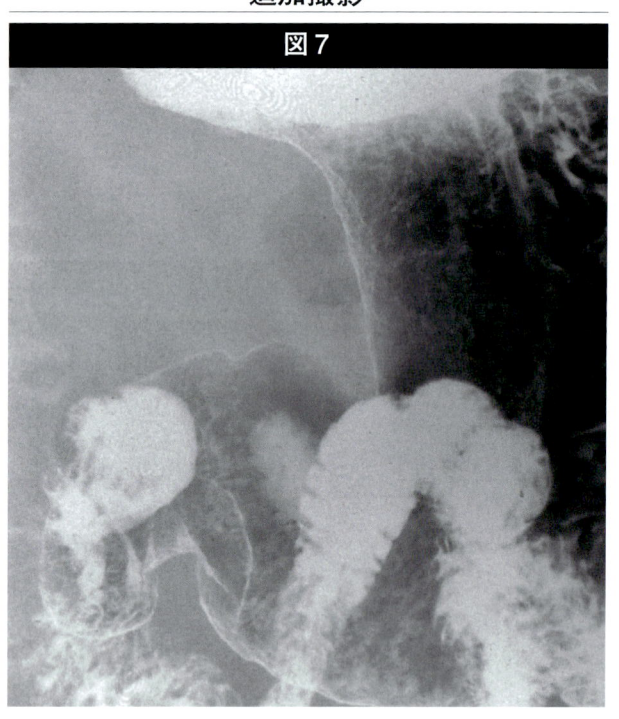

図7

●最終診断：L 大彎 45×20 mm, type 2, 分化, MP.

読影のポイント

　図1，2に所見は現れている。図1では前庭大彎に浅い彎入像が認められる。この部位は正常でもしばしば彎入像が認められるが，その場合は彎入の底はU字型である。しかし本例では彎入の底は平たく直線的で，むしろ台形状を呈している。図2でも同様に彎入というより台形状の変形が現れており，smがんを示唆する変形と見做されることから，カテゴリーは少なくとも3としなければならない。発見時には図5，7に所見がはっきりと現れている。明瞭な周堤形成を伴う潰瘍性病変，即ち2型病変の側面像と考えられ，カテゴリーは5である。

4 応用編

症例 41 前年度未チェック，当年度両医ともチェック症例

発見前年

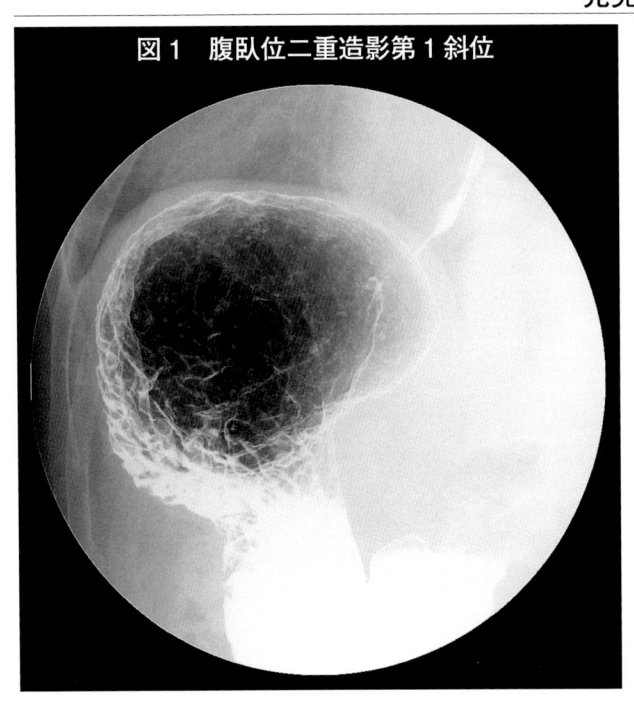

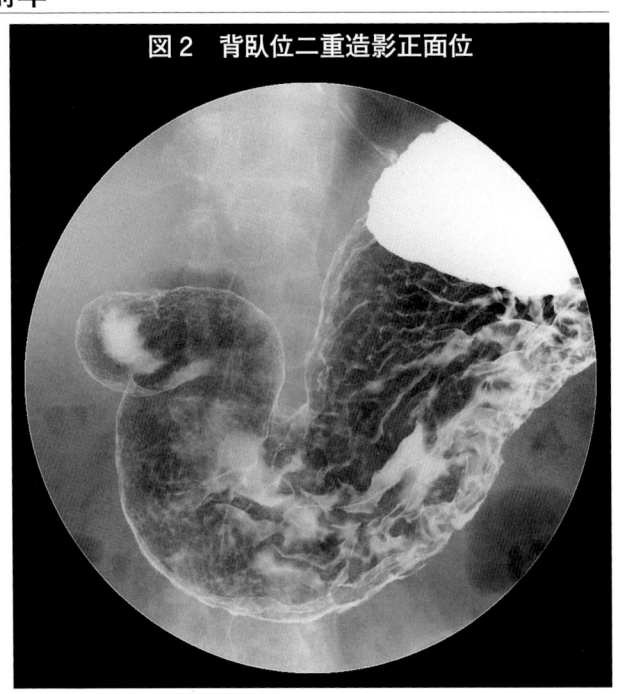

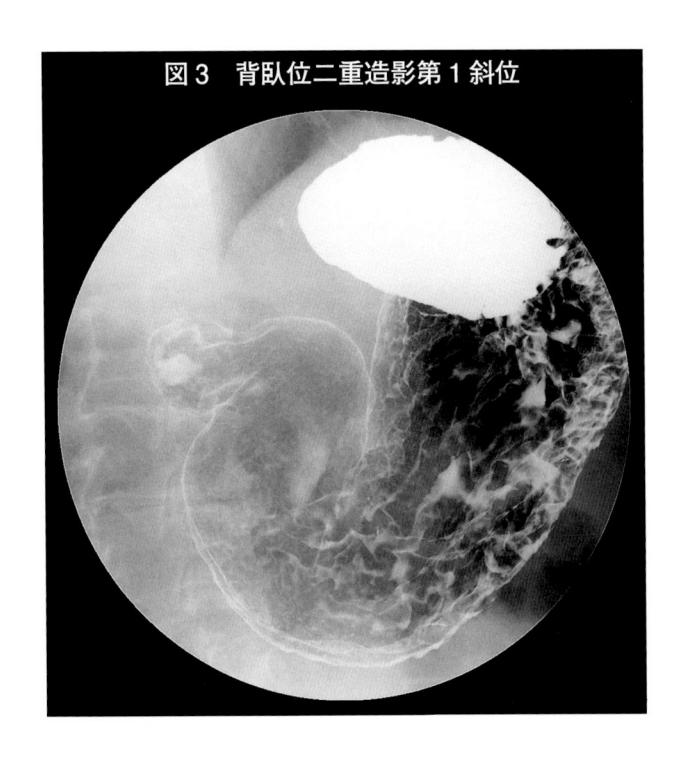

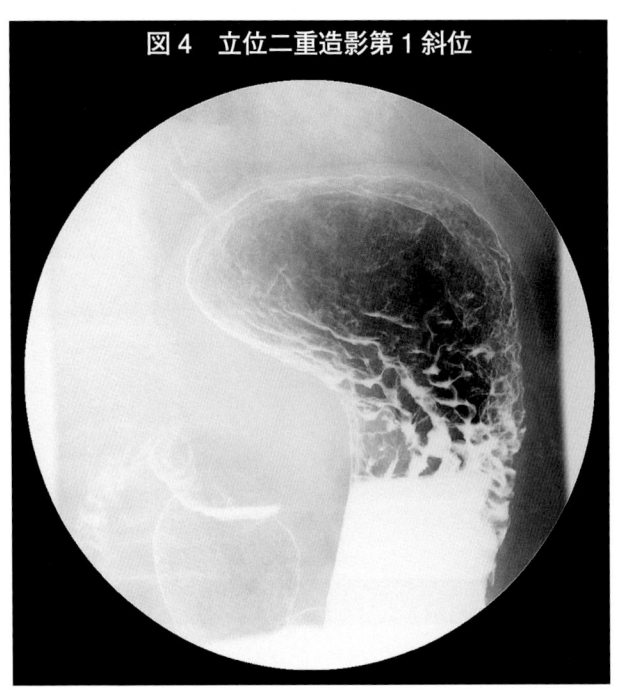

図1　腹臥位二重造影第1斜位

図2　背臥位二重造影正面位

図3　背臥位二重造影第1斜位

図4　立位二重造影第1斜位

発見時

図5　腹臥位上部二重造影

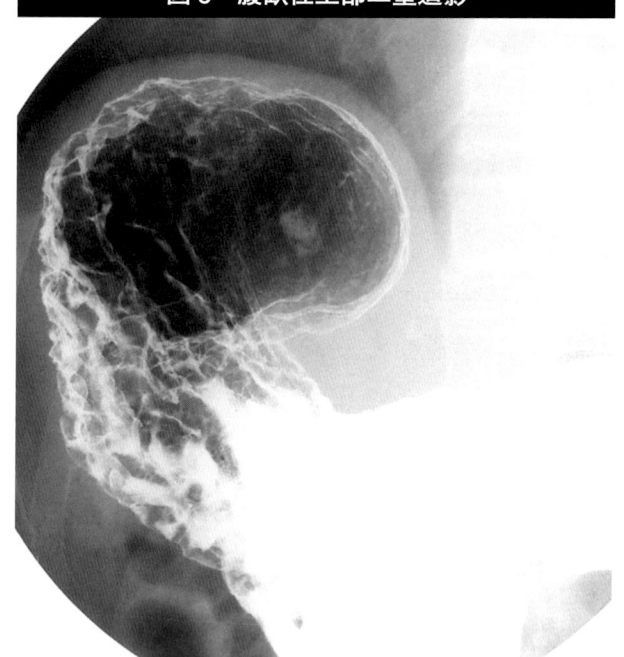

図6　背側臥位二重造影第1斜位

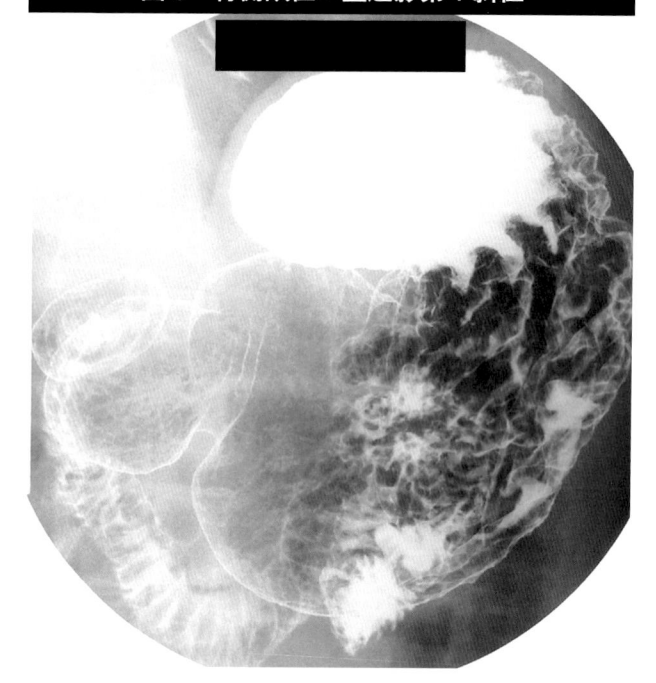

図7　立位二重造影第1斜位

追加撮影

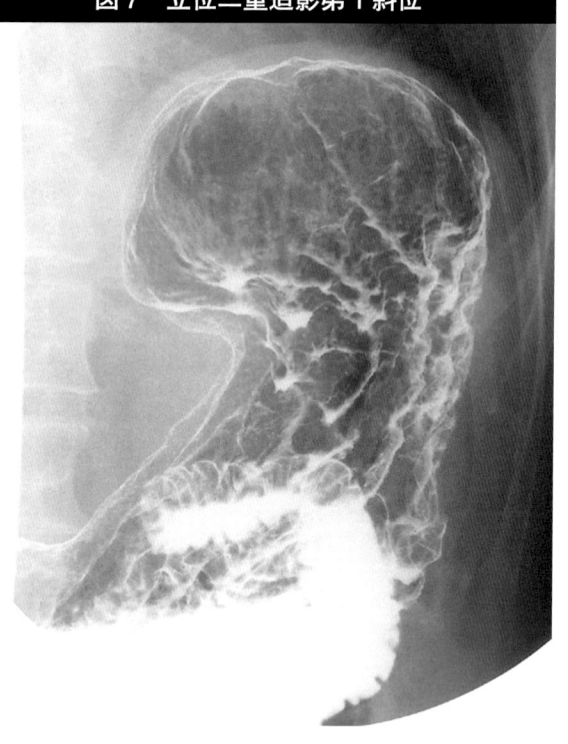

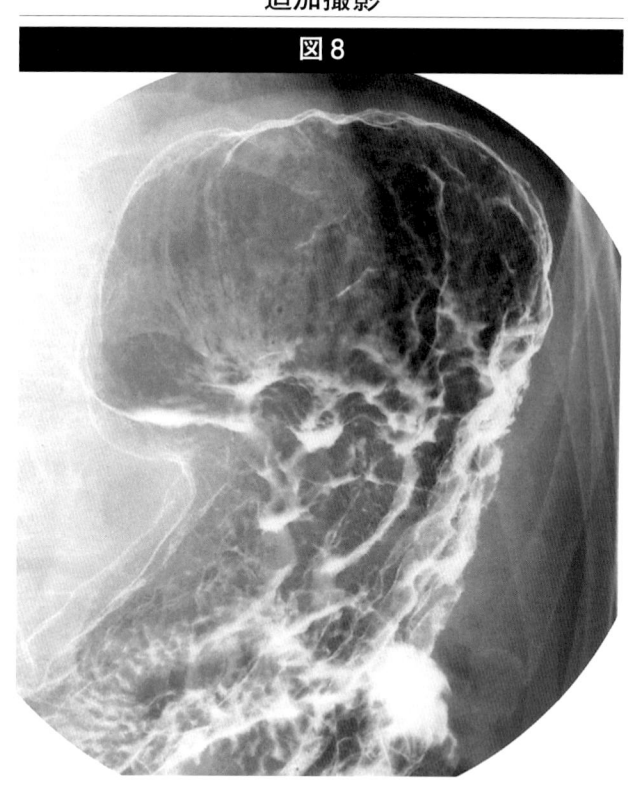

図8

●最終診断：UM 全周, type 4, 未分化, SE.

読影のポイント

　所見は図2, 3でもすでに体部大彎の皺襞の異常は現れているが，図4では胃体上部後壁から体部大彎に向かう皺襞に，口径異常を伴う肥厚と斜走する走行異常が認められる。このような所見は粘膜下の広範な浸潤性病変を疑う必要があり，カテゴリーは3として精密検査に廻さなければならない。当年度では図5, 7, 8に4型病変に特徴的な像が認められる。病変は体上部後壁に原発巣を有し，粘膜下で噴門部から胃角部まで広範な浸潤を伴う4型胃がんの像であり，カテゴリーは5である。

4 応用編

症例 42 前年度未チェック，当年度両医ともチェック症例

発見前年

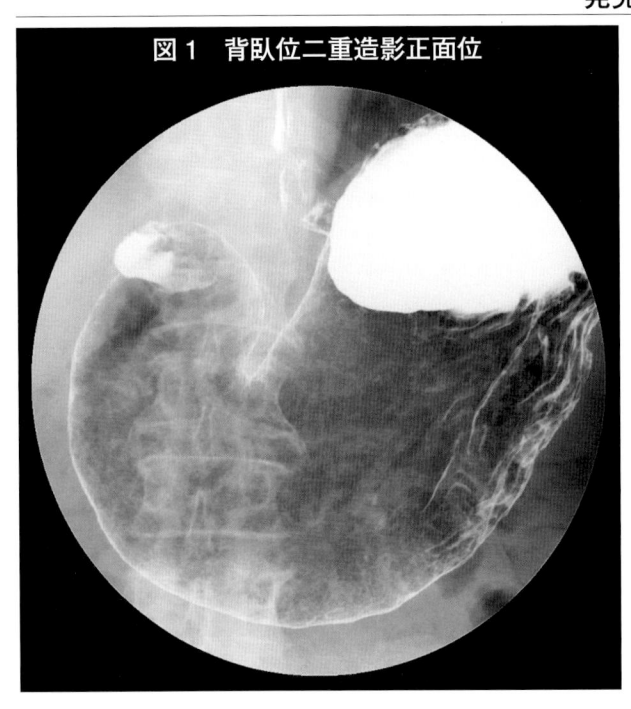

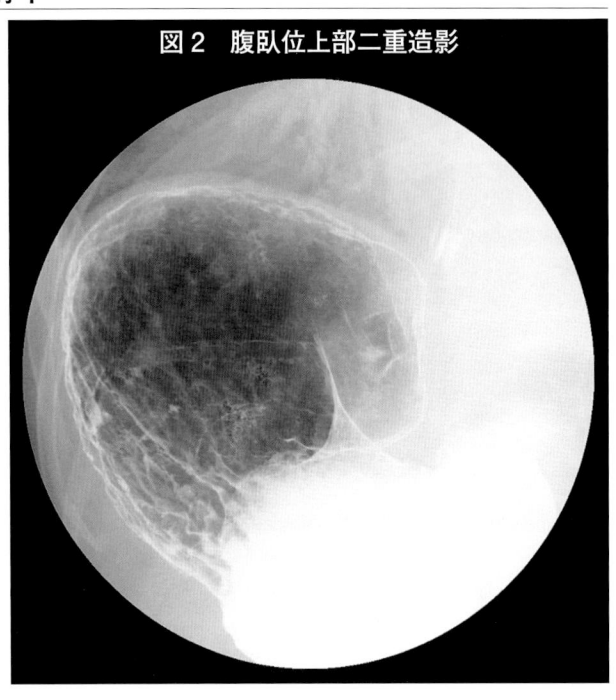

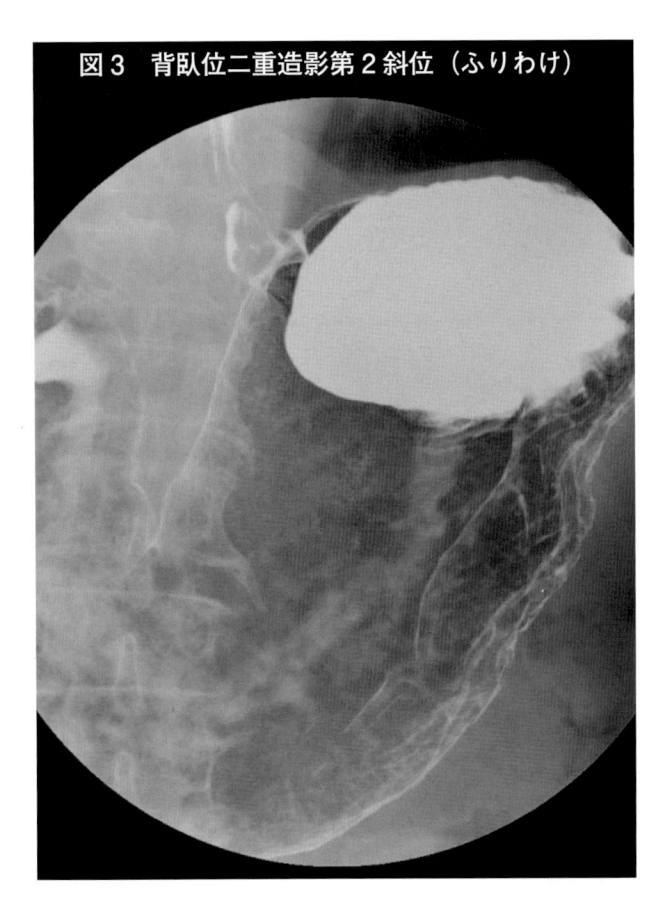

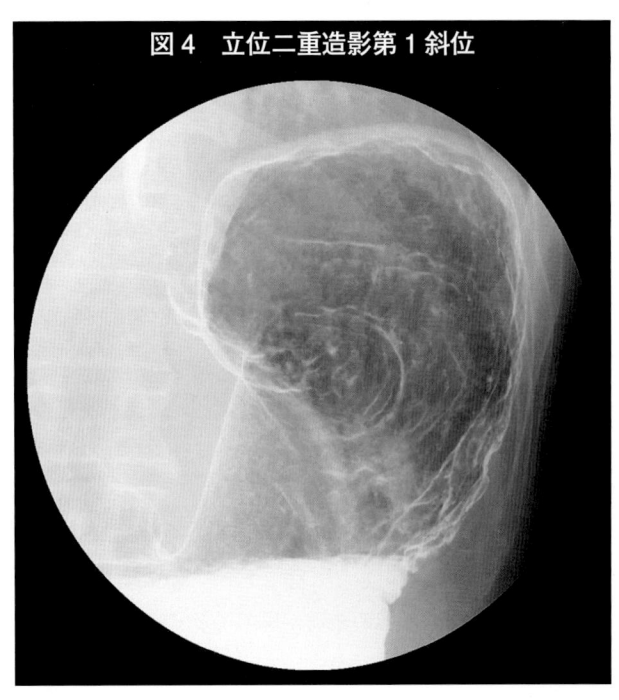

図1　背臥位二重造影正面位

図2　腹臥位上部二重造影

図3　背臥位二重造影第2斜位（ふりわけ）

図4　立位二重造影第1斜位

発見時

図5　背臥位二重造影正面位

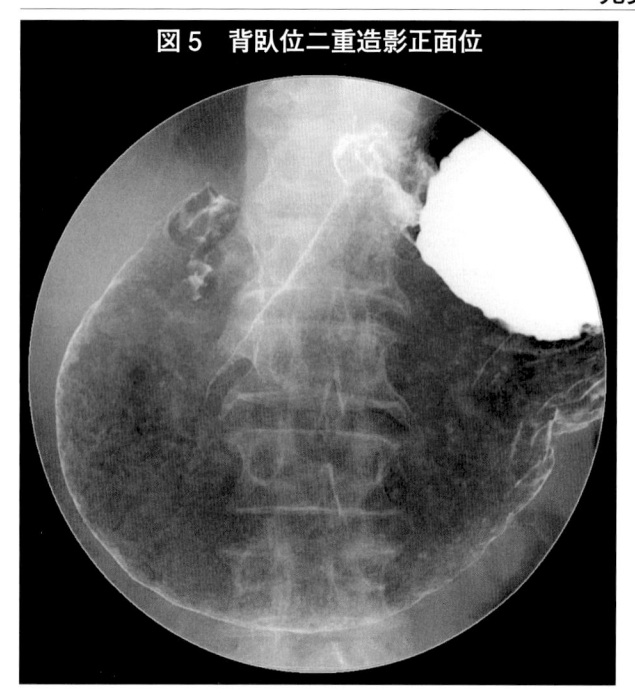

図6　腹臥位二重造影第1斜位

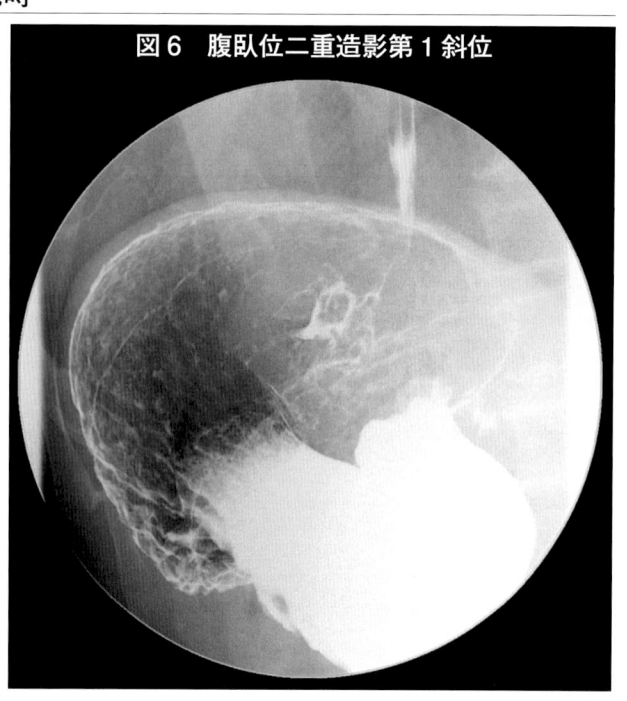

図7　背臥位二重造影第2斜位（ふりわけ）

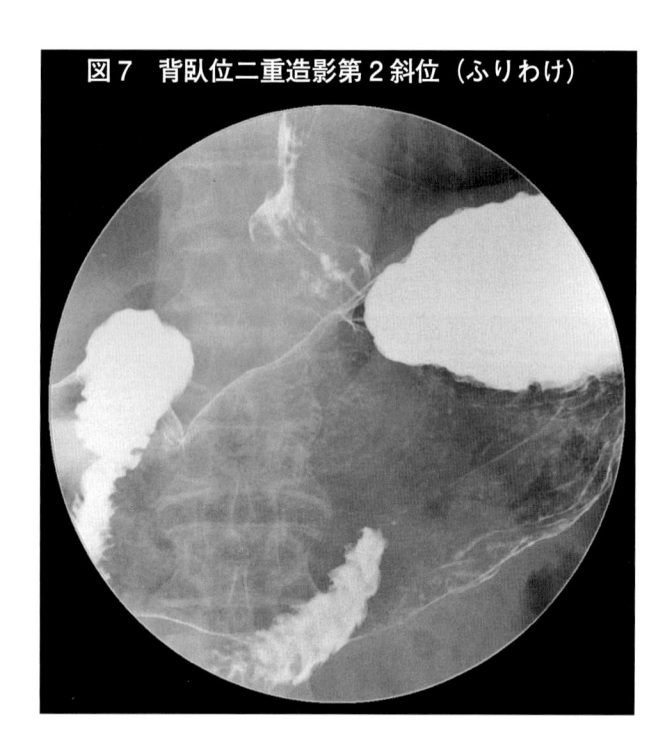

図8　立位二重造影第1斜位

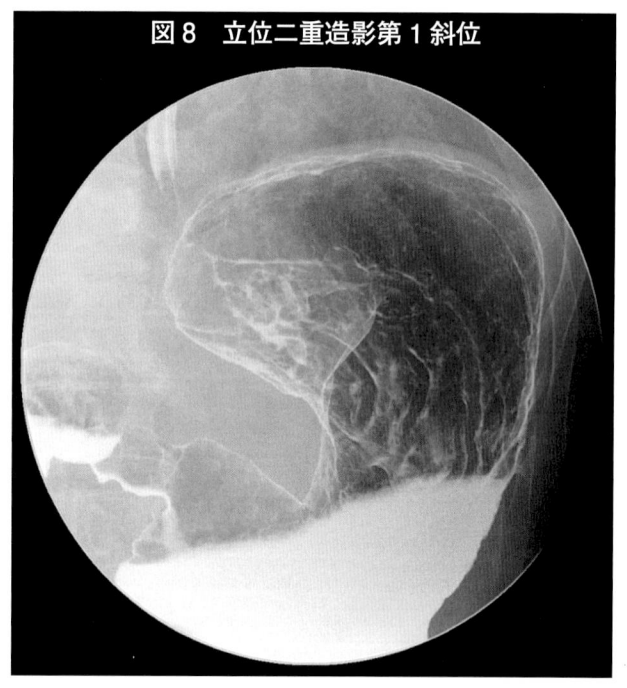

●最終診断：U 前壁 95×60 mm, type 2, 未分化, SS.

読影のポイント

　所見は図1にわずかに，図3に明らかに現れている。図1では腹部食道（Ae）に不自然な透亮像が認められるが，裂孔ヘルニアとの鑑別が難しく拾い上げは難しい。しかし図3では図1と同じ Ae に結節状の塊を示唆する不整な透亮像が現れている。カテゴリー3～4とすべき所見である。当年度ではすべての画像に所見は現れている。図7には Ae に病変の一部と思われる数 cm に及ぶ腫瘍陰影が認められ，図8には噴門部に巨大な腫瘍陰影の内部に不整形の潰瘍形成を伴う約 10 cm の病変が描出されている。これは2型病変の所見であり，カテゴリーは5としなければならない。本例のように食道裂孔ヘルニアが存在する場合は，噴門部病変はしばしば食道側に描出されていることがあるので注意しなければならない。

まとめ

　逐年検診発見がん症例の集積によって得られた知見を基に，胃がんX線検診の精度向上に重要と思われる要点を読影面と撮影面からまとめてみた。

逐年検診症例から見た胃X線読影のポイント

◆胃がん（早期・進行）の肉眼形態とX線像を熟知している。
◆胃がんの発生粘膜領域と組織型の関係および組織型によるX線像に関する知識を備えている。
◆見逃しの多い部位（噴門部・体部前壁・体部大彎・幽門・前庭部）を把握している。
◆見逃しやすいX線所見が整理されている。
　　　中央部 ＼／ 直接所見（透亮像，陰影斑，粘膜不整など）
　　　辺縁部 ／＼ 間接所見（皺襞集中，辺縁の異常，変形など）
◆見逃しやすいX線写真のパターンを念頭に置いた読影が重要。
　　写真不良（撮影条件・空気量・バリウムの付着・撮影体位）
　　変形胃
　　椎体，十二指腸，腸管ガスとの重なり
◆X線画像の質が劣悪なものほど丁寧な読影を心掛ける。
◆病変はいつも写真の中央部に現われているとは限らない。
◆わずかな所見でも最悪のケースを想定した読影が必要。
◆1つ病変を見つけたら安心せず，常に多発病変の存在を念頭に置くこと。
◆X線解剖学的に説明できない所見は異常と考える。
◆ルーチン撮影と精密撮影の所見の現れ方のギャップに注意。

逐年検診症例から見た胃X線撮影のポイント

◆基本的には日本消化器がん検診学会の推奨する基準撮影法を遵守する。
◆見逃しの多い部位の把握とその対策を念頭においた撮影。
　（噴門部を含む胃上部，胃体部前壁，皺襞の豊富な体部大彎，前庭部全体）
◆噴門部近傍では，体位変換時の透視観察が重要。
◆体上部前壁撮影では，粘液の付着によるバリウムの付着異常に対する対策が必要。入念な頭低位右回り回転を。
◆体部前壁撮影では，圧迫ふとんの使用法が必須であり，あらかじめそのコツを習得しておくこと。
◆体上・中部小彎寄り後壁はふりわけ像が病変の拾い上げに特に有用。
◆前庭部撮影では，強い第1斜位にて前庭部を接線方向でなく，できるだけ真正面から捉えるように努める。
◆標的部位はできるだけ椎体陰影から外して撮影する。
◆十二指腸陰影と重なった部位は，体位を変えるか圧迫法でカバーすることを心掛ける。
◆撮影中に異常所見に気付いたら必ず追加撮影をしておく。

医師・診療放射線技師のための
症例に学ぶ
胃がんX線検診読影講座
―読影基準とカテゴリー分類を中心に―

価格はカバーに表示してあります

2014年6月6日　第一版 第1刷 発行
2016年1月15日　第一版 第2刷 発行

責任編集　細井 董三 ©
　　　　　　ほそい　とうぞう
編　　集　入口 陽介・小田 丈二・茨城県総合健診協会
　　　　　いりぐち ようすけ　おだ じょうじ　いばらきけんそうごうけんしんきょうかい
発 行 人　古屋敷信一
発 行 所　株式会社 医療科学社
　　　　　〒113-0033　東京都文京区本郷 3 − 11 − 9
　　　　　TEL 03（3818）9821　　FAX 03（3818）9371
　　　　　ホームページ　http://www.iryokagaku.co.jp

ISBN978-4-86003-448-1　　　　　（乱丁・落丁はお取り替えいたします）

本書の複製権・翻訳権・上映権・譲渡権・公衆送信権（送信可能化権を含む）は（株）医療科学社が保有します。

JCOPY ＜（社）出版者著作権管理機構 委託出版物＞

本書の無断複写は著作権法上での例外を除き，禁じられています。複写される場合は，そのつど事前に（社）出版者著作権管理機構（電話 03-3513-6969, FAX 03-3513-6979, e-mail: info@jcopy.or.jp）の許諾を得てください。